主治医として診る

救急からの入院治療

入院判断から退院まで

岩田充永／編
（名古屋掖済会病院救命救急センター）

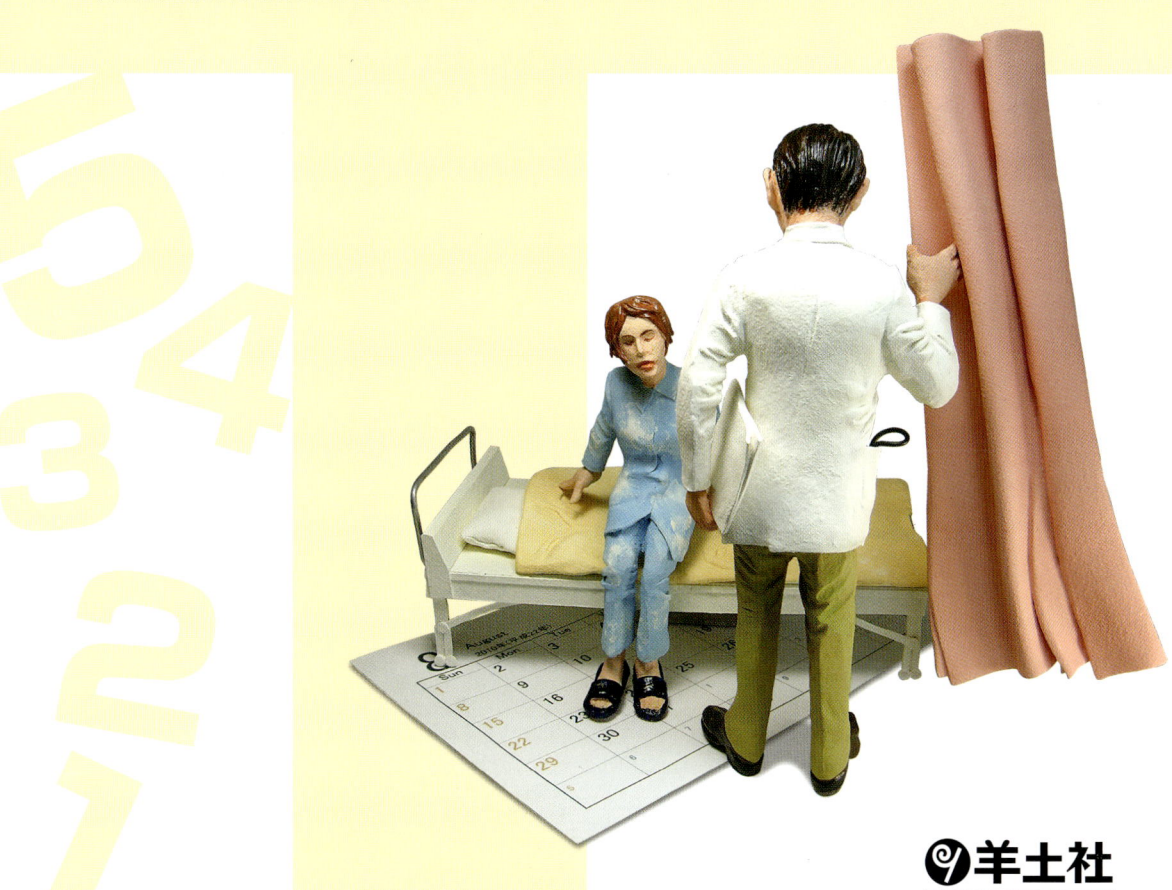

羊土社
YODOSHA

謹告

　本書に記載されている診断法・治療法に関しては，発行時点における最新の情報に基づき，正確を期するよう，著者ならびに出版社はそれぞれ最善の努力を払っております．しかし，医学，医療の進歩により，記載された内容が正確かつ完全ではなくなる場合もございます．

　したがって，実際の診断法・治療法で，熟知していない，あるいは汎用されていない新薬をはじめとする医薬品の使用，検査の実施および判読にあたっては，まず医薬品添付文書や機器および試薬の説明書で確認され，また診療技術に関しては十分考慮されたうえで，常に細心の注意を払われるようお願いいたします．

　本書記載の診断法・治療法・医薬品・検査法・疾患への適応などが，その後の医学研究ならびに医療の進歩により本書発行後に変更された場合，その診断法・治療法・医薬品・検査法・疾患への適応などによる不測の事故に対して，著者ならびに出版社はその責を負いかねますのでご了承ください．

推薦のことば

　この本の意義は大きく3つあげられます.
　第一に初期研修医のために良い本です. 初期研修必修化後に研修医が多く集まっている施設は大抵救急患者が多い施設ですが,そういう施設で,大急ぎで各科の専門医の手をわずらわせなくてもよい入院治療に関しては,あまりしっかり書かれたものがありません. 入院治療に関しての多くの本は各科専門医が書くために,各科専門医にしかできない手技や治療が主体になって,初期研修医が修得すべき入院治療に関しては十分に書かれたものがないのです. そのなかで,本書は初期研修医の入院治療の研修のためのよい指南役となる本と言えます.
　第二に当直医,日直医として働く各科専門医にとってもよい本です. 救急車の受け入れ拒否が社会問題となった今日,当直医や日直医が救急車を断りたくなる理由の1つに,応急手当はできても,受け入れて入院になったとき,自分の専門外の入院治療まではできない…,だから自宅拘束の医師を呼びださなくてはならず…というのが大きいはずです. その意味で,この本は当直医や日直医が自分の専門外の緊急入院でも,翌朝まで,あるいは週明けまでどうすればよいかがわかる本です.
　そして第三に,総合内科やER型救急医を目指す医師にもよい本です. 「Good ER Dr.を目指し,現在ICU管理修行中. Critical Careをしてみると,昔のERでの仕事の粗がみえ赤面してしまう」. これは,ER型救急医を目指しているわれわれの部署の後期研修医で,現在,救命救急型の他施設で研修中の医師から先日届いたメールです. ERでの初期対応後に入院治療がどうなっていくのかが予想できて,初めて,よいER型救急医になる道が開けるのです. 何よりもER型救急医からバトンタッチして入院治療をされる各科の専門医の気持ちがわかること,そしてERでどこまで検査しておくべきか,どこまでの治療を開始すべきかなどがわかることで,救急患者の診療の質も上がり,貢献度も満足度も上がるのです.
　上記の理由でERでの初期対応後に続く入院治療に関してのこの本の意義は大きく,岩田充永 先生とその仲間がまた新しいヒットを飛ばしたと言えます. 本書が苦悩するわが国の救急医療の突破口になることを期待せずにはおれません.

2010年6月

寺沢秀一
福井大学医学部 地域医療推進講座 教授
附属病院 副病院長

はじめに

　私が研修をしていた当時の救急当直では，心電図でST上昇を認める急性心筋梗塞の症例や食道静脈瘤からの出血が疑われるショック状態の症例などに遭遇した場合は，もちろん早期に適切なインターベンション治療を開始するために専門医の先生を呼びますが，多くの症例は「入院治療は必要だが，緊急のインターベンション治療が必要ではなさそうだ」という病態でした．このような場合は，自分で治療を開始し，翌日に専門医の先生に治療を引き継ぎ初期治療のフィードバックを受ける，あるいは許しが得られたならば，専門医の助言を得ながら自分が入院主治医となって入院治療を完結させるという流れが一般的でした．
　私はこのような研修環境のなかで ①緊急性の判断，②典型例と特殊例の線引き，③入院治療の典型的な流れ，④退院後の治療計画，という4つのことを学ぶことができたのではないかと感じています．

---

① **緊急性の判断**：直ちに専門医の先生を呼んで緊急インターベンション治療が必要なのか，自分で治療を開始して必要に応じて専門医の先生に相談すればよいのかの線引き
② **典型例と特殊例の線引き**：自分で入院治療を継続してよいのか，専門医に入院治療をゆだねるべきなのかの線引き
③ **入院治療の典型的な流れ**：専門医のバックアップ体制があるなかで，典型的な急性疾患の主治医を数多く経験することで治療がうまくいっているときの経過とそうではない経過の判断（どのような臨床パラメーターでいつごろ判断するべきか），専門医への相談が必要となるタイミング
④ **退院後の治療計画**：最適な2次予防計画の立案

　多くの先輩医師から助言を受け，寝る前に受け持ち患者の顔を思い出しながら教科書を読むという毎日で，「このような研修を続けることができれば，図のような"花の核"となる能力をもった医師になることができるのではないか」と夢を抱いた楽しい研修医時代でした．
　今思い出すと大変恵まれた研修環境であったと思いますが，当時はそれに特別感謝をするわけでもなく，当然と受け止めていました．しかし，社会の専門志向など時代の流れの影響でしょうか，最近の研修医の先生の声を聞くと，入院患者を受けもったとしても，これらのことを積極的に考え治療の方向性決定にかかわる姿勢をみせないと，貴重な研修期間が漠然と「主治医の代わりに回診に顔を出すだけ」の副主治医として終わってしまうようです．また，世の中には優れたマニュアルが多数出版されていますが，救急外来での診断・初期治療に重点が置かれたものが多く，入院治療の流れを時系列で解説したものは多くありません．
　そのような状況のなかで，救急外来から入院となるcommon diseaseについては入院適応の判断，治療の典型的な流れ，専門医に相談するべき特別な病態を理解したジェネラリストになりたい，同じような志を持った仲間を増やしたい，そのための解説書ができないかと考えたのが本書を企画したきっかけです．
　本書では，初期臨床研修において入院主治医を経験しレポート提出が必要である急性疾患を

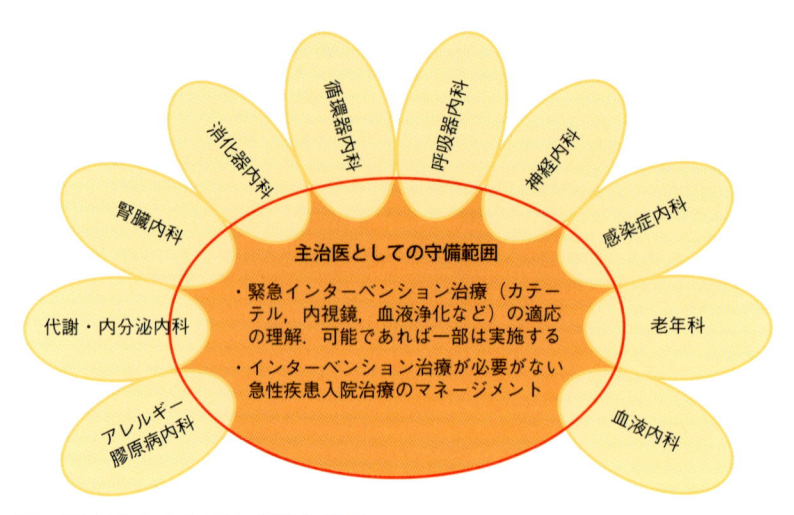

図 "花の核" としての入院主治医

主治医としての守備範囲
・緊急インターベンション治療（カテーテル，内視鏡，血液浄化など）の適応の理解．可能であれば一部は実施する
・インターベンション治療が必要がない急性疾患入院治療のマネージメント

花びら：消化器内科，循環器内科，呼吸器内科，神経内科，感染症内科，老年科，血液内科，アレルギー膠原病内科，代謝・内分泌内科，腎臓内科

中心に取り上げ，臨床経験豊富な総合医，総合医のマインドを持った専門医の先生方に治療計画の考え方と進め方，実践での注意点をわかりやすく時系列で解説していただきました．

頻度の高い急性疾患の入院治療の流れ（入院時の初期治療・検査計画，どのような場合に専門医への相談が必要かなど）を理解し"主治医としての智恵（考え方）"を身につけることは，総合医の道を歩む場合はもちろん，臓器専門医の道を歩む場合にも知識の up date に役立ち，将来の専門分野にかかわらず医師としての一生の財産になります．

最後になりましたが，高度な医療技術を追求することや研究をして医学の進歩に貢献することは，議論するまでもなく大切なことです．しかし，頻度の高い疾患に対して適切な治療を提供し，医療者として幅広く社会のニーズに対応することも同じくらい価値があることだと考えます．

本書が，若手医師の入院主治医機能の獲得に役立ち，ひいては日本の医療の質向上に貢献できることを願っております．

2010年6月

岩田充永

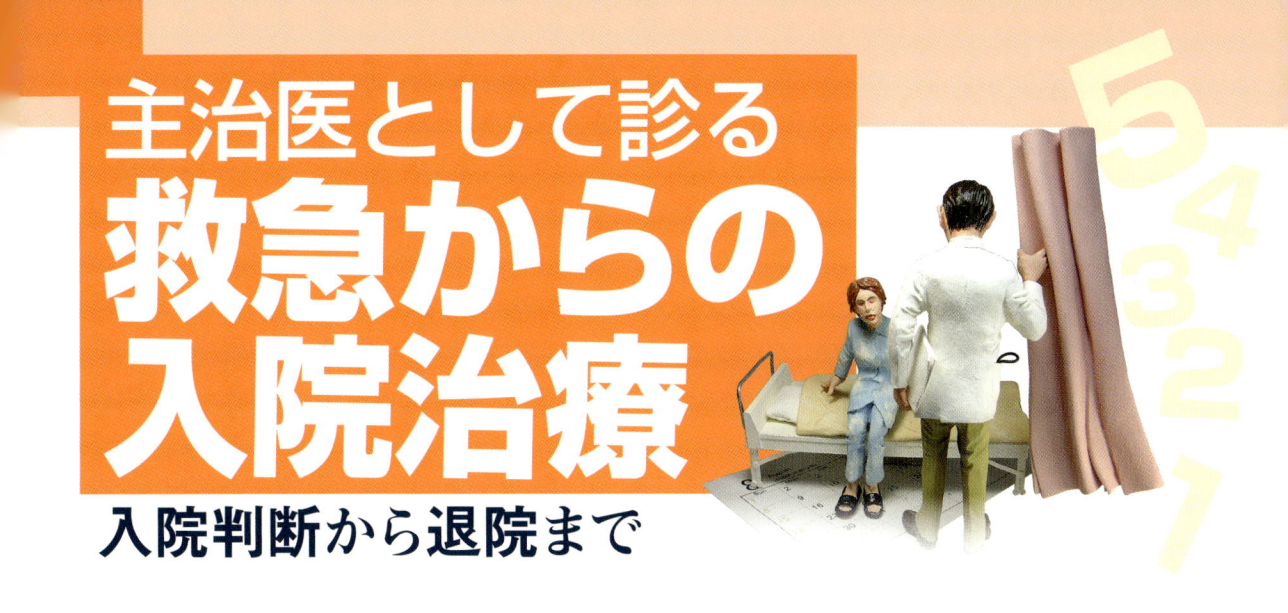

主治医として診る
救急からの入院治療
入院判断から退院まで

推薦のことば .... 寺沢秀一

はじめに .... 岩田充永

Color Atlas *10*

第1章　脳神経系疾患での入院から退院へのアプローチ

1 脳出血（手術適応なし）
～『危険な脳出血』を嗅ぎ分けよう～ .... 安藤大樹，山中克郎　*14*

2 脳梗塞（血栓溶解療法適応なし）
～脳梗塞の積極的治療は t-PA だけじゃない～ .... 上田剛士　*24*

3 初発の「てんかん発作」
～どうして てんかん発作が起きたのか？～ .... 河合　真　*33*

4 めまい ～画像検査で異常所見を認めないが，ADL が低下しているような場合～
.... 野々上　智　*40*

第2章　循環器疾患での入院から退院へのアプローチ

1 急性心不全
～重症度・病態に応じた治療戦略の立て方～ .... 奥村貴裕　*49*

2 ACS
〜初期治療として保存的治療を選択した場合〜 ……………………… 森　英樹　*62*

3 失　神
〜原因を系統的に鑑別しよう〜 …………………………………… 上田剛士　*73*

第 **3** 章　消化器疾患での入院から退院へのアプローチ

1 消化性潰瘍（出血性潰瘍） ……………………………………… 中島成隆　*82*

2 急性膵炎
〜重症急性膵炎をみつけだし，うまくマネジメントしよう！〜 …… 横江正道　*90*

3 急性胆囊炎
〜手術？ ドレナージ？ さて，ガイドラインでは？〜 ………… 横江正道　*104*

4 急性胆管炎
〜世界初の胆道炎ガイドラインを使いこなそう！〜 …………… 横江正道　*113*

5 イレウス
〜入院させてからは？〜 ………………………………………… 横江正道　*122*

6 急性胃腸炎・感染性腸炎
〜入院させるかどうか？〜 ……………………………………… 横江正道　*129*

7 急性肝炎
〜急性の肝機能障害：ウイルス性肝炎，薬剤性肝炎など〜 …… 中島成隆　*135*

第 **4** 章　呼吸器疾患での入院から退院へのアプローチ

1 市中肺炎
〜重症度の見極めと起因菌の推定を大切に〜 …………………… 西田幸司　*146*

CONTENTS

2 気管支喘息，COPDの急性増悪
〜安定期の治療もお忘れなく〜 ……………………………………… 西田幸司 *153*

3 自然気胸
〜持続ドレナージや手術適応の判断，その他臨床上のコツについて〜
…………………………………………… 小宮幸作，大坪孝平，本田宜久 *163*

第5章 感染症での入院から退院へのアプローチ

1 尿路感染症，皮膚軟部組織感染症による敗血症
〜Surviving Sepsis Campaignから考える敗血症の入院治療〜 ……… 大野博司 *172*

2 細菌性髄膜炎
〜Time is life〜 …………………………………………… 大路 剛，岩田健太郎 *183*

第6章 腎・代謝疾患での入院から退院へのアプローチ

1 糖尿病ケトアシドーシス，高血糖高浸透圧昏睡
〜糖尿病緊急症の鑑別とインスリンの使い方，いろはの「い」〜 … 宮道亮輔 *191*

2 急性腎不全
……………………………………………………………………………… 藤田芳郎 *198*

第7章 病棟で注意するべきこと

1 高齢者の入院治療において検討するべきこと
〜病気を治療するだけでは，主治医としては物足りない〜 ………… 岩田充永 *206*

2 入院時指示を出すときに考えよう
〜標準的な治療計画と異常時指示〜 …………………………………… 岩田充永 *209*

索　引 ……………………………………………………………………………… *216*

Color Atlas

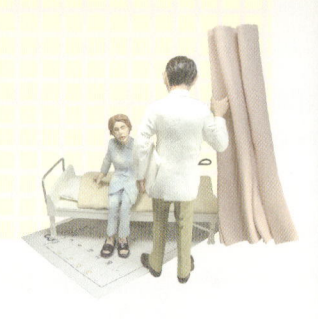

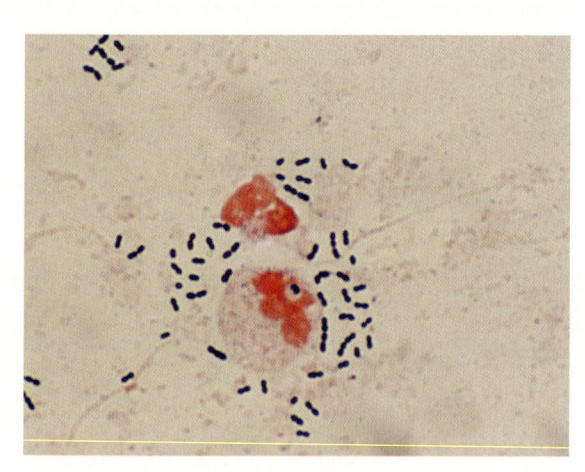

❶ 喀痰グラム染色像（10×100倍）
（p147，図1参照）

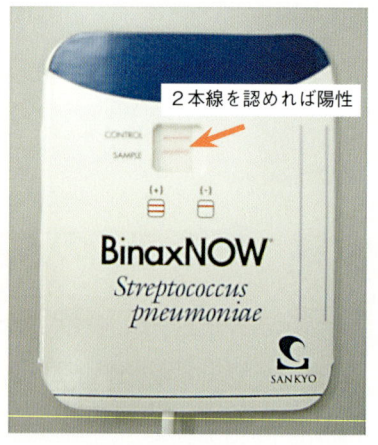

❷ 肺炎球菌尿中抗原検査
（BinaxNOW®）
2本線を認めれば陽性
（p148，図2参照）

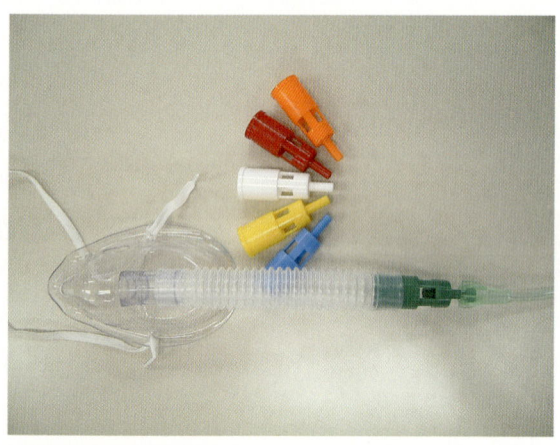

❸ ベンチュリーマスク
酸素取込口の径を変更することでFiO_2を調整できる
（p158，図1参照）

執筆者一覧

❖ 編 集

岩田　充永　　名古屋掖済会病院 救命救急センター

❖ 執筆者（掲載順）

安藤　大樹	藤田保健衛生大学病院 一般内科	
山中　克郎	藤田保健衛生大学病院 一般内科	
上田　剛士	洛和会音羽病院 総合診療科	
河合　真	Department of Neurology, The Methodist Hospital	
野々上　智	医療法人社団健育会 西伊豆病院 内科	
奥村　貴裕	名古屋大学大学院 医学系研究科 循環器内科学	
森　英樹	みなと医療生活協同組合協立総合病院 循環器科	
中島　成隆	あま市民病院 内科／名古屋掖済会病院 救命救急センター	
横江　正道	名古屋第二赤十字病院 総合内科	
西田　幸司	市立堺病院 呼吸器内科	
小宮　幸作	大分大学 総合内科学 第二講座 呼吸器内科	
大坪　孝平	九州中央病院 呼吸器内科	
本田　宜久	頴田病院 内科	
大野　博司	洛和会音羽病院 ICU/CCU，総合診療科，腎臓内科，感染症科	
大路　剛	神戸大学大学院 医学系研究科 微生物感染症学講座 感染治療学分野／神戸大学 都市安全研究センター 医療リスクマネジメント分野	
岩田健太郎	神戸大学大学院 医学系研究科 微生物感染症学講座 感染治療学分野／神戸大学 都市安全研究センター 医療リスクマネジメント分野	
宮道　亮輔	新城市民病院 総合内科	
藤田　芳郎	中部ろうさい病院 リウマチ膠原病（腎・感染症）科	
岩田　充永	名古屋掖済会病院 救命救急センター	

主治医として診る
救急からの
入院治療
入院判断から退院まで

第1章　脳神経系疾患での入院から退院へのアプローチ ………… 14
第2章　循環器疾患での入院から退院へのアプローチ …………… 49
第3章　消化器疾患での入院から退院へのアプローチ …………… 82
第4章　呼吸器疾患での入院から退院へのアプローチ ………… 146
第5章　感染症での入院から退院へのアプローチ ……………… 172
第6章　腎・代謝疾患での入院から退院へのアプローチ ……… 191
第7章　病棟で注意するべきこと ………………………………… 206

第1章 脳神経系疾患での入院から退院へのアプローチ

1 脳出血（手術適応なし）
～『危険な脳出血』を嗅ぎ分けよう～

安藤大樹，山中克郎

POINT

- 『脳卒中ガイドライン2004』が発表されて以来，本邦でもエビデンスに基づいた標準的な脳卒中診療が普及しつつあります
- 小脳出血は第4脳室を圧迫し急性水頭症をきたしたり，脳幹を圧迫して急激な意識障害や脳神経症状をきたすことがあります
- 「脳出血はどんなに軽くても全例入院！」と割り切りましょう
- 初期治療の目標は1にも2にもバイタルサインの維持です
- 発症直後から，急性期，回復期，維持期に渡って，一貫した流れでリハビリテーションを行うことが重要です
- 脳出血治療において最も大切なことは，一次予防における最大の危険因子である高血圧を管理することです

はじめに

慢性的高血圧により脳血管内膜が肥厚し内膜の部分的壊死が生じると，血管が破綻し脳出血を起こします．脳出血の死亡率は，プライマリケアの段階での徹底した血圧管理や食生活の改善により1965年以降激減しており，2003年の段階でピーク時の約2割に減少しています．しかし，実際に脳出血患者さんに対峙したとき，こういったデータは何の足しにもなりません．むしろ，症例数が減っている分，いざ出会ったときにはどうしたらいいかわからなくなる危険もあります．2004年に本邦で初めて脳卒中に対するガイドラインである『脳卒中治療ガイドライン2004』が作成され，2009年には新しいエビデンスを追加した『脳卒中ガイドライン2009』が発表されています．日本の実情が考慮された非常に優れたガイドラインですが，これをいつも持ち歩いているわけにもいきません．本項では，不幸にして（？）脳出血患者さんに出会ってしまった研修医や，脳卒中非専門医が知っておくべき内容を，ガイドラインの内容を踏まえて説明します〔なお，文章中の（　）内に示されているものは，前出のガイドラインで示されている推奨グレード（表1）です〕．

CASE

夕方の忙しいER外来を55歳の男性が受診した．「いつも通り仕事していたら，急に目の前がぐるぐる回りだしたんです．その後に何回か吐いたのですが，今は落ち着きました」との訴え．10年前より健診で高血圧を指摘されているが，加療はされていない．2年前にめまいを主訴に

当院ER外来受診．良性発作性頭位眩暈症と診断されている．診察上，有意な神経学的所見は認めない．「眼振もこの程度なら生理的なものだろう．内耳性のめまいかなぁ？ ま，いきなり頭部CTも芸がないし，しばらく点滴で様子みるか」と考えた．

1時間後，鼻水をたらした元気なちびっこと，点滴しろと大騒ぎする母親に対応しているときに，看護師が血相を変えて走ってきた．「先生！ 先ほどの患者さんが呼びかけに全く反応しません！」緊急頭部CT上，小脳に脳幹を圧迫する広範な出血を認めたため，緊急血腫除去術施行．そのままICUに入院となった．

まずは部位診断

脳出血に限らず，脳卒中が1分1秒を争う緊急性の高い疾患であることは周知の事実であり，救急隊あるいは患者さんの家族からの第一報で脳卒中であることをある程度予測できることが理想です．脳卒中と認知する基準として有名な**シンシナティ病院前脳卒中スケール**〔①顔面麻痺，②上肢の回内落下，③構音障害，のいずれか1つの徴候があれば脳卒中の可能性は72％以上〕は，覚えておいて損はないでしょう[2]．頭痛の訴えはくも膜下出血ほど必発ではなく，また激烈ではないものの，脳梗塞に比べてよくみられるもので，脳出血の検査前確率を上げます．もちろん，原因の多くを占める**高血圧**をはじめ**糖尿病，脂質異常症，喫煙，家族歴**などの心血管系リスクファクターを聞くのも忘れないようにしましょう．

病変の部位診断もその後の経過予測や後述する手術適応において重要です．図に脳出血の好発部位と頻度を示します．医学生のバイブル『☆e×r Note』なんかに載っている神経学的所

表1　脳卒中のrecommendation gradeに関する日本脳卒中学会の分類（2001）

推奨のグレード Grades of recommendations	内容 Type of recommendations
A	行うよう強く勧められる
B	行うよう勧められる
C1	行うことを考慮してもよいが，十分な科学的根拠がない
C2	科学的根拠がないので，勧められない
D	行わないよう勧められる

（文献1より引用）

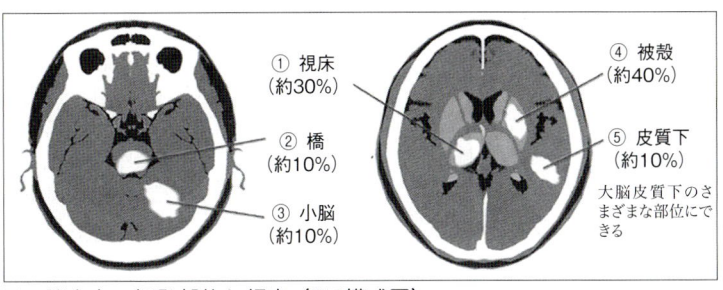

図　脳出血の好発部位と頻度（CT模式図）
文献10より改変して転載

① 視床（約30％）
② 橋（約10％）
③ 小脳（約10％）
④ 被殻（約40％）
⑤ 皮質下（約10％）
大脳皮質下のさまざまな部位にできる

表2　神経学的所見からの部位診断[3]

	被殻出血	視床出血	皮質下出血	小脳出血	橋出血
意識障害	軽度	軽度	軽度	初期はなし	高度・急速
頭痛・嘔吐	軽度	軽度	軽度	著明	中等度
眼位	病側への共同偏視	下方（下内方）共同偏視 病側への共同偏視 垂直方向注視麻痺	あり （病側または反対側）	健側への共同偏視 病側注視麻痺	正中位 skew deviation
瞳孔	正常	小・しばしば左右不同（Horner症候群）	正常	ときに縮瞳	pinpoint pupils
対光反射	正常	減弱，消失	正常	正常	減弱，消失
半盲	健側同名性半盲	健側同名性半盲	健側同名性半盲	なし	なし
顔面神経麻痺	健側・中枢性	健側・中枢性	健側・中枢性	ときに軽度・病側・末梢性	病側・末梢性
四肢運動麻痺	健側片麻痺	健側片麻痺（不全）	健側不全片麻痺	なし	四肢麻痺 （非対称性）
知覚障害	健側・軽度	健側・高度	健側・軽度	なし	軽度
その他	失語（優位半球） 失行・失認（非優位半球）	失語・失認	出血部位の巣症状	起立・歩行障害 病側上下肢失調 めまい	脳神経麻痺 ときに ocular bobbing

見からの部位診断の表（表2）を使えばある程度の病巣予測は行えますが，すべてを覚えようとすると「眼位は病側を向いているとすると瞳孔は正常で…ってことは視床…いや，これは病側じゃないかも？？？」といった混乱を招く恐れがあります．ここは思い切って，手術適応として重要な被殻出血と小脳出血（後述）に的を絞り，『**どちらか一方を睨んでいたら手術を考え，四肢麻痺がなければ（小脳出血を疑い）急変の可能性あり！**』と覚えましょう．

> **メモ　CTなしで脳出血と脳梗塞は鑑別できる？**
>
> 　CTが普及する以前には，臨床症状から出血と梗塞を区別する試みが行われていました．結論としては，死亡するような重症例では高い正診率を得られたものの，中小の脳出血では17〜47％の正診率しか得られておらず，「臨床像からだけの鑑別は無理」ということになります．ただ，一般的に脳出血は
> ① 日中活動期に発症，
> ② 症状は数時間かけて完成，
> ③ 意識障害と片麻痺が同時に進行，
> ④ 頭痛や嘔吐を高率に認める
> などの経過をとることが多いです．

すぐに頭部CTが行える場合は頭部CTを使って部位診断を行ってください．また，最近の画像診断の進歩によりMRIでも同程度に出血部位の同定が行えるようになっていますので，脳梗塞との鑑別に迷うような場合t-PAの適応を早期に判断する意味でも，最初にMRIを撮るこ

とは許容されるでしょう．
　CT読影時に気をつけなければならないことは，後頭蓋窩がアーチファクトの多い部分であるということです．通常のスライスでは小さな小脳出血や脳幹出血を見落としてしまう危険がありますので，それらの病巣を疑ったときは，後頭蓋窩を thin slice（3〜4mm）で切ってみることをお勧めします．

> **メモ　専門医に引き継ぐにあたって**
>
> 入院後のトラブルを防ぐため，本人または家族に対して
> ① 出血の拡大や脳浮腫の進行により症状増悪の危険があること，
> ② 脳出血は多くの場合長年にわたるさまざまな原因の結果として生じた疾患であること，
> ③ 治療が奏功しても完全に機能が回復することは難しいこと，
> ④ リハビリテーションこそが治療の中心であること
> を説明する必要があります．また，専門医に上申するにあたり，治療方針決定や予後予測のためにも合併症を必ず述べるようにしましょう．

入院の判断基準は？

　日本脳卒中学会 Stroke Scale 委員会の発表した重症度スケール（Japan Stroke Scale：JSS）をはじめ，Scandinavian Stroke Scale，NIH Stroke Scale などはいくつかの項目を点数化して重症度を分類していますが，この点数を利用した入院基準はなく，また，1分1秒を争う場面で利用するには無理があると思います．脳卒中は軽微な症状でもその後悪化する場合があるので，「**脳出血はどんなに軽くても全例入院！**」と割り切っておく方が無難です．
　また以前に比べて減ってきてはいるものの，JSSRS のデータでは1割強で外科的治療が選択されています．一般的に出血量が
　① 被殻：31 mL 以上（グレード C1）
　② 小脳：15 mL 以上〔または最大径が3cm以上（グレード C1）〕
　③ 皮質下：50 mL 以上（グレード C1）
　④ 脳室穿破による急性水頭症（グレード C1）
の場合に外科的治療が選択されることがあります[4]．また，2007年のAHA/ASAの脳卒中ガイドラインでは，脳表から1cm以内の皮質下出血も血腫除去術を考慮してもよいとしています[11]．特に**小脳出血は第4脳室を圧迫して急性水頭症をきたしたり，脳幹を圧迫して意識障害や脳神経症状をきたす**ため，深夜でも躊躇せず脳外科医をコールしましょう．

> **メモ　CTでの出血量の簡易計算法**
>
> 推定出血量（mL）＝長径×短径×高さ÷2
> （血腫量が60 mL 以上である場合，橋出血で径3cm以上の場合，脳室穿破例は予後不良）

> **メモ　アミロイド血管症**
>
> 高齢者の大脳皮質下出血ではアミロイド血管症を疑います．アミロイドの沈着する部位は皮質下出血をきたしやすく，くも膜下腔や硬膜下に出血が及ぶことがあります．手術適応はありません．

入院治療計画を立案する[5]

❶ 初期（急性期）治療計画を立案する

初期治療の目標は1にも2にもバイタルサインの維持です．

1 呼吸管理

軽症〜中等症で呼吸器合併症のない患者に対する酸素投与の有用性はガイドラインでは認められていません（グレードC2）．重症例で呼吸障害がある場合は脳圧を亢進させる恐れがあり，気道確保や人工呼吸を考慮する必要があります（グレードC1）．

2 血圧管理

前出のガイドラインでは，**収縮期血圧180mmHg以上，拡張期血圧105mmHg以上，または平均血圧が130mmHg以上のいずれかの状態が20分以上続けば降圧を開始するように推奨しています**（グレードC1）．目標血圧は設定されていませんが，一般的には140/90mmHgを目標に降圧を開始します．

【処方例】
- 塩酸ジルチアゼム（ヘルベッサー®）250mgを生理食塩水に混ぜ1〜15μg/kg/分で点滴静注

または

- 塩酸ニカルジピン（ペルジピン®）1mgを生理食塩水10mLで希釈し徐々に静注．その後は0.5〜6μg/kg/分で点滴静注（ペルジピン®は脳血管を拡張し脳圧亢進を引き起こす可能性あり）

3 頭蓋内圧亢進の管理

血腫と脳浮腫による頭蓋内圧の亢進予防のため，発症当初の輸液量は1,000〜1,500mL/日とします．その際，最初の24時間は生理食塩水を用います（高血糖は予後を悪化させる危険があるので，ブドウ糖の投与は避けること）．高張グリセロールの投与は，頭蓋内圧亢進を伴う大きな脳出血の急性期に有用です（グレードB）．ただし，マンニトールの有用性は，進行性に頭蓋内圧が亢進した場合やmass effectに随伴して臨床症状が増悪した場合以外には認められていません．なお，頭蓋内圧亢進症例に対する上半身の30度ベッドアップは，頸静脈の流出がよくなるため，有意に頭蓋内圧を低下させる効果があるとされていますが（グレードC1），著しい血圧低下をきたしている症例ではお勧めできません[11]．

【処方例】
- 高張グリセロール（10％グリセオール®）400〜1,000mLを2〜3回/日に分けて点滴静注〔副腎皮質ステロイド薬の有効性はない（グレードC2）〕

4 上部消化管出血

重症例や高齢者では高率に消化管出血を起こすため，抗潰瘍薬の予防投与が推奨されています（グレードC1）．

表3 頭蓋内圧亢進を示唆する所見

① 意識レベル低下
② Cushing徴候（血圧上昇，心拍数低下）
③ 新しいfocal signの出現
④ 嘔吐

【処方例】
・ファモチジン（ガスター®）20mg＋生理食塩水 20mL/日をゆっくり静注（腎機能により調整が必要）

5 その他

　神経学的，内科的に安定するまでの24〜48時間の間，モニター管理とし，ベッド上安静が必要です．意識清明で嚥下機能に問題がなければ経口摂取に問題はありませんが，重症度や部位により嚥下機能はさまざまであり，一概には言えません．反復唾液嚥下テストや水飲みテストは嚥下障害のスクリーニング検査として有用ですので積極的に行うようにしましょう（グレードB）．重度の嚥下障害のため経口摂取が困難な場合は経鼻経管栄養よりも経皮的内視鏡下胃瘻造設術（percutaneous endoscopic gastrostomy：PEG）による経管栄養の方が，長期予後や安全面のうえから強く勧められています（グレードA）．また，水分バランスの管理のため，尿道カテーテルの留置や4〜6時間ごとの導尿も行います．必要に応じて，いきみを防ぐために緩下剤や便秘薬も使用しましょう[6]．高血糖または低血糖は予後不良因子になるので，積極的に是正しましょう（グレードB）．

❷ 緊急事態を発見・対処する

1 血腫増大・再出血

　発症から3〜6時間は血腫の増大が続く可能性があるので，保存的治療を選択する場合でも，フォローアップの頭部CTが必要です．表3に示すような所見を認めるときは要注意です．
　再出血はくも膜下出血ほど頻度が高くないですが，治療による頭蓋内圧の低下によりいったん止血していたものが再出血することがありますので，発症24時間以内はバイタルサインや神経学的所見の注意深い観察が必要です．余談ですが，Ménière病などに使われるアデノシン三リン酸二ナトリウム（アデホス®）は，脳血管拡張作用があり脳出血後の再出血を起こす危険があるため，めまいの原因診断に迷うときは使用しないようにしましょう．

2 痙攣

　最近の大規模な報告では，4.2％に急性期痙攣発作を，8.1％に30日以内の痙攣発作を認めており，これは脳梗塞のおよそ2倍です（ただし，痙攣発作の有無は死亡率や機能予後に影響を与えないと言われています）[12]．

【処方例】
① ジアゼパム（セルシン®）5〜10mgずつ痙攣が止まるまで5分おきに反復（計30mgまで）
② フェニトイン（アレビアチン®）250mgを5分以上かけてゆっくり静注（初期投与量20mg/kg）
③ フェノバルビタール（フェノバール®）100mg筋注（②と併用）
原則として① → ② → ③の順番．いずれの場合も呼吸抑制に注意すること

3 頭 痛

軽度の痛みにはアセトアミノフェンやオピオイド鎮痛薬を使用します．サリチル酸やNSAIDsは血小板機能を低下させるため避けるべきです．中等度以上の痛みには以下の薬剤を用います．

【処方例】
・アセトアミノフェン（ピリナジン®）500mg（頓用／1日3回まで）の経口
・症状が強いときはペンタゾシン（ソセゴン®）15mg（＋アタラックス®P 25mg）を3〜4時間ごとに筋注

4 悪心・嘔吐

頭蓋内圧亢進や消化管出血などが原因となります．以下に処方を示しますが，一番大切なことは原因の除去です．

【処方例】
・ドンペリドン（ナウゼリン®坐剤）60mgを挿肛（1日2回まで）
または
・メトクロプラミド（プリンペラン®）1A（0.5％ 2mL）を筋注または静注（1日2回まで）

5 感染症

よくみられるのは肺炎と尿路感染症です．特に肺炎は脳卒中合併症死亡原因のトップですので，発症した際は適切な抗菌薬の選択が必要です（詳しくは成書を参照してください[7]）．急性期からの呼吸リハビリテーションは肺炎発症のリスクを下げます（グレードB）．

❸ 初期治療に対する効果を判定する

初期治療に対する明確な効果判定の基準はありませんが，頭部CTで血腫が次第に周辺から吸収されて，高吸収域から等吸収域（iso-density）となっていく過程を観察する必要があります．大出血の場合，低吸収域（low density area：LDA）を残す場合がありますが，小出血の場合には陳旧性病変の存在そのものがわからなくなってしまう場合もあります．その際に有用になってくるのがMRIです．MRIは任意のスライスでの断層を得ること，解像力がよいこと，骨のアーチファクトを受けないことなどCTより優れた点も多く，亜急性期以降の脳出血において，血腫の正確な広がりを判断したり，脳幹の出血，血管奇形や脳腫瘍の存在についての情報を得たりするうえでは必要になってきます．また，吸収過程にある血腫の広がりを把握し，脳圧降下薬の継続・中止の判断材料とすることもあります．その他の画像検査（脳血管造影，脳シンチグラフィ，脳超音波検査など）は侵襲度に比べ得られる情報が少なく，最近はあまり

行われません．脳波，髄液検査なども同様に行う意味に乏しいです．むしろ，血液・尿検査や心電図などが患者の全身状態の把握，維持・管理に重要となってきます．

> **メモ リハビリテーションはいつから始める？**
> 従来，日本では，脳卒中急性期は絶対安静が必要とされてきましたが，現在では入院初日からベッドサイドでの関節可動域訓練や筋力維持訓練を開始するよう推奨されています．また起座保持は
> ① 48時間以上神経症状の進行がない，
> ② 意識障害がない，あるいは軽度，
> ③ 重篤な合併症がなく，全身状態が安定している，
> ④ 血圧管理が適切である
> 場合に開始を検討します[8]．

❹ 退院に向けて考えること

　脳卒中の治療の大部分はリハビリテーションであると言っても過言ではないでしょう．**発症直後から，急性期，回復期，維持期に渡って，一貫した流れでのリハビリテーションを行うことが勧められています**（グレードC1）．また，脳卒中ユニット，脳卒中リハビリテーションユニットなどの組織化された場で，リハビリテーションチームによる集中的なリハビリテーションを行うことが強く勧められています（グレードA）．患者属性や並存疾患，在院日数や社会背景などの違いもあり一概には言えませんが，リハビリテーション専門医や作業療法士，言語療法士，あるいは地域リハビリテーション施設と緊密な連絡をとり，効率的なリハビリテーションプログラムを実施する必要があります．

　高血圧，糖尿病，脂質異常症，禁煙指導など，再発危険因子管理も重要です．特に高血圧性脳出血では血圧コントロール不良例で再発が多く（全体の2～10％），拡張期血圧を75～90mmHg以下にコントロールするよう推奨されています（グレードB）．選択する降圧薬ですが，これに関しては脳血管イベント再発率を比較したいくつかのメタアナリシスが発表されています．現時点ではCa拮抗薬，特に長時間作用型であるジルチアゼム徐放剤（ヘルベッサー®）のエビデンスが一歩優位ですが，前出のガイドライン発表後に行われた大規模比較試験においては，ACE阻害薬やアンギオテンシンⅡ受容体拮抗薬の有効性も示されており，結論は出ていません．

　アスピリンを内服していた人に脳出血後いつからアスピリンを再開するかは難しい問題です．心房細動，心筋症，大血管の狭窄，がんなど平均以上のリスクを有する患者さんでは，2週間の急性期を過ぎたら少量のアスピリン（30～160mg/日）を開始してもよいとされています[9]．

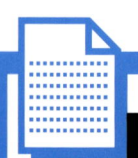

本疾患の入院指示書(例)

考えられうる診断名：**脳出血**
（上記以外で考えられる診断名：脳梗塞，低血糖，けいれん後 Todd 麻痺，解離性障害…）

入院の判断基準	・疑い症例を含め全例入院適応	
入院後の留意事項	**入院当日**	**入院翌日以降～**
治療・処置（手術）	・ベッド上安静	・リハビリテーション科の指示下で ADL をアップさせる
検　査	・頭部 CT，脳梗塞の除外ができなければ頭部 MRI ・可能ならば動脈瘤確認のためヘリカル CT	・頭部 CT で経過観察
安静度・経口摂取	・極端な低血圧がなければ上半身を 30 度ベッドアップ	・リハビリテーション科の指示下で経口摂取を開始する
点滴・注射指示（例）	・頭蓋内圧亢進予防に高張グリセロール ・140/90 mmHg を目標に塩酸ジルチアゼム	・高張グリセロールの投与は 2 週間まで ・上部消化管出血予防のためファモチジン
内服処方（例）	・頭痛に対してアセトアミノフェン ・悪心に対してドンペリドン坐剤	・症状に対し対症的に処方
コンサルトすべき科（タイミング）	・いつでも手術が行えるように脳神経外科へ ・ADL 向上のためにできるだけ早くリハビテーション科へ	・嚥下評価のためにリハビリテーション科へ ・抑うつ傾向がみられれば早めに精神科へ
説明・指導	・出血部位によっては急変の可能性がある ・再出血の可能性があり，その際の死亡率は高い	・慢性期の治療の中心は血圧や脂質異常症など生活習慣病の管理とリハビリテーション
その他，特記事項	・可能ならば急性期の管理は脳神経外科で行うことが望ましい	・回復期リハビリテーションにスムーズに移るための病診連携が重要
退院の判断と留意事項	・後遺症の有無により入院期間は 2 週間～2 カ月とさまざま ・早期より回復期リハビリテーションを行うための環境整備を行う	

さいごに

　今回は詳しく触れていませんが，**最も大切なのは"一次予防"と"来院時の ABC（気道・呼吸・循環の評価と処置）"**です．特に最大の危険因子である高血圧の管理は，循環器内科医はもちろん，一般内科医をはじめすべての医師がその重要性を認識する必要があります．現実は，高血圧患者の約 50％しか治療を受けておらず，治療を受けている人のたった 30％しか適

切な血圧コントロールをされていません．"脳出血を起こした患者を救命すること"はもちろん大切ですが，"脳出血を起こすリスクを少しでも減らすこと"は，それと同等，あるいはそれ以上に大切なことです．研修期間中はERやICUでの"派手な"処置に目を奪われがちですが，入院患者の『治療の動機付け』や『生活習慣病の管理』など幅広いケアにまで目を向けられるドクターになってください．

参考文献
1）脳卒中合同ガイドライン委員会：脳卒中治療ガイドライン2009（http://www.jsts.gr.jp/jss08.html）
2）Goldstein, L. B. at al. : Is This Patient Having a Stroke？ JAMA, 293：2391-2402, 2005
3）中村俊介，有賀 徹：ER型救急における理学的診断法「脳出血」．救急医学, 30（6）：624, 2006
4）山中克郎 他：「ERの哲人」，シービーアール，p.87，2006
5）「救急マニュアル．救急初療から救命処置まで 第3版」（小濱啓次 編），医学書院, p476, 2005
6）Wiebers, D. O. et al. : Handbook of Stroke Second Edition, Lippincott Williams & Wilkins, 2006
7）「感染症診療スタンダードマニュアル」（Southwick, F. S. 原著編集/青木 眞，喜舎場朝和 監修），羊土社，2007
8）蜂須賀研二：脳卒中急性期のリハビリテーション．Medicina, 34：2388-2389, 1997
9）Rordorf, G. & McDonald, C. : Hypertensive intracerebral hemorrhage. Up To Date, 2007
10）白川洋一：「救急患者の診かた考え方ー救急医療に携わる人のためにー」，金芳堂，p155, 2006
11）Guidelines for the Management of Spontaneous Intracerebral Hemorrhage in Adults : 2007 Update : A Guideline From the American Heart Association/American Stroke Association Stroke Council, High Blood Pressure Research Council, and the Quality of Care and Outcomes in Research Interdisciplinary Working Group. Stroke, 38：2001-2023, 2007
12）Passero, S. et al. : Seizures after spontaneous supratentorial intracerebral hemorrhage. Epilepsia, 43：1175-1180, 2002

第1章 脳神経系疾患での入院から退院へのアプローチ

2 脳梗塞（血栓溶解療法適応なし）
～脳梗塞の積極的治療はt-PAだけじゃない～

上田剛士

POINT

- 本当に脳梗塞か？ と疑いをもってから診療に臨む
- 病型診断をし，治療を開始
- 頸動脈内膜剥離術など外科的治療の適応がないかチェック
- 症状増悪に注意しながら，できるだけ早期にリハビリを開始

はじめに

　本邦において脳血管障害は心筋梗塞の3～10倍の発症率で，患者数は推定150万人程度，毎年25万人発症しているcommon diseaseの代表疾患です．脳血管障害の76％が脳梗塞ですが，その多くは発症より3時間を超えた状態もしくは発症時期不詳で来院される，血栓溶解療法適応とならない症例です．本項はこれらの症例に対する入院の流れを紹介します．

CASE 1

76歳女性．意識障害・左片麻痺
　認知症と不整脈を指摘されている施設入所中の76歳女性．本日朝になっても起きてこないため介護士が見に行ったところ，意識状態が悪く救急車を要請．
　血圧 162/98 mmHg，脈拍数 68/分 不整，体温 36.2℃，呼吸数 14/分，SpO$_2$ 97％（room air）
　GCS：E2V1M5，瞳孔：3 mm/3 mm 対光反射＋/＋，右共同偏視あり，左上下肢脱力
　心電図で心房細動

問1 脳卒中を疑ったときにまず行う検査は？
　答1：答えは頭部CTでも頭部MRIでもありません．血糖測定です．脳卒中だ！ と思っても実は20％で異なります[1〜3]．これをstroke mimic（脳卒中もどき）と言いますが，特に意識障害がある場合はstroke mimicであることが多く[4]，"脳梗塞"の診療ではなくて"意識障害"の鑑別から入るべきです．stroke mimicのなかでは特に低血糖・心血管系疾患・septic encephalopathy（敗血症性脳症）の3つが重要で[4, 5]，後者二者は特に脳梗塞と異なり血圧

が低いことが特徴[6]です．なお，脳梗塞があったとしても発熱を伴う場合は感染性心内膜炎，低血圧があれば大動脈解離を疑うなど，stroke mimicの鑑別には**バイタルサインと迅速血糖測定が重要**です．

本症例では血糖は正常で，頭部CTにて右MCA領域（中大脳動脈灌流域）のLDA（低吸収領域）を認め，脳梗塞と診断されました．

問2 脳梗塞は心原性塞栓症，アテローム血栓症，ラクナ梗塞の3つに分類するのが一般的ですが，本症例ではどの病型が考えられますか．また，その特徴は？

答2：賢明な読者はすでに感づいている通り，本症例は**心原性塞栓症**でした．心原性塞栓症の診断基準は種々ありますが，

① **心疾患の存在，**
② **突発完成・重度な症状などの症候学的特徴，**
③ **多発梗塞・再開通所見**

の組み合わせで判断されます．

心原性塞栓症の1/2で弁膜症を伴わない心房細動，1/3で左室壁在血栓，1/4で弁膜性心疾患[7]があります．

最も重大な神経症状を伴い，予後も最も悪い病型ですが，再開通に伴い重篤な神経症候が24時間以内に急速に改善することがあります．

画像的には再開通現象が高率（7病日までに90％以上ともされる）であること，栓子分解による多発閉塞も少なくないことが特徴です．

CASE 2

糖尿病・脂質異常症・肥満症治療中の64歳男性，昨日昼ごろより右上下肢に力が入りにくかったが改善したとのことで病院へ行くのを拒否していた．今朝は何ともなかったが，夕刻になり倒れているところを発見された．

傾眠傾向で発語はみられない．瞳孔は問題なし．右上下肢は完全脱力．バイタルサインや血糖は問題なし．

MRI施行にて，左中大脳動脈領域にDWI（diffusion-weighted MRI：拡散強調MRI画像）にてHIA（hyperintensity area：高信号域）を認め，MRAにては左中大脳動脈水平部に95％の狭窄を認めた以外に多部位に狭窄部位を検出した．

問3 CASE 2の病型は？ その特徴は？

答3：アテローム血栓性の可能性が高いと思われます．アテローム血栓性脳梗塞はラクナ梗塞よりは重症〔心原性脳塞栓症よりは軽症なことが多い（ただし，椎骨脳底動脈閉塞の場合は死亡率が高い）〕ですが，意識障害，同名半盲，皮質症状（失語・失行・失認）などの**皮質枝領域の虚血症状を伴いやすい**．

アテローム性動脈硬化による**狭窄・閉塞（>50％）**が原因で，**TIA**（transient ischemic attack：一過性脳虚血発作）の先行が20〜30％と脳卒中のなかで**最も多く**，急に症状が完成してしまう場合もありますが，**神経症状が数日にわたって段階的に悪化しやすい**ため，積極的な治療が行われます．

CASE 3

高血圧を指摘されているも未治療の82歳男性. 奥さんと話しているときに呂律が回らず, 左手に力が入らなくなった.

意識清明. 脳神経は診察上構音障害を軽度認めるのみ. 右Barré徴候陽性. バイタルサインは問題なし.

MRIを施行しDWIにて左放線冠に径10mm弱のHIAを認めた. MRAでは狭窄・閉塞は認めない.

問4 CASE 3の病型は？ その特徴は？

答4：ラクナ梗塞の可能性が最も高い. **ラクナ梗塞は脳内主幹動脈から分岐する穿通枝動脈閉塞により生じる病巣で, 大脳深部白質あるいは脳幹に出現する15mm以下の小梗塞**です.

臨床所見としては, **皮質症状・共同偏視・意識障害（視床梗塞は例外）は原則としてみられない**.

無症候性脳梗塞のほとんどは加齢, 高血圧を基盤として穿通枝末梢部に脂肪硝子変性をきたす場合で, 径5mm以下が多い. 一方, 穿通枝近位部に微小粥腫と呼ばれるアテローム硬化性変化をきたす場合はサイズは5〜15mmのことが多く, これが臨床的にラクナ梗塞と呼ばれるものの大半を占めています. しかしながら稀に15mmレベルを超えることもあり, 15〜25mmの場合でも, 穿通枝親動脈に軽度動脈硬化や50%未満の狭窄もみられない場合はラクナ梗塞と判断されることもあります.

ラクナ梗塞の予後は最もよく, 安心できる病型であると言えます. しかしながら, 主幹動脈から穿通枝への分岐部に血栓が形成される分枝粥腫（branch atheromatous disease）と呼ばれる病態は注意が必要です. これは臨床所見やDWIだけではラクナ梗塞と区別がつかないこともありますが, 血栓が進行すると, 次々と穿通枝の梗塞をきたすためです. 実際にラクナ梗塞の2〜3割で神経症状が進行するともされ, その一部分では後にアテローム血栓性脳梗塞と病型診断が変更されます. そのため, **15mm未満のサイズでも親動脈に50%以上の狭窄・閉塞があればアテローム血栓性と考えた方が無難**であると考えられます.

入院の判断基準は？

脳梗塞であれば全例入院適応と考えても間違いではないと思いますが, 症状が軽微で嚥下障害などがないラクナ梗塞では外来管理としても問題はないでしょう. しかし前述の通り, 一見"楽な"梗塞でも実際はBAD（branch atheromatous disease）な梗塞であり, 急激に進行することもありますので, 帰宅とさせる場合には十分な説明を行っておく必要があります.

入院治療計画を立案する〜脳梗塞の初期診療

問5 脳梗塞の治療として入院日から始めることは？

答5：脳卒中治療ガイドライン2009にまとまって記載があるので, 推奨度の高いもののみ改変してご紹介します. それ以外のエビデンスに乏しい治療法に関しては成書を参照されたい[9].

表1　推奨される脳梗塞治療薬一覧

	心原性脳塞栓	アテローム血栓性	ラクナ梗塞	
エダラボン（ラジカット®）	○	○	△	発症24時間以内 重度腎機能障害は禁忌，肝機能・心機能低下例は注意
アルガトロバン（スロンノン®・ノバスタン®）	×	○	−	発症48時間以内で病変の最大径＞1.5 cmの脳血栓症に． 抗凝固療法．出血傾向・脳塞栓・大梗塞では禁忌
アスピリン	−	◎	◎	48時間以内に開始．160〜300 mg/日
オザグレル（カタクロット®・キサンボン®）	×	○	○	抗血小板薬．発症5日以内の脳血栓症に． 出血傾向・脳塞栓・大梗塞では禁忌
グリセリン（グリセオール®）	○	○	−	頭蓋内圧亢進を伴う場合 10％グリセオール® 10〜12 mL/kg程度を数回に分けて

脳卒中全般で強く勧められるものはStroke Unit入室だけです．これは死亡率・在院期間・自宅退院・ADL・QOLを改善できますが，SAH（subarachnoid hemorrhage：くも膜下出血）・ラクナ梗塞・深昏睡・もともとADL不良は除外項目です．

高齢・重症患者では予防効果のエビデンスはないものの抗潰瘍薬の考慮も勧められている他，急性期からのリハビリが強調されています．それ以外の推奨は血糖是正・低栄養是正・合併症予防/治療・咳嗽反射弱ければ適切な食事摂取法を考慮，というもので，常識的範囲で理解できると思います．なお，収縮期血圧＞220 mmHgや拡張期血圧＞120 mmHg持続があったとしても降圧療法は専門家の意見としてしか推奨されていないので，ある程度の高血圧は慌てることはありません．

脳梗塞特異的治療としてはt-PAが重要ですが，**経験を積んだ専門医師＋適切な設備＋発症3時間以内＋CTで早期虚血所見軽微＋出血リスクなし＋stroke mimicではない**，のすべてを満たせば適応となります．t-PAは発症後3〜4.5時間であっても有用であるとの報告[13]もされていることから，t-PAの適応については今後の動向が注目されますが，本項の範囲を超えるためこれらについての詳細は別の機会に譲りたい．

表1に脳梗塞病型ごとの内科的治療の適応一覧を記します．これを参考にすると入院時には以下のような処方をすればよいこととなります．なお，補液量は心不全にならないように症例ごとに調節が必要であり，参考程度として下さい．

【CASE 1のつづき】
心原性脳塞栓症の入院時処方メニュー
点滴本体：リンゲル液　500 mL＋3号輸液　1,000 mL
側管から① ラジカット®（30 mg/20 mL/A）1A＋生理食塩水　100 mL　30分かけて　1日2回
　　　　② 10％グリセオール®　200 mL　1〜2時間かけて　1日3回
　　　　③ ガスター®　1V＋生理食塩水　20 mL　1日2回

グリセオール®は頭蓋内圧亢進を伴う大きな脳梗塞の急性期に使用すると14日後の死亡を有意に減少させることができるため使用すべきです．脳浮腫により脳梗塞巣周囲のpenumbra領域が梗塞になりうるために，比較的大きな脳梗塞であれば頭蓋内圧亢進症状がない場合も使用をすることも多いですが，ADL改善や1年後の死亡率までは改善することは示されていません．使用期間については決まりはありませんが，脳浮腫は3〜4日でピークであることを目安に行います．

　一般内科医にできることは表1の内容くらいとなりますが，経動脈的血栓溶解療法と外減圧術の適応については知っていて損はありません．**経動脈的血栓溶解療法は，神経脱落症状を有する軽症〜中等症のMCA（middle cerebral artery：中大脳動脈）塞栓症でかつCT陰性で発症から6時間以内であれば推奨されている**ため，専門医に相談すべきです．

　中大脳動脈灌流域を含む一側大脳半球梗塞において，①年齢が18〜60歳，②NIHSS score＞15，③意識レベルが傾眠〜昏睡，④CTにて中大脳動脈領域の脳梗塞が少なくとも50％以上あるか，DWIにて脳梗塞の範囲が145cm^{3}以上ある症例，では発症48時間以内に硬膜形成を伴う**外減圧術**が推奨されています．

【CASE 2のつづき】
アテローム血栓性脳梗塞の入院時処方メニュー
点滴本体：3号輸液 1,000mL
側管から① ラジカット®（30mg/20mL/A）1A＋生理食塩水 100mL　30分かけて　1日2回
　　　　② 10％グリセオール® 200mL　1〜2時間かけて　1日3回
　　　　③ スロンノン®（10mg/2mL/V）6V＋リンゲル液 500mL　20mL/時間　2日間
　　　　　以後5日間　スロンノン®（10mg/2mL/V）1V＋3号輸液 200mL　3時間かけて　1日2回
　　　　④ キサンボン®（40mg/V）2V＋生理食塩水 100mL　2時間かけて　1日2回　（2週間まで）
　　　　⑤ ガスター®（20mg/A）1V＋生理食塩水 20mL　1日2回

　アテローム血栓性では抗血小板作用を期待するオザグレルと抗凝固作用を期待するアルガトロバンの両者を使用することが多い．内服可能であればオザグレル（キサンボン®）ではなく，アスピリン投与でよいと思われます．

【CASE 3のつづき】
ラクナ梗塞の入院時処方メニュー
内服処方：バイアスピリン®（100mg）　2錠　1日1回

　ラクナ梗塞に対するラジカット®は（再灌流時のフリーラジカルに対する治療であるから）必ずしも必要ではないと筆者は考えていますが，投与すべきかどうかは議論のあるところです．ラクナ梗塞でも内服困難であればオザグレル投与を行います．

表2　脳梗塞病型ごとのリハビリ目安

	症状進行頻度	増悪発症日数	リハビリ開始目安
ラクナ梗塞	7.8%	3日以内	診断日
アテローム血栓性梗塞	34%	10日以内	頸動脈領域で2日間，椎骨脳底動脈領域で3日間，主幹動脈閉塞では1週間
心原性塞栓症	15%	14日以内	左房内血栓と心不全徴候がないこと

❶ 緊急事態を発見・対処する
〜症状増悪・リハビリテーション時期

　早期のリハビリテーション（リハビリ）は早期離床・機能障害・ADL・入院日数・社会復帰率・施設入所率・死亡率を改善させますが，頭位を上げることなどで脳血流を減らすことが危惧され，病態が安定するまではリハビリを見送るべきという意見もあります．残念ながらリハビリ開始の時期および方法に関してのエビデンスは乏しいため，私論ではありますが，リハビリ開始時期を表2に記します．

　一般的にJCS＞10や運動禁忌な全身合併症があればリハビリは困難ですが，それでも拘縮予防のリハビリは翌日からでも開始すべきです．発症後増悪する9割の症例は表2に示した日数で増悪していることから，その間は注意しながらリハビリを行う必要があります．また，心原性塞栓症では，脳浮腫や出血性梗塞（数日以内と2週間以内の二峰性）による症状増悪に加え，左房内残存血栓・心不全徴候に注意しながらリハビリを行う必要があります．

❷ 退院に向けて考えること
〜急性期治療から二次予防に向けて

　喫煙や大量飲酒に対する生活指導や，糖尿病のコントロールも当然重要でありますが，ここではそれ以外の脳梗塞の二次予防に重要な事柄について解説を加えます．

■1 頸動脈内膜剥離術（carotid endarterectomy：CEA）

　症候性頸動脈高度狭窄（＞70％，NASCET法）では，頸動脈内膜剥離術（CEA）を行うことが推奨されています．この70％以上の狭窄の予測には頸動脈エコーによる収縮期最高流速が200cm/秒以上が非常に優れるとの報告があります[14]．

　症候性の頸動脈中等度狭窄（＞50％）や無症候性の頸動脈高度狭窄（＞60％）でも頸動脈内膜剥離術（CEA）が推奨されますが，リスク・ベネフィットを十分に吟味したうえでの適応判断が必要となります．頸動脈内膜剥離術（CEA）の手術合併症が高いと考えられる場合は頸動脈ステント留置術（CAS）が選択されます．

　なお，頸部内頸動脈以外の頭蓋外および頭蓋内動脈狭窄症に対してのこれらの外科的処置に関しては十分な科学的根拠がないとされています．

■2 ワルファリンの投与

　心原性脳塞栓症に対しては禁忌がない限り，ほぼ全例でワルファリンの適応となります．2週間以内にワルファリン投与を開始するのが目安とされ，INR 2.0〜3.0を目標としますが，70歳以上の弁膜症を伴わない心房細動ではINR 1.6〜2.6を目標とします．

3 抗血小板薬の投与

アテローム血栓性脳梗塞やラクナ梗塞に対してはアスピリン 75〜150mg/日を投与するのが一般的です．クロピドグレル 75mg/日の方が特にハイリスク群では効果に優れ[15]消化管障害も少ないですが，発疹，下痢，肝機能障害といった副作用と費用の問題があります．シロスタゾール 200mg/日の脳卒中予防効果はアスピリンよりやや優れ，脳出血は少ないことが最近示されました（cilostazol stroke prevention study II）が，頭痛や動悸，下痢が副作用として見られやすいことが問題です．

アスピリンとジピリダモール徐放剤の併用は海外では推奨される選択肢の1つではありますが，日本では未承認用量であります．またアスピリンとクロピドグレルとの併用はアスピリンと比較して追加効果は軽微[16]で，クロピドグレル単独と比較すると効果は同等で出血性副作用が増えるという報告[17]があることから脳梗塞の予防には一般的には推奨されません．

4 降圧療法

急性期を過ぎてからは降圧療法を行うべきでありますが，最適な治療開始時期についてはわかっていません．初日からアンジオテンシンII受容体拮抗薬（ARB）を投与することで予後を改善するという報告[18]もあることから心筋梗塞や心不全のリスクが高い症例であれば初日から降圧を試みることもあります．降圧目標は140/90mmHg以下とされますが，これも最適な目標値はわかっていません．一次予防に準じて若年〜中年者では130/85mmHg，糖尿病や慢性腎不全があれば130/80mmHgまで降圧することもありますが，アテローム血栓などで脳血流低下が危惧される場合はマイルドな降圧にせざるをえない場合もあります．

5 脂質異常症

LDLコレステロールは120mg/dL未満，冠動脈疾患があれば100mg/dL未満を目標とします．欧米では高リスク群ではLDLコレステロールを70mg/dLに目標とすることもありますが，スタチン製剤投与は脳出血をRR=1.73（1.19〜2.50）と増やすことが報告[19]されており，欧米と比較して冠動脈疾患が少なく脳出血が高頻度な日本人においては，慎重な意見もあるようです．サブグループ解析ではありますが低用量スタチン系薬剤にEPA製剤の併用が脳卒中再発予防に有効であるとの報告[20]があり，追試験の結果が期待されるところです．

リハビリに関しては，脳卒中では95％が13週以内にADL回復のプラトーに達しますが，最重症患者ではプラトーまで20週かかるため長期のリハビリが必要です．そのため，継続して回復期リハビリをするための転院先確保の手配が必要なことが多いため，早期にソーシャルワーカーとの連携を行います．

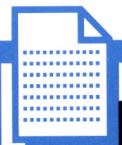

本疾患の入院指示書（例）

考えられうる診断名：アテローム血栓性脳梗塞
（上記以外で考えられる診断名：心原性脳塞栓症，ラクナ梗塞，Branch atheromatous disease）

入院の判断基準	・脳梗塞であれば入院としてもよい	
入院後の留意事項	**入院当日**	**入院翌日以降**
治療処置	・安静 ・ベッド上よりリハビリ開始	・神経学的所見と血行動態が安定していれば離床訓練開始
検査	・一般採血，凝固検査，D-dimer ・12誘導心電図 ・頭部CT，頭部MRI，頭頸部MRA ・胸部X線検査，心エコー検査	・必要に応じてホルター心電図，頸動脈エコー検査 ・神経学的症状増悪あれば頭部画像評価再検査
安静度・経口摂取	・絶飲食	・嚥下機能評価・経口摂取開始
点滴	・エダラボン ・アルガトロバン ・オザグレル ・補液は2,000mL/日程度を目安とする ・脳浮腫が強ければ高張グリセロール（10％）10～12mL/kgを数回に分けて数日間投与する	・エダラボン：30mgを30分かけて1日朝夕2回点滴静注．最大14日目まで使用 ・アルガトロバン：2日間は60mg/日を輸液で希釈し24時間点滴静注．その後5日間は1回10mg 朝夕2回 1回3時間かけて点滴静注 ・オザグレル：1回80mg 2時間かけて1日朝夕2回の持続静注を最大14日間使用
内服		
コンサルト	・発症から6時間以内のMCA領域の梗塞であれば経動脈的血栓溶解療法の適応につき専門医コンサルト	・MCA領域を含む脳梗塞で48時間以内に進行する脳浮腫があれば外減圧術の適応について専門医コンサルトを行う（詳細は本文参照）
説明・指導	・1～2週間程度は症状が増悪する可能性を説明する	・今後リハビリで症状は軽減することを説明し，不安を取り除き，うつ症状の有無に注意する
その他		

参考文献

1) Kothari, R. U. et al. : Cincinnati Prehospital Stroke Scale: reproducibility and validity. Ann. Emerg. Med., 33 (4) : 373-378, 1999
2) Kidwell, C. S. et al. : Identifying stroke in the field. Prospective validation of the Los Angeles prehospital stroke screen (LAPSS). Stroke, 31 (1) : 71-76, 2000
3) Goldstein, L. B. & Simel, D. L. : Is this patient having a stroke? JAMA, 293 (19) : 2391-2402, 2005
4) Libman, R. B. et al. : Conditions that mimic stroke in the emergency department. Implications for acute stroke trials. Arch. Neurol., 52 (11) : 1119-1122, 1995
5) Wofford, J. L. et al. : Acute cognitive impairment in elderly ED patients: etiologies and outcomes. Am. J. Emerg. Med., 14 (7) : 649-653, 1996
6) Ikeda, M. et al. : Using vital signs to diagnose impaired consciousness: cross sectional observational study. BMJ, 325 (7368) : 800, 2002

7) Cardiogenic brain embolism. The second report of the Cerebral Embolism Task Force. Arch. Neurol., 46 (7) : 727-743, 1989
8) 「脳卒中治療ガイドライン2009」http://www.jsts.gr.jp/jss08.html
9) Goldstein, L. B. et al. : American Heart Association; American Stroke Association Stroke Council : Primary prevention of ischemic stroke : a guideline from the American Heart Association/American Stroke Association Stroke Council : cosponsored by the Atherosclerotic Peripheral Vascular Disease Interdisciplinary Working Group ; Cardiovascular Nursing Council; Clinical Cardiology Council ; Nutrition, Physical Activity, and Metabolism Council ; and the Quality of Care and Outcomes Research Interdisciplinary Working Group. Circulation, 113 (24) : e873-923, 2006
10) Camerlingo, M. & Salvi, P. : Intravenous heparin started within the first 3 hours after onset of symptoms as a treatment for acute nonlacunar hemispheric cerebral infarctions. Stroke, 36 (11) : 2415-2420, 2005
11) Go, A. S. et al. : Anticoagulation therapy for stroke prevention in atrial fibrillation: how well do randomized trials translate into clinical practice? JAMA, 290 (20) : 2685-2692, 2003
12) 日本循環器学会，日本心臓病学会，日本心電学会，日本不整脈学会：「心房細動治療（薬物）ガイドライン（2008年改訂版）」http://plaza.umin.ac.jp/~circ/guideline/JCS2008_ogawa_h.pdf
13) Hacke, W. et al. : Thrombolysis with alteplase 3 to 4.5 hours after acute ischemic stroke. N. Engl. J. Med., 359 (13) : 1317-139, 2008
14) Koga, M. et al. : Diagnosis of internal carotid artery stenosis greater than 70% with power Doppler duplex sonography. AJNR, 22 (2) : 413-417, 2001
15) Hirsh, J. & Bhatt, D. L. : Comparative benefits of clopidogrel and aspirin in high-risk patient populations : lessons from the CAPRIE and CURE studies. Arch. Intern. Med., 164 : 2106-2110, 2004
16) Bhatt, D. L. et al. : Clopidogrel and aspirin versus aspirin alone for the prevention of atherothrombotic events. N. Engl. J. Med., 354 : 1706-1717, 2008
17) Diener, H. C. et al. : Aspirin and clopidogrel compared with clopidogrel alone after recent ischaemic stroke or transient ischaemic attack in high-risk patients (MATCH) : randomised, double-blind, placebo-controlled trial. Lancet, 364 : 331-337, 2004
18) Schrader, J. et al. : The ACCESS Study : evaluation of Acute Candesartan Cilexetil Therapy in Stroke Survivors. Stroke, 34 (7) : 1699-1703, 2003
19) Vergouwen, M. D. : Statin treatment and the occurrence of hemorrhagic stroke in patients with a history of cerebrovascular disease. Stroke, 39 : 497-502, 2008
20) Tanaka, K. et al. : Reduction in the recurrence of stroke by eicosapentaenoic acid for hypercholesterolemic patients : subanalysis of the JELIS trial. Stroke, 39 : 2052-2058, 2008

第1章 脳神経系疾患での入院から退院へのアプローチ

3 初発の「てんかん発作」
~どうして てんかん発作が起きたのか？~

河合　真

POINT
- 「痙攣」という言葉に注意
- てんかん発作とそれ以外の疾患の鑑別からはじめる
- てんかん発作とてんかん症候群という言葉を正しく使う
- 抗てんかん薬開始の基準を知ろう

はじめに

　「てんかん」という言葉を知らない医師はいないと思いますが，実際の対処の基本はあまり語られることがありません．てんかん発作を意味するseizureとてんかん症候群を意味するepilepsyを明確に使い分けられてはじめて正しく治療が行えます．このことをてんかん診療の際は常に念頭においてくり返し自問自答するくせをつけてください．そうすれば，自ずとやるべきことは決まってきます．

CASE

　26歳の会社員の男性がクラブで席に座って談笑しているときに突然「意識消失」し「痙攣」したとのことで救急車にてER受診した．まわりにいた友人に支えられたために転倒はしておらず，頭部を負傷したりはしていない．「痙攣」は5分ほど持続したとのこと．初めての発作で，幼少期の熱性てんかん発作を含めて既往歴はない．特に定期的に服薬している薬もない．友人の話によると仕事は通常通りこなしており，強いストレスにさらされているわけではないとのこと．

　救急車にて来院したとき，バイタルは血圧 130/70mmHg，脈拍 80/分，呼吸数 14/分，体温 36.5℃，酸素飽和度 97％（room air）・99％（酸素 2L）であった．「痙攣」は止まっていたが，傾眠傾向で受け答えはできるものの，ぼーっとしている．尿失禁を認めた．指示に従うことは可能で，神経所見では局所神経症状は認めない．30分後は普通の意識状態に回復していた．

　来院時血液検査では血清CK値の上昇（正常値の3倍程度）を認めるのみであった．頭部CT撮影では，脳出血，腫瘍などを含めて異常を認めなかった．

表1 てんかん発作と鑑別が必要な病態

小 児	成 人
熱性痙攣，息止め発作	失神
軽症下痢に伴う発作	心因発作
睡眠時（入眠時）びくつき，悪夢	脳卒中（脳梗塞，脳出血），脳虚血発作
かんしゃく	不整脈発作
チック	頭部外傷
失神	急性中毒（薬物，アルコール），薬物離脱
心因発作	急性代謝障害（低血糖，テタニー）
急性代謝障害（低血糖，テタニー）	急性腎不全

（文献1より改変して転載）

入院の判断基準は？

　まず，この「痙攣」が「てんかん発作」かどうかを判断する必要があります．ちなみに「痙攣」という言葉は混乱を招きやすいので，てんかんを専門とする医師としてはあまり使っていただきたくありません（しかし激怒するほどのものでもないのでご安心を）．その理由としては「痙攣」という言葉は「てんかん発作以外のふるえ（振戦など）」「痙攣しないてんかん発作」「確かに痙攣している強直間代てんかん発作」のどの意味でも用いられるからです．

　話をもとに戻して，本CASEのような場合，「てんかん発作」かどうかを判断するために必要な情報を集めることになります．この場合，何カ所かポイントになるところがあり，それが「てんかん発作」らしいかどうかの決め手になる場合もあれば，あまり役に立たないこともあります．

❶「突然の意識消失」と「痙攣」

　「痙攣」と表現される症状はもちろんてんかん発作を疑うきっかけになりますが，これだけで失神と鑑別ができるかというとそうではありません．失神でも脳血流が再開する際に「痙攣」することが知られています．また，心因性非てんかん発作（いわゆる偽性てんかん発作）も全く同じような症状を呈します．ストレス因子の有無は参考にはなりますが，短いERの病歴聴取でははっきりしないことも多いです．というわけで，これだけでは決め手にはなりません．てんかん発作と鑑別が必要な疾患を表1にあげます[1]．心因性非てんかん発作はERでよくみかけますが，非常に診断が難しい場合があります．てんかんを専門にしている医師でも最終的には発作中の脳波測定を必要とする場合があり，中途半端な知識で診断，治療をすることは危険です[2]．できれば専門医に相談しましょう．

❷ 持続時間

　発作の持続がどこまでかを正確に伝えることは結構むずかしいことです．「痙攣」がある場合はその持続時間が目安になります．発作後の意識混濁はカウントしないので注意が必要です．そのうえで，目撃者からの情報での「5分」という数字が出てくることが多いのですが，5分というのは実はてんかん発作としては長すぎます．てんかん発作を見慣れている専門医にとってもてんかん発作を目のあたりにしたときは慌てるもので，「はやくおわってくれえ！」と思っている時間は長く感じることが多いです．てんかん発作は数十秒から数分であることが多いといわれており，5分持続することは稀です．重積発作の定義は，教科書的には30分となっていますが，実際にはてんかん発作を30分放置しておくわけにはいかないため，最近は

表2 てんかん重積発作診断のポイント

① てんかん発作が病院外で起きて、ERに到着した時点でまだてんかん発作を起こしていれば、それはすでに重積発作として考える
② 夜間に病棟から「てんかん発作です」と呼ばれて自宅から病棟にたどり着いたとき、まだ発作が継続しているときは、どんなに家が近くても重積発作と考える
③ てんかん重積発作は何が何でも止める！挿管になることを十分に覚悟しなければならないので、人手を集めよう

5分以上と考えてよいです．また、2回以上の発作でその間に意識が完全に戻らなかったものも重積発作として治療を開始します[3]．実際臨床の場で緊急に判断が必要になりますので、参考までに実践的な対処法のポイントを表2にあげます．これは5分以上持続するてんかん発作は自己終熄できずにてんかん発作がてんかん発作を引き起こす状態になっている可能性が高いということです．

長々と述べましたが、この「5分」という持続時間を聞いたとき正確性はまず信じない方がよいです．ただし、数秒、数十秒ではないということはあてになると思われ、失神は可能性が低くなります．5分以上痙攣して平然としていることが事実ならば、心因性非てんかん発作の可能性があがってきます．ERでてんかん発作を診る機会があったら、一度腕時計のストップウォッチで計測してみると参考になるのでおすすめします．

❸ 尿失禁

てんかん発作を示唆しますが、決定的ではありません．便失禁の場合は強くてんかん発作を示唆します．

❹ 発作の後ぼーっとしている．その後数十分で意識が正常化する

これは発作後意識混濁（postictal stupor）といわれる症状で、全般化（完全に意識消失し脳全体にてんかん発作が広がった状態）したてんかん発作ではよく認められる症状です．逆に心因性非てんかん発作ではあまり起こりません．また失神ではまず起こりません．強くてんかん発作を示唆する所見です．

❺ 血清CK値の上昇

てんかん発作で強直発作が起きていたことを支持しますが、読者諸氏もよくご存じの通り、それこそいろんな理由で上昇するため、決め手にはなりません．

以上のことからCASEでは「てんかん発作」が起きた可能性が非常に高いと考えられます．「てんかん発作」である可能性が高い場合に入院させるかどうかですが、判断はある意味簡単です．**初発ならば入院**だからです．理由はいろいろあります．まず、得体が知れないからです．すなわち「もう1回起こるのか？」「この後重積発作に移行するのか？」「原因疾患は何か？」がわからないから安全に帰宅させられる場合はまずありません．

入院治療計画を立案する

まずは経過観察し、検査計画を立てます．抗てんかん薬開始の基準は、「この患者が抗てん

表3 てんかん発作型

自己終熄性発作型	
全般性発作 ・強直間代発作（間代またはミオクロニー相で始まる異型を含む） ・間代発作：強直要素なし，強直要素あり ・定型欠神発作 ・非定型欠神発作 ・ミオクロニー欠神発作 ・強直発作 ・ミオクロニー発作 ・脱力発作 など	**焦点性発作** ・焦点性感覚発作 ・焦点性運動発作 ・笑い発作 ・半側間代発作 ・二次性全般化発作 など
持続性発作型	
全般性てんかん重積状態 ・全般性強直間代てんかん重積状態 ・間代てんかん重積状態 ・欠神てんかん重積状態 ・強直てんかん重積状態 ・ミオクロニーてんかん重積状態 など	**焦点性てんかん重積状態** ・持続性部分てんかん ・持続性前兆 ・辺縁系てんかん重積状態（精神運動重積状態） ・片麻痺を示す片側痙攣重積状態 など

（文献4より改変して転載）

かん薬を服用しなかったら再度てんかん発作を起こす可能性が高い」ときです．すなわち特に誘発因子もなくてんかん発作を起こす病態，すなわち「てんかん症候群」が存在するか？ということです．「てんかん発作（seizure）」と「てんかん症候群（epilepsy）」は同じ「てんかん」という言葉で表されますが，かたや症状で，かたや症候群であるので混同しないように気をつける必要があります．

> seizure ：てんかん発作という症状．胸痛，腹痛などと同じ
> epilepsy ：てんかん症候群：てんかん発作を特に誘因なく起こす疾患
> convulsion ：「痙攣」の英語訳．「痙攣」と同様に誤解が多く使用をひかえるように勧告されています

さて，抗てんかん薬の処方は第1回目の発作では開始しない，第2回目は開始する，というように単純に割り切れるものではありません．そのようにする場合が多いのは，てんかん発作が起こる回数が増えれば再発の可能性が自動的に増えるからです．この再発の可能性を推測するために検査をします．

❶ 初期治療計画を立案する

まず，急性期でまだ完全に意識が元に戻っていない場合は，再度てんかん発作を起こすことに警戒が必要です．ナースステーション近くで，心電図モニターができる病室が望ましいです．ICUでもないかぎり始終監視することは難しいですが，全般てんかん発作は頻脈を伴うことが多いので心電図モニターは役に立ちます．

この後，さらに詳しい病歴聴取により発作型を全般性発作か焦点性発作か推測することを始めます．そしててんかん症候群の診断ができるかを検査で評価します．表3に発作の型を掲載

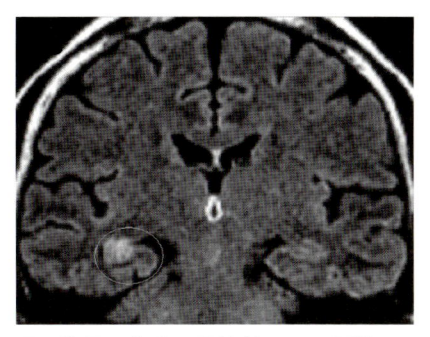

図　海馬硬化症の冠状断FLAIR画像
文献6より引用

しました[4]．たくさん載っていますが，基本は全般性なのか焦点性なのかということになります．
　検査は，頭部MRIと脳波です．頭部MRIではT2強調画像もしくはFLAIR画像（図）の海馬中心の冠状断画像を特別にオーダーします．これは，特に海馬硬化症の有無がてんかん手術の適応に大きく影響するからです．また，脳波測定を行いますが，このときてんかん発作後であれば，徐波化がみられることがあり，「てんかん発作」の診断そのものが疑問視されているときは役立ちます．また，てんかん原性といわれる変化（棘波，鋭波）や特発性てんかんを示唆する棘徐波複合の有無を確認します．

❷ 緊急事態を発見・対処する〜入院後よくあるパターン

■ その1：脳波，頭部MRIで異常がみられた場合

　①脳波で左側頭部から棘波が頻発していた，②頭部MRIでは左の海馬の萎縮が認められ海馬硬化症に矛盾しない所見であった．このような場合，再発の可能性が高いため抗てんかん薬を開始します．症候性てんかん症候群と考えられ，焦点発作用のカルバマゼピンなどが選択薬剤の候補としてあがります．できればてんかん外来でのフォローが望ましいです．

■ その2：検査は正常，原因は睡眠不足？

　①頭部MRI，脳波ともに正常で全く正常に回復した，②本人も原因に特に思いあたる節がない，③家族歴もない，④よく考えてみると最近睡眠不足だったらしい．このような場合，てんかん症候群の診断を下すことは非常に難しいです．外来でフォローすることでいいと思われます．これは2回目の発作が再び誘発因子なしで起きた場合には，ブロードな抗てんかん薬（バルプロ酸，ゾニサミド，ラモトリギン）を開始することが多いです．
　具体的な処方に関しては患者さんの合併症，てんかんのタイプなど，考慮することが多く，神経内科医に相談します．

> **CASEの場合**
> 　翌日話をしていると実は「クラブでなんだかよくわからない薬が回ってきて飲んでしばらくしたら気を失っていた」という激白を受けた．もちろん脳波も頭部MRIも正常．
> 　このような場合は，もちろん抗てんかん薬の出番ではなく，「クラブで出回る変な薬には手を出さない」ように説得することが治療になる．

❸ 退院に向けて考えること

■1 てんかん発作の危険性が高い場合

自動車の運転，高所での作業は避けるように指示します．自動車の運転に関しては本邦では最後のてんかん発作から2年で再開を考慮することになっています[5]．また，プールなどでは万一発作が生じたときに助けてもらえる人がいるところで泳ぐように指示します．

■2 抗てんかん薬を開始した場合

急に休薬するとそのことがてんかん重積発作を起こす引き金になることを説明し，次回受診までに十分な量の処方を行います．最低でも1週間程度の余裕をもって処方することが望ましい．具体的な処方は神経内科医に相談が必要です．

■3 原因がはっきりしない場合

現時点ではっきりとした原因がみつからず，抗てんかん薬を開始しなかった場合は，再発のときに必ず外来を受診するように伝えます．

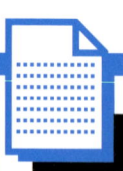

本疾患の入院指示書（例）

考えられうる診断名：**てんかん**
〔上記以外で考えられる診断名：失神（心原性，神経原性を含む）〕

入院の判断基準	・初発のてんかん発作，頻発する発作，持続する意識混濁	
入院後の留意事項	入院当日	入院翌日以降〜
治療・処置（手術）	・重積発作の場合は，すぐに抗てんかん薬開始	・診断がつく場合，抗てんかん薬開始
検査	・頭部MRI，側頭葉冠状断を含む ・脳波	・重積発作でフェニトインを開始したときは血中フェニトイン濃度
安静度・経口摂取	・意識状態による．ナースステーション近くがよい	
点滴・注射指示（例）	・てんかん発作に備えて静脈ルートを生食で確保しておく	・退院までは静脈ルートは確保し続ける
内服処方（例）		
コンサルトすべき科（タイミング）	・CTもしくは明らかな出血，腫瘍がある場合は脳外科へ	・特に精神症状を呈することもあり，その際は精神科にコンサルトする
説明・指導（例）		・運転が法律により規制されていることを伝える
その他，特記事項		
退院の判断と留意事項	・原疾患にもよる．意識清明になり治療方針が決まれば退院	

さいごに

　初発のてんかん発作はまず入院になるので，その点でERの判断を迷うことはないと思われますが，治療の必要性，抗てんかん薬の選択の判断には検査，さらに詳細な病歴聴取を必要とします．おのおのの患者さんは異なる事情を抱えており，それらを考慮することは重要ではあるのですが，原理原則はきちんともっておかないと治療方針がふらつき自分でも何をやっているのかわからなくなることがあります．不幸なことにてんかん学はあまり教育がなされておらず，独自の診療が行われていることが少なくありません．

　てんかん発作は，どこの科においてもよくみかける病態です．また，発作に直面したときに医師を慌てさせることも一面であり，慌てることなく対処するためにもこの項を読んだことをきっかけに学習をしてもらえれば幸いです．

参考文献

1）日本てんかん学会ガイドライン作成委員会：「日本てんかん学会ガイドライン作成委員会報告 てんかんの診断ガイドライン」(http://square.umin.ac.jp/jes/pdf/guideline0704.pdf)
2）兼本浩祐：「てんかん学ハンドブック 第2版」，医学書院，2006　推薦図書
　↑日本語で書かれた本でてんかんに関してはこれ以上のテキストは存在しない．読了できる分量であるので読んでみていただきたい．
3）Lowenstein, D. H. et al. : It's Time to Revise the Definition of Status Epilepticus. Epilepsia, 40（1）：120-122, 1999
4）Engel, J. Jr.（日本てんかん学会分類・用語委員会 訳）：国際抗てんかん連盟　てんかん発作とてんかんの診断大要案．てんかん研究，21：242-251，2003
5）日本てんかん学会法的問題検討委員会：道路交通法改正にともなう運転適性の判定について．てんかん研究，20：135-138，2002
6）Labate, A. et al. : MRI evidence of mesial temporal sclerosis in sporadic "benign" temporal lobe epilepsy. NEUROLOGY, 66：562-565, 2006

第1章 脳神経系疾患での入院から退院へのアプローチ

4 めまい
～画像検査で異常所見を認めないが，ADLが低下しているような場合～

野々上　智

POINT

- 中枢性めまい（脳出血・脳梗塞・Wallenberg症候群など）を見逃さないように救急外来・入院治療の際には注意する
- 耳鼻科的に特殊な治療が必要となるめまい（突発性難聴・Ménière病・聴神経腫瘍など）が疑われたときは，耳鼻科医にコンサルトする
- 初期診療の段階で確定診断に至らない場合も，ADLが低下している場合は，無理をせず入院させる

はじめに

　ERでめまいを訴える患者に遭遇することは非常に多いですが，各種画像検査を行ってもはっきりとした診断がつかず，ERから帰宅させてもよいか悩む場面も少なくありません．また，中枢性めまいでは神経学的所見を認めることが多いですが軽微な所見のことが多いため，漫然と診察していると見逃してしまうこともあります．本項では，ERで危険なめまいを見逃さないための戦略を概説します．

CASE

症　例：59歳，男性
主　訴：回転性めまい
現病歴：高血圧のため他院通院中の59歳男性．受診30分前に立ち仕事をしていたところ，急に回転性めまいが出現した．悪心・嘔吐も出現し動けなくなったため，救急車を要請しERへ搬送された．
　　　　めまいは動作により誘発され，安静にしていると少なくとも5～6分持続する．
　　　　過去にも同様の症状があった．
　　　　頭痛・耳鳴・難聴・複視・呂律障害・麻痺・痺れは認めず．
　　　　数日前から感冒症状あり．
既往歴：高血圧　降圧薬内服中
身体所見：身長 173cm，体重 80kg，意識清明，血圧 140/83mmHg，心拍数 73/分 整，体温 36.6℃，SpO_2 99%（room air），結膜貧血なし
　　　　　瞳孔正円同大，対光反射異常なし，眼球運動：異常を認めず，眼振：右水平性眼振を認める
　　　　　顔面触覚・温痛覚異常なし，額しわ寄せ異常なし，口蓋垂変位認めず，舌呈出変位を認めず

血液検査所見：特記すべき異常所見なし
心電図：心拍数 62/分 洞調律
頭部単純CT検査（図1）：明らかな異常所見なし

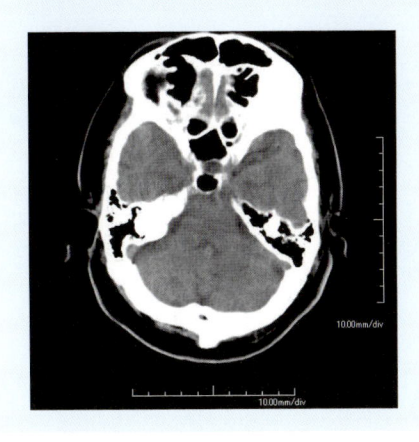

図1　受診時頭部単純CT検査

　めまいを主訴として来院し，頭部単純CT検査で脳出血や明らかな脳梗塞を示唆する所見は認めないが，ADLが低下しているような症例です．ERでは比較的よく経験する症例ではないでしょうか．このようなケースについて検討してみます．

救急外来（ER）での対応

❶ めまい患者をERでみたときの流れ

　ERでのめまい診療で重要なことは，中枢性めまいを見逃さないということにつきます．ERには歩いて来院する患者さんから，救急車で搬送される患者さんまでさまざまですが，診療の流れは図2のようになります．これについて説明していきます．
　① バイタルサイン・意識レベルの確認を行う．ショック状態や意識障害がある場合は，それらのアルゴリズムに従い迅速に対応する．
　② 急速に生命に危険が及ぶ可能性がそれほど高くない場合は，病歴聴取に入る．
　③ めまい・悪心・嘔吐などの症状が激しい場合は，不安をとりつつ，末梢点滴ラインをキープし（このとき必要に応じて血液検査も追加），悪心・嘔吐が強ければメトクロプラミド（プリンペラン®）を静注しながら，診察・検査を進めていく．

❷ めまいの病歴聴取

　一言に患者が「めまい」と言っても，vertigo，dizziness，presyncopeとさまざまな意味があるので，病歴聴取で十分に性状を聞き出しましょう．本項では患者さんの訴えるめまいが，特にvertigoとして述べていきます．
　中枢性めまいを見逃さないためには，随伴症状をきちんと聴取することが重要です．**頭痛・複視・視野欠損・麻痺症状・呂律障害・痺れなどの神経学的症状の有無を聴取**します．もしこのような症状が認められるときは，中枢性めまいの可能性が高くなるため，頭部単純CT検査

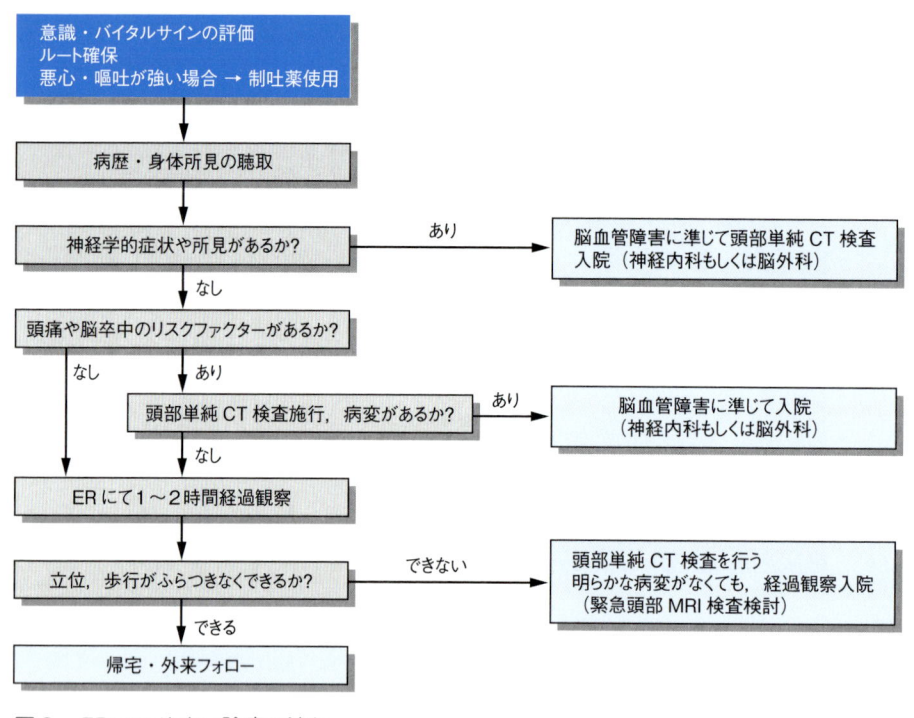

```
意識・バイタルサインの評価
ルート確保
悪心・嘔吐が強い場合 → 制吐薬使用
            ↓
   病歴・身体所見の聴取
            ↓
   神経学的症状や所見があるか? ──あり──→ 脳血管障害に準じて頭部単純CT検査
            ↓なし                        入院（神経内科もしくは脳外科）
   頭痛や脳卒中のリスクファクターがあるか?
      なし↓    ↓あり
            頭部単純CT検査施行，病変があるか? ──あり──→ 脳血管障害に準じて入院
            ↓なし                                       （神経内科もしくは脳外科）
   ERにて1～2時間経過観察
            ↓
   立位，歩行がふらつきなくできるか? ──できない──→ 頭部単純CT検査を行う
            ↓できる                                 明らかな病変がなくても，経過観察入院
   帰宅・外来フォロー                                （緊急頭部MRI検査検討）
```

図2　ERでのめまい診療の流れ

などの画像検査が必要になります．頭部単純CT検査で明らかな異常所見を認めない場合でも，脳血管障害の可能性が高いため，入院精査が必要になります．この場合は施設の状況にもよりますが，神経内科や脳神経外科が主科になることが多いでしょう．また難聴・耳鳴・耳閉感を訴える場合は，突発性難聴やMénière病の可能性があり，診察で難聴の評価が必要となります．

　次に重要な病歴は，持続時間と誘因です．ERでも良性発作性頭位めまい症（benign paroxysmal positional vertigo：BPPV）は多い疾患ですが，BPPVでは「寝返りで誘発される」「持続時間が2分以内の」，「回転性めまい」という病歴が有用で3つの情報にすべて該当するときは，BPPVである可能性がきわめて高くなります[1]．**逆に数時間以上も持続するというような場合や，起立できないときは，脳血管障害の可能性も否定できないため，特にERでは，頭部CT検査などの画像検査が必要となります．**

　また**高血圧・糖尿病・脂質異常症・心房細動・心疾患などの脳血管障害の危険因子を聴取**します．このような危険因子を認める場合は，画像診断の閾値を下げる必要があります．

❸ めまいの身体所見

　意識レベル・バイタルサイン・病歴聴取の後，診察を行います．まず神経学的所見を評価していきます．神経学的所見は，脳神経系・感覚・運動・小脳系について評価していきます．**神経所見のなかでは，Ⅷ，Ⅶ，Ⅴ，構音障害，複視といった所見が特に重要**です．異常があれば脳血管障害を考える必要があります．**中枢性のめまいでは神経学的な異常所見を呈することが多いですが，異常所見は軽微であり，いいかげんな診察では発見することができません．**積極的に所見をさがしに行く姿勢が求められます．所見は急性期のめまい症状がおちついてからとった方がよいでしょう．ここでは特にめまいで注意すべき所見をあげます．

表1 末梢性めまいと中枢性めまいの鑑別

徴候・症状	末梢性	中枢性（脳幹もしくは小脳）
随伴する眼振の方向	定方向性，急速相は病巣反対側	注視方向性もしくは定方向性
回転性要素のない純粋水平性眼振	少ない	多い
垂直性もしくは純粋回転性眼振	認められない	認められることがある
固視の影響	眼振ならびにめまいを抑制	抑制効果はない

（文献2より改変して転載）

表2 Weber試験とRinne試験による難聴の鑑別

Weber試験		
正常	伝音難聴	感音難聴
正中	患側へ偏位	健側に偏位
Rinne試験		
正常	伝音難聴	感音難聴
両側＋	患側で－	両側＋

（文献3より改変して転載）

1 眼振

急性期はまず対症療法を行い，ある程度症状がおちついてから施行します．末梢性と中枢性の鑑別については**表1**をご参照ください．

2 感覚の評価

めまいを起こす代表的な脳血管障害にWallenberg症候群がありますが，この場合，温痛覚は障害されますが触覚は保たれるという感覚解離を認めます．研修医の先生方が「感覚は問題なしです」と報告されるとき，触覚のみしか評価していない場面をときどき見受けますが，**Wallenberg症候群をピックアップするためには温痛覚も評価**しましょう．

3 聴力検査

詳しい精密検査は耳鼻科医にて評価となりますが，簡易聴力検査（指こすりあわせ・音叉）で難聴の有無を確認します．難聴があるようなら，Rinne試験・Weber試験を組み合わせて，難聴のタイプ（伝音性難聴か感音性難聴か）を評価します（**表2**）．感音性難聴の合併がある場合，突発性難聴・Ménière病が疑われ精査が必要になるので，翌日にも耳鼻科医に精査・評価を依頼します．

❹ 頭部CT検査・頭部MRI検査を行う基準は？

- 頭痛を訴えるときは，くも膜下出血を除外するために頭部CT検査が必要です．
- 神経学的所見を伴っているときは，脳血管障害などの中枢性めまいの可能性が高く，頭部単純CT検査が必要です．可能な施設であれば，緊急で頭部MRI検査を検討します．

入院の判断基準は？

　麻痺や感覚障害などの神経学的所見を伴っているときに入院とすることに異論はないでしょう．この場合，施設の状況にもよりますが，一般的には神経内科が担当となることが多いと思います．

　問題は，神経学的異常所見を認めず，頭部単純CT検査・血液検査・心電図などで異常所見が認められない場合ですが，ERで1〜2時間経過観察した後で必ず再評価をします．病歴聴取と診察で，新たな神経学的症状や所見が出現していないかどうか確認します．それで問題がなければ，立位や歩行ができるかどうか評価を行います．**立位も，小脳系に最も負荷のかかる（つまり感度の高い）片足立ちができるかどうかでまず評価します**．片足立ちが可能で，歩行もふらつきがなければ，自宅で経過観察が可能と考えられます．その際，翌日の耳鼻科外来受診をすすめます．なお，**高齢者の場合は，正常でも片足立ちではふらつくことがありますので，閉脚立ちの状態から足を前後に半歩ずらした姿勢**（semi-tandem strand）**でふらつきがないかチェックします．これが10秒間できればOK**でしょう[4]．

　神経学的に異常所見がなく画像検査に問題がないが，立位が不能，歩行時もふらつきが強い場合は，経過観察入院とします．また嘔吐などの症状が強い場合も経過観察入院とします．頭部MRI検査を緊急で施行できる施設では施行を検討します．

　なお，拡散強調MRIは中枢性めまいを疑ったときに有用な検査ですが，感度はそれほど高くなく（70〜80％程度），**MRIで異常がないからといって中枢性めまいを完全に否定できるわけではない**ということに十分注意する必要があります．

　ところで，一般外来と救急外来を受診しためまい患者で，疾患の頻度を調査した研究があります[5,6]が，これらによると一般外来では，末梢性（35〜55％）と心因性めまい（10〜25％）が多くを占め，脳卒中は5％，脳腫瘍は1％未満と稀でした[5]．これに対して救急外来では，耳性もしくは前庭系めまいが32.9％と最も多かったですが，心血管系が21.1％，呼吸器系が11.5％，神経疾患が11.2％もありました[6]．

　つまり救急外来では，一般外来を受診するめまいよりも，心血管系疾患や脳血管障害などのより危険度の高い疾患の検査前確率が高く，検査や入院の閾値を低くすることはやむをえないと考えます．

CASEでは…

　救急室にて経過観察したが，体動にてめまい・嘔吐が誘発され，立位をとれない状態であったため，経過観察入院とした．なお，当院では緊急頭部MRI検査（拡散強調画像・MRA）が施行できる環境であった．高血圧治療中の男性であり，脳卒中のリスクファクターを認めるため，この時点で頭部MRI検査（拡散強調画像のみ）と頭部MRA検査を施行したが，明らかな脳梗塞は認めなかった．

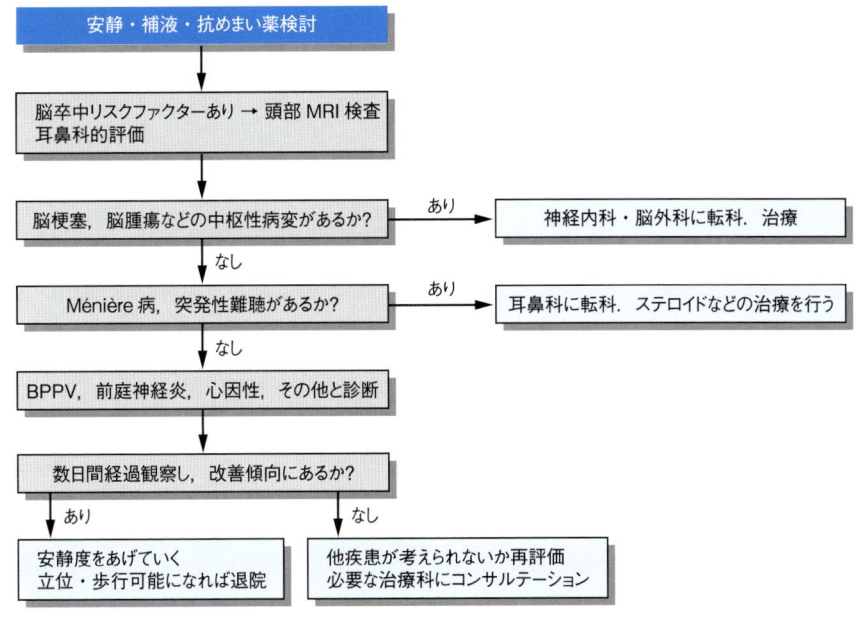

```
┌─────────────────────────────┐
│  安静・補液・抗めまい薬検討  │
└─────────────────────────────┘
              ↓
┌─────────────────────────────┐
│ 脳卒中リスクファクターあり → 頭部MRI検査 │
│ 耳鼻科的評価                │
└─────────────────────────────┘
              ↓
┌─────────────────────────────┐        あり    ┌──────────────────────────┐
│ 脳梗塞，脳腫瘍などの中枢性病変があるか？ │ ─────→ │ 神経内科・脳外科に転科．治療 │
└─────────────────────────────┘                └──────────────────────────┘
              ↓ なし
┌─────────────────────────────┐        あり    ┌──────────────────────────────────┐
│ Ménière病，突発性難聴があるか？        │ ─────→ │ 耳鼻科に転科．ステロイドなどの治療を行う │
└─────────────────────────────┘                └──────────────────────────────────┘
              ↓ なし
┌─────────────────────────────┐
│ BPPV，前庭神経炎，心因性，その他と診断 │
└─────────────────────────────┘
              ↓
┌─────────────────────────────┐
│ 数日間経過観察し，改善傾向にあるか？  │
└─────────────────────────────┘
        あり ↓         ↓ なし
┌──────────────────┐  ┌────────────────────────┐
│ 安静度をあげていく │  │ 他疾患が考えられないか再評価 │
│ 立位・歩行可能になれば退院 │  │ 必要な治療科にコンサルテーション │
└──────────────────┘  └────────────────────────┘
```

図3　入院でのめまい診療の流れ

入院治療計画を立案する

今まで述べてきたように，神経学的異常所見を認めず，頭部単純CT検査・血液検査・心電図で異常所見を認めないが，立位が不能，歩行にて通常よりもふらつきが強い，悪心・嘔吐やめまいの症状が強い場合は入院適応となります．このような患者を何科に振り分けるかは所属する施設によって異なると思います．また同じ施設でも日中と夜間，平日と休日では対応が若干異なるでしょう．ここでは，当直で対応した非専門医が主治医になると仮定して，どのように精査・治療計画を立てていくかを図3に基づいて述べます．

❶ 初期治療計画を立案，初期治療に対する効果判定，退院に向けて考えること

1 入院初日

急性期のめまいの治療はまず1～2日間の安静です．嘔吐のため経口摂取できないことが多いので，十分な補液（1,500～2,000 mL程度）を行います．嘔吐にはメトクロプラミド（プリンペラン®）などを適宜使用します．抗めまい薬を使用することもあります．

なお，突発性難聴やMénière病が疑われた場合に初日からステロイドを使用するかどうかについてですが，突発性難聴の予後不良因子として，年齢（61歳以上），発症1週間以後での治療，初診時聴力低下が高度である，めまいを有する，とあります．つまり，発症から1週間を超えての治療開始は予後を左右するわけですが，基本的には緊急性はないため，翌日耳鼻科専門医にて評価を行い，診断をつけたうえでの加療でよいということになります[3]．したがって，**入院初日に非専門医がステロイドを使用する必要は必ずしもない**と考えます．

2 入院2日目以降

　まず，高齢者・高血圧・糖尿病・脂質異常症・心房細動・心疾患などの心血管イベントの危険度が大きい場合や，めまいが改善しない場合は，早期に頭部MRI検査・頭部MRA検査にて脳梗塞・脳動脈の評価を行います．頭痛を伴っている場合は，特に椎骨脳底動脈解離にも注意します．急性期脳梗塞があれば，その治療になりますので，施設によっては神経内科に転科になることがあります．

　次に耳鼻科的な評価を耳鼻科医に依頼します．耳鼻科では耳鏡検査・純音聴力検査・頭位変換眼振検査などが行われ，診断が確定する場合があります．このなかで特に，突発性難聴・Ménière病と診断された場合は，ステロイド療法などの適応がありますので，耳鼻科医に治療を委ねた方がよいと考えます．最も頻度の多いBPPV，前庭神経炎，その他の前庭機能障害と診断がつく場合は，耳鼻科転科になることもありますが，施設によってはそのまま主治医が担当することもあります．心因性の要素がある場合は必要に応じて精神科・心療内科にコンサルトします．

　補液・抗めまい薬などにて治療を行い症状が軽快していけば，数日後には中枢性の代償を誘導する目的で歩行することが推奨されます．嘔吐がなくなれば，経口摂取も開始します．

　BPPV・前庭神経炎などの前庭系の疾患については中枢性の代償がはたらくため，通常は2～3日後に改善が認められるはずです．その時点でも改善傾向になければ，他の疾患を考慮したり，耳鼻科での再評価を依頼します．

　最終的に歩行が可能となり，経口摂取が可能となったら，退院となります．入院を機会に未治療の高血圧・糖尿病などの危険因子が発見されることがありますが，その場合は，かかりつけ医を紹介して，治療を行っていく必要があります．

❷ 緊急事態を発見・対処する

- 意識レベルの低下，片麻痺，感覚障害などが出現した場合，小脳梗塞で脳幹を圧迫している可能性があるので，気道確保やバイタルサインに注意しつつ，頭部CT検査の再検や可能であれば緊急頭部MRI検査を行います．その結果に応じて専門医（神経内科医や脳神経外科医）にコンサルトします．
- 片麻痺・痺れなどが出現してきた場合，脳梗塞の可能性があるので，頭部単純CT検査の再検や頭部MRI検査を行います．脳梗塞であれば病型に準じて治療を行います．

> **CASEでは…**
> 　入院後特に意識レベルの低下や脳神経学的所見の出現は認めなかった．入院3日目に耳鼻科専門医による診察があったがそのときには眼振は消失．末梢性めまいと考えられた．ADLも改善したため退院となる．高血圧については，かかりつけ医にひきつづきの治療を依頼した．

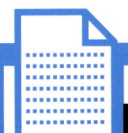

本疾患の入院指示書（例）

考えられうる診断名：**末梢性めまい**
（上記以外で考えられる診断名：脳血管障害，突発性難聴，心因性…）

| 入院の判断基準 | ・神経学的異常が認められる場合
・診察，検査で異常が認められなくともADLの低下が認められる場合 ||

入院後の留意事項	入院当日	入院翌日以降～
治療・処置（手術）	・1～2日間の安静	・症状が軽快すれば歩行を推奨 ・嘔吐がなくなれば経口摂取開始
検査	・脳神経学的所見があれば，緊急頭部MRI検討	・心血管イベントの危険度が大きい場合や，めまいが改善しない場合は，早期に頭部MRI・頭部MRA ・脳神経学的所見があれば，緊急頭部MRI検討
安静度・経口摂取	・症状が強いようなら，絶食，ベッド上安静	・症状が軽快すれば，経口摂取開始．安静度フリーとする
点滴・注射指示（例）	・十分な補液（1,500～2,000mL）程度 ・嘔吐にはメトクロプラミドなど適宜使用	・症状が軽快するまで左記を継続
内服処方（例）	・メリスロン®（メシル酸ベタヒスチン）3錠 分3（毎食後）などを考慮してもよい	・症状が軽快するまで左記を継続
コンサルトすべき科（タイミング）	・脳神経学的所見があれば，緊急頭部MRI施行．結果に応じて神経内科・脳神経外科へ	・入院翌日：耳鼻科にて耳鼻科的評価を行う ・入院翌日以降 　- 心因性の要素があれば精神科 ・心療内科へ 　- 脳神経学的所見があれば，緊急頭部MRI施行．結果に応じて神経内科・脳神経外科へ
説明・指導（例）	・症状軽快するまで入院．脳神経学的所見の出現があれば，脳血管障害について精査します	・症状が改善すれば，安静度をあげていきます
その他，特記事項	・非専門医が初日からステロイドを使用する必要は必ずしもない	・耳鼻科にて突発性難聴，Ménière病と診断されればステロイド療法などの適応

| 退院の判断と留意事項
平均2～3日目 | ・歩行・経口摂取が可能になれば退院
・入院により未治療のリスクファクターが発見された場合は，近医を紹介 |

さいごに

　Chicago Dizziness and Hearing（CDH）という private practice が運営しているめまい診療の情報源サイト（http://www.dizziness-and-balance.com/index.html）があります．情報量も豊富で，眼振の動画も各種あり非常に勉強になります．興味がある方はぜひアクセスしてみてください．

参考文献
1）野田和敬 他：めまい診断に有効な問診項目の検討．総合診療医学，12（1）：78，2007
2）Daroff, R. B. & Carlson, M. D.：SYNCOPE, FAINTNESS, DIZZINESSS, AND VERTIGO.「Harrison's Principles of Internal Medicine 16th edition」, pp126-133, McGraw-Hill Medical Publishing, New York, 2004
3）立松真理子：耳鼻咽喉科へのちょっとした質問．レジデントノート，9（11）：1644-1646，2008
4）生坂政臣：「めざせ！外来診療の達人―外来カンファレンスで学ぶ臨床推論」，pp83-100，日本医事新報社，2006
5）Hoffman, R. M. et al.：Evaluating dizziness. Am. J. Med., 107（5）：468-478, 1999
6）Newman-Toker, D. E. et al.：Spectrum of dizziness visits to US emergency departments：cross-sectional analysis from a nationally representative sample. Mayo. Clin. Proc., 83（11）：1297-1298, 2008

第2章 循環器疾患での入院から退院へのアプローチ

1 急性心不全
～重症度・病態に応じた治療戦略の立て方～

奥村貴裕

POINT

- ●「心不全」は臨床病態，必ずその原因を考えよ！！！
- ● 急性心不全の重症度・病態を把握しよう！！！
- ● 心不全治療薬の各特徴を理解し，治療戦略を立てよう！！！
- ● 血行動態・症状の改善とともに経口治療薬への移行を進める
- ● 急性心不全の急性期から予後の改善をめざした治療が望ましい

はじめに

　現在本邦の心不全患者は約100万人と推定されています．心不全はいろいろな心疾患の終末像ですが，高齢化社会の到来に伴い慢性心不全患者が増加し，食や生活スタイルの欧米化に伴い虚血性心疾患が増えている現代では，ますます急性心不全・慢性心不全の急性増悪による入院患者数は増加の一途を辿ると懸念されています．

　2000年に日本循環器学会により「急性心不全治療ガイドライン」が策定され，2006年にこれをup dateする形で改訂版ガイドラインが発表されました[1]．また2008年のEuropean Society of Cardiology（ESC）の心不全治療ガイドラインでは，急性期と慢性期を一連の流れとして捉えた治療方針が強調されています[2]．さらに2009年，ACCF/AHAの心不全ガイドラインがup dateされ，日米欧からのガイドラインが出揃ったことで，心不全管理の新たな潮流が生まれつつあります．

　これらのガイドラインに基づき，急性心不全および慢性心不全の急性増悪に対する治療戦略の立て方を考えてみましょう．なお，急性冠症候群（acute coronary syndrome：ACS）に伴う心不全増悪に関しては，虚血の解除が優先されることから，本項では割愛しました．ACSのガイドラインを参考にして下さい．

CASE 1

　86歳男性．陳旧性前壁心筋梗塞，糖尿病，慢性心不全にて外来通院中であった．1週間ほど前より労作時の息切れがひどくなり，夜も布団に入ると息苦しさを感じていた．昨夜就寝後より著しい呼吸苦が出現，ゼーゼーと苦しそうに呼吸をしているのを家人がみつけERへ救急搬送となった．心不全入院歴はない．

<服薬状況>
バイアスピリン®（100mg/錠）1錠/日，ラシックス®（20mg/錠）1錠/日，レニベース®（5mg/錠）1錠/日，アーチスト®（10mg/錠）1錠/日

<現症>
血圧 136/68 mmHg，脈拍 118/分，SpO$_2$ 98％（酸素リザーバーマスク 8L），体温 37.4℃，意識：清明，胸部：両側肺野に湿性ラ音，ごく軽度の収縮期雑音およびS3音聴取，下腿：軽度浮腫，四肢に軽度の冷感あり

<検査所見>
WBC 12,400/μL，好中球 78.6％，CRP 4.58mg/dL，BUN 28.6mg/dL，Cre 1.04mg/dL，Na 134mEq/L，K 4.8mEq/L，Cl 112mEq/L

心電図：陳旧性前壁梗塞所見，洞性頻脈

胸部X線写真（図1，2）：著しい心拡大（⟷），胸水貯留および肺野にうっ血像を認める（→）

心臓エコー検査：陳旧性前壁中隔心筋梗塞〔基部より心尖部まで広範囲に無収縮（akinesis），菲薄化および輝度上昇あり〕，LVEF 34％

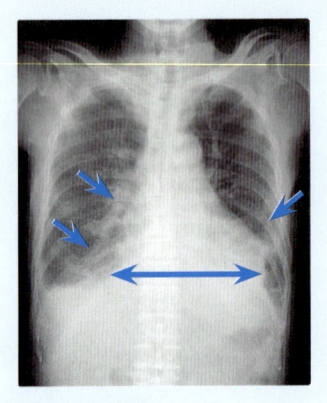

図1　入院時

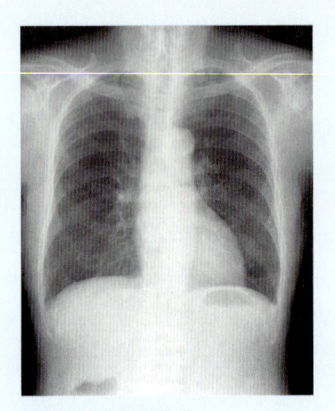

図2　外来通院時

　普段，外来通院されている陳旧性心筋梗塞（old myocardial infarction：OMI）の患者さんが呼吸困難を訴え来院されたケースです．発熱および軽度炎症反応上昇を認め，横になれず起坐呼吸の状態にありました．そのエピソードより1週間ほど前から夜間発作性呼吸困難（paroxysmal nocturnal dyspnea：PND）を呈していたと考えられました．OMIによる低心機能に加え，肺野のうっ血像を認め，"慢性心不全の急性増悪"との診断のもと入院治療となりました．

CASE 2

　29歳男性．特記すべき既往歴なし．特記すべき家族歴なし．1週間ほど前より，職場で階段をのぼる際の息切れの増悪を自覚していた．2～3日前より倦怠感が強くなったため，職場の同僚に勧められ，当院ERをwalk-inにて受診した．心不全の診断歴・入院歴はない．
　<服薬状況>　なし

<現症>
血圧 94/68mmHg，脈拍 108/分，SpO_2 99％（酸素経鼻カニュレ 2L），体温 36.4℃，意識清明，頸静脈怒張なし，胸部：両側下肺野に湿性ラ音聴取，Levine4/6度の収縮期雑音およびS3音聴取，下腿：浮腫を認めず

<検査所見>
WBC 7,400/μL，好中球 48.6％，Hb 11.2g/dL，CRP 0.46mg/dL，BUN 19.2mg/dL，Cre 0.82mg/dL，Na 130mEq/L，K 4.3mEq/L，Cl 108mEq/L，BNP 1,110pg/mL

心電図：洞性頻脈（112bpm）
胸部X線写真（図3）：両肺野に軽度うっ血像を認める．
心臓超音波検査（図4）：左室腔の著明な拡大，左室全周性壁運動低下〔全周性に壁菲薄化（→）〕，LVEF 26％，MR（moderate），TR（severe）

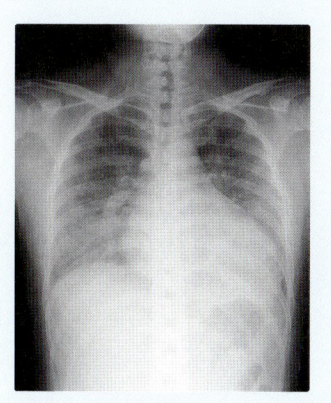

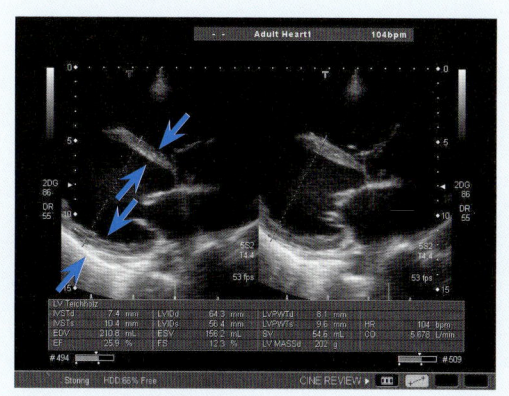

図3　入院時撮影　　　　図4　心臓超音波検査

　息切れおよび倦怠感を訴えERを受診された若年男性の症例です．肺うっ血像に加え，「左室壁がペラペラで収縮が悪い」という拡張型心筋症を疑う典型的な心臓超音波所見を認め，"拡張型心筋症に伴う急性心不全"と考え入院精査・治療となりました．

入院の判断基準は？ －無理して帰そうとするな！！！－

　心不全に限らず，救急外来では入院させるべきか帰宅させるべきか判断に迷うケースによく出会います．教科書やマニュアル本には**「急性左心不全では原則入院治療が必要である」**と書いてあります．

　確かにそのとおりです．「原則」というからには「例外」もあるわけで… 実際には，普段から外来通院などで診ている患者さんで，本人の入院同意が得られず，日常生活に大きな差し障りのない程度の心不全症状であれば，近日中の外来受診を予定して経口薬処方で帰宅となるケースもあります．しかし，多くの症例が一期一会となる救急外来担当医にとって，帰宅させるということはかなり勇気のいる判断でしょう…．救急外来では多少オーバートリアージとなっても，無理して帰宅させないことが大切です．

表1 急性心不全の6分類

① 急性非代償性心不全
② 高血圧性急性心不全
③ 急性心原性肺水腫
④ 心原性ショック
⑤ 高拍出性心不全
⑥ 急性右心不全

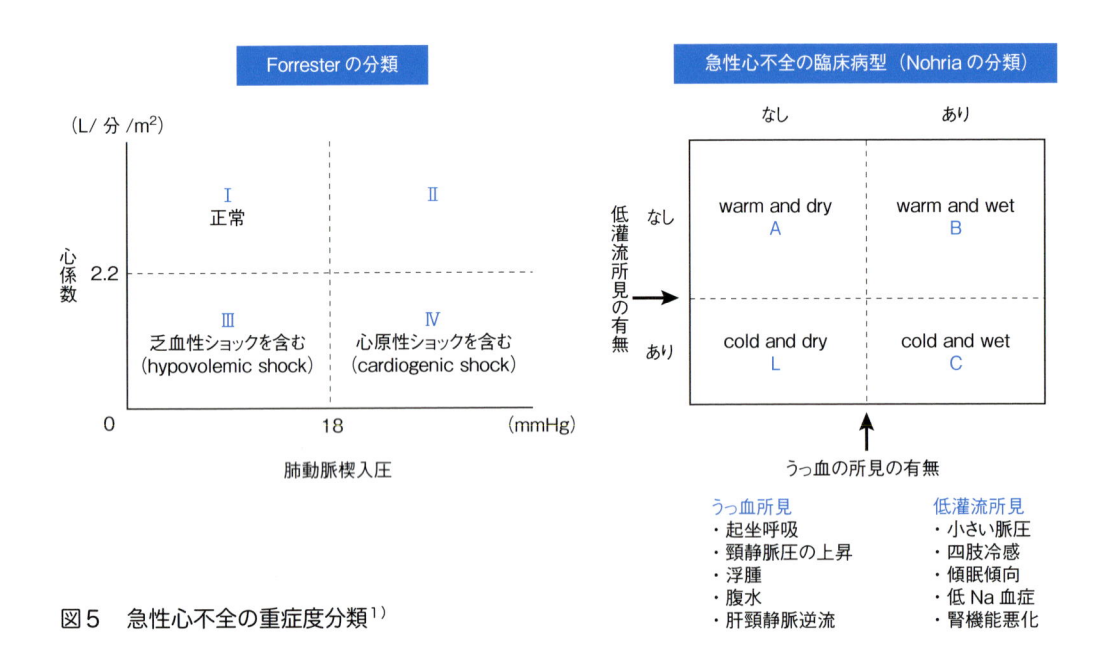

Forrester の分類

(L/分/m²)

心係数

I 正常
II
2.2
III 乏血性ショックを含む (hypovolemic shock)
IV 心原性ショックを含む (cardiogenic shock)

0   18   (mmHg)
肺動脈楔入圧

急性心不全の臨床病型（Nohria の分類）

低灌流所見の有無 なし／あり
うっ血の所見 なし／あり

- warm and dry　A
- warm and wet　B
- cold and dry　L
- cold and wet　C

うっ血所見
・起坐呼吸
・頸静脈圧の上昇
・浮腫
・腹水
・肝頸静脈逆流

低灌流所見
・小さい脈圧
・四肢冷感
・傾眠傾向
・低 Na 血症
・腎機能悪化

図5　急性心不全の重症度分類[1]

CASE 1 も CASE 2 も，呼吸苦や息切れ，倦怠感など強い自覚症状を訴えてERを受診しています．救急外来で行った簡易検査にて「急性心不全」あるいは「慢性心不全の急性増悪」が疑われ入院となりました．本人は苦しんで我慢した挙句にERを受診しており，自覚症状の軽減・安静のためにも，入院は妥当な判断と言えるでしょう．

入院治療計画を立案する

　日本循環器学会の改訂版ガイドラインでは急性心不全は6つに分類されており（表1），①〜③がその大半を占めます．また重症度の分類としては，従来の**心係数（cardiac index：CI）**と**肺動脈楔入圧（pulmonary capillary wedge pressure：PCWP）**に基づく**Forrester分類**，Killip分類に加え，**非侵襲的なNohriaの分類**[4]も採用されました（図5）．この分類は"2-minute hemodynamic assessment"ともいわれ，Swan-Ganzカテーテル評価を全例に行うことの弊害が指摘[5]されている現在では初期病態評価に有用なツールといえるでしょう．しかしながら，Nohria分類とForrester分類の各カテゴリは必ずしも一致せず，Nohria分類の「warm and wet（B）」「cold and wet（C）」「cold and dry（L）」の多くがForrester分類のサブセットIVに含まれることがわかっており[6]，その解釈には十分な注意を要します．

　最近，急性心不全の病態を迅速かつ簡便に評価するという観点から"Clinical Scinarios

表2 クリニカルシナリオからみた急性心不全の臨床病態と治療方針

クリニカル シナリオ	収縮期血圧（SBP）(mmHg)	臨床病態	臨床的特徴	治療方針
CS1	SBP＞140	血管系機能障害 afterload mismach, central volume shift	急速に症状出現 肺うっ血・肺水腫が強い LVEDPの急速な上昇	血管拡張薬 硝酸薬
CS2	140≧SBP≧100	腎機能障害 volume overload	緩やかな症状出現 全身浮腫が強い 貧血，低アルブミン血症，CKDの合併	利尿薬
CS3	100＞SBP	心血管系機能障害 hypoperfusion	組織低灌流，ショック	強心薬 PDE Ⅲ阻害薬

CS4：急性冠症候群 ➡ ACSのガイドラインに基づく治療
CS5：右心不全
LVEDP：左室拡張末期圧
CKD：慢性腎臓病

表3 急性心不全の救急治療[1]

クラスⅠ
・酸素投与：レベルC ・硝酸薬（舌下・スプレー・静注）：レベルB ・フロセミド静注：レベルB ・心原性ショックでのカテコラミンの静脈内投与：レベルC ・気管挿管による人工呼吸管理：レベルC ・高血圧緊急症の場合のニトログリセリン，ニトロプルシドの点滴静注：レベルB
クラスⅡa
・非侵襲的陽圧換気（non-invasive positive pressure ventilation：NPPV）：レベルA ・高血圧緊急症の場合のニカルジピンの点滴静注（0.5～2.0μg/kg/分）：レベルC

クラス分類
クラスⅠ ：手技，治療が有効，有用であるというエビデンスがあるか，あるいは見解が広く一致している
クラスⅡ ：手技，治療の有効性，有用性に関するエビデンスあるいは見解が一致していない
　Ⅱa：エビデンス，見解から有用，有効である可能性が高い
　Ⅱb：エビデンス，見解から有用性，有効性がそれほど確立されていない
クラスⅢ ：手技，治療が有効，有用でなく，ときに有害であるとのエビデンスがあるか，あるいはそのような否定的見解が広く一致している

エビデンスレベル
レベルA：複数の無作為介入臨床試験または，メタ解析で実証されたもの
レベルB：単一の無作為介入臨床試験または，大規模な無作為介入でない臨床試験で実証されたもの
レベルC：専門家および/または，小規模臨床試験（後向き試験および登録を含む）で意見が一致したもの

（CS：クリニカルシナリオ）"という考え方が提唱されました[6]．表2のように来院時の収縮期血圧に基づいて5つのカテゴリに分類することで，すばやく急性心不全の病態を把握し，治療方針決定に役立てようというものです．同様の考え方は，臨床的簡便性に富むことから，最新のESCの心不全治療ガイドラインにも踏襲されており，今後の幅広い普及が予想されます[2]．

　日本循環器学会が推奨するERで行うべき急性心不全の救急治療を表3に示します．他のガイドラインでもおおむね同様の事項が推奨されており，いずれも超急性期を乗り切ることを目的としたものです．**まずこれらの緊急処置を行う！**そしてここからが本題… 改善を待つ間にアタマをフル回転させましょう！！！ 上記のいろいろな指標を組合わせ，**急性心不全の「重**

表4 心不全治療薬の特徴[1]

利尿薬	即効性に富むが，腎機能障害例では高用量が必要．1回静注投与で満足な利尿効果が得られない場合には，持続静注を考慮する
血管拡張薬	ニトログリセリンや硝酸イソソルビド（ISDN）の舌下，スプレーおよび静注投与が，急性心不全や慢性心不全急性増悪時の肺うっ血の軽減に有効．早期（16〜24時間）から耐性が発現しやすいので注意
PDE Ⅲ阻害薬	β受容体を介さずに作用するのでカテコラミン抵抗状態にも有効．血管拡張作用と強心作用を併せもつ
昇圧薬	血圧低下および末梢循環不全に対して，循環血液量の補正にも抵抗性の場合に適応． 心筋酸素需要を増大し，心筋Ca負荷を誘導するので，不整脈，心筋虚血，心筋傷害などを生じることがあり，病態に応じた適応，薬剤の選択，投与量，投与期間に十分注意を払うべき
カルペリチド	血管拡張作用，Na利尿効果，レニンやアルドステロン合成抑制作用などにより減負荷効果を発現．生理的な利尿作用．肺毛細管圧を低下し心拍出量を増加するが心拍数は増加しない． 副作用としての投与開始初期の血圧低下に注意．重篤な低血圧，心原性ショック，急性右室梗塞症例，脱水症では禁忌

症度」および「臨床病態」を把握するのです．そして理論的な入院後の治療戦略を立てるのです！！！

❶ 初期（急性期）治療計画を立案する

多くの医師は，「急性心不全 → うっ血 → 利尿薬の投与」と短絡的に考えてしまいがちですが，これは大きな間違い！！！ 前述のクリニカルシナリオで考えたとき，急性心不全症候群（acute heart failure syndrome：AHFS）にはCS 1〜5に代表されるような5つの病態があり，治療方針もこれによって大きく異なるのです．

CS 1のタイプは，急激な血液分布異常から前負荷の増大が起こり（central volume shift），**左室拡張末期圧（LVEDP）の急速な上昇**から，強い肺うっ血・肺水腫をきたします．血圧は180〜200 mmHgにも上るような異常高値を呈することも多く，急激な症状発現が特徴です．血液量の分布異常が原因のため，血管拡張薬を用いて，静脈系の容量血管を開いてあげましょう．

CS 2のタイプは，緩やかに全身性の浮腫を呈するのが特徴で，**体液量過剰**がその原因とされます．それゆえ，利尿薬を用いた血管内の水分コントロールを治療戦略とします．ACCF/AHAのガイドラインでも，明らかな容量過負荷を認める際の利尿薬使用が推奨されています[3]．

CS 3のタイプは，いわゆる低拍出症候群（Low Output Syndrome：LOS）の状態です．血圧は低く，心原性ショック症状を呈するため，強心薬・カテコラミン類を用いて心臓を叩いてあげることが必要となります．

このように，「急性心不全＝利尿薬」一辺倒の時代は過ぎ，**臨床病態に応じた治療戦略を練る必要がある**のです．

具体的にどの薬剤をどれくらいの量で開始するか，Swan-Ganzカテーテルや中心静脈管理は必要か，非侵襲的陽圧換気（NPPV）や気管内挿管による人工呼吸管理，IABP・PCPSといったメカニカルサポートは必要かなど考慮すべき選択肢は非常に多岐にわたります．

薬剤の選択・使用に関しては，それぞれのクスリの特徴を知識としてもっていなければいけません．各薬剤群の評価とその特徴を表4に列挙しましたが，その種類は数多いうえ，その病院・病棟ごとに独自の希釈法が決められていることも多く，使用に関しては治療薬マニュアルなどを参考に設定して下さい．

1 CASE 1 での対応

CASE 1 は陳旧性心筋梗塞による慢性心不全の急性増悪をきたしたケースです．血圧・脈圧は保たれていましたが，四肢に軽度の冷感を認め，心収縮能も低下していたことより，Nohria分類では「warm and wet（B）および cold and wet（C）の境界域」と判断しました．またクリニカルシナリオでは「CS 2」と考えられました．そこで，図5および表2〜4を参考に，フロセミド（ラシックス®）および硝酸イソソルビド（ニトロール®）を中心に，カルペリチド（ハンプ®），ドパミン（イノバン®），ドブタミン（ドブトレックス®）の少量併用を選択しました．また，増悪因子としての気道感染に対し早期より抗生物質を併用しました．なお，種々のガイドラインでも服用中のβ遮断薬は急性増悪時でも血行動態が不安定にならない限り，**継続する**ことが推奨されているため[1〜3]，服用中のβ遮断薬は減量し継続することとしました．また，冠血管疾患の既往があり，虚血の関与は必ずしも否定できないことから，PDE Ⅲ阻害薬の使用は控えました．

【CASE 1 の治療開始時】

- 静注用ラシックス®　　　20 mg/回（1日2回）
- 0.05％静注用ニトロール®　4 mL/時で開始（シリンジポンプで）
- ハンプ®　　　　　　　　2,000 μg を蒸留水 40 mL に溶解し 4 mL/時で開始（約0.05 γ 相当）（シリンジポンプで）
- イノバン®　　　　　　　100 mg（5 mL/A）を5％ブドウ糖液 100 mL に溶解し，5 mL/時で開始（約1.5 γ 相当）（ボトル滴下）
- ドブトレックス®　　　　100 mg（5 mL/A）を5％ブドウ糖液 100 mL に溶解し，5 mL/時で開始（約1.5 γ 相当）（ボトル滴下）

（※アーチスト®は5 mg/日へ減量するも内服継続とした）

2 CASE 2 での対応

CASE 2 は拡張型心筋症を疑う超低心機能から心不全を新規発症したケースです．Nohria分類では「cold and wet（C）」，クリニカルシナリオは「CS 3」と考えられました．フロセミド（ラシックス®）およびカルペリチド（ハンプ®），ミルリノン（ミルリーラ®），ドブタミン（ドブトレックス®）を選択しました．また Swan-Ganz カテーテルの適応と判断し Forrester Ⅳ群であることが確認されました（CI 1.8 L/分/m^2，PCWP 36 mmHg，肺動脈圧 55 mmHg）．本症例のように，①虚血の関与しない，②心拍出量の低下した，③僧帽弁閉鎖不全に伴う二次性肺高血圧例は，少量のドブタミンおよびミルリノンの強心作用に加え，ミルリノンの血管拡張作用で負荷軽減を期待する，いわゆる「ドブミル併用療法」のよい適応と考えられます[8]．

【CASE 2 の治療開始時】

- 静注用ラシックス®　　　20 mg/回（1日2回）
- ハンプ®　　　　　　　　2,000 μg を蒸留水 40 mL に溶解し 2 mL/時で開始（約0.02 γ 相当）（シリンジポンプで）
- ミルリーラ®　　　　　　10 mg（10 mL/A）を5％ブドウ糖液 40 mL に溶解し，3 mL/時で開始（約0.13 γ 相当）（シリンジポンプで）
- ドブトレックス®　　　　100 mg（5 mL/A）を5％ブドウ糖液 100 mL に溶解し，6 mL/時で開始（約1.3 γ 相当）（ボトル滴下）

❷ 緊急事態を発見・対処する

　　　心不全治療薬を使用しても必ずしもよい結果が得られるとは限りません．クスリだけ投与して，のほほんといい気になっていてはいけないのだ．まずは**患者さんのもとへ足繁く通う**こと，呼吸状態は大丈夫か？　時間単位での尿量はしっかりと出ているか？　血圧は下がっていないか？　など入院後の変化を把握することが大切です．心不全は死に至る病気だということを肝に銘じましょう！！！

　　　尿道バルーンの中に，うすーい色の希釈尿が大量に出ていればおおむね作戦成功です．水分のin/outバランスを経時的にフォローしておきましょう．

　　　利尿薬やカルペリチド（ハンプ®），ミルリノン（ミルリーラ®）などを使用し，気づいたら血圧が下がってしまっていることがあります．当然有効な腎血流は得られず利尿も期待できなくなります．このようなときには初期戦略の変更を余儀なくされ，再度血行動態の改善をめざして治療戦略を立て直す必要があります．

❸ 初期治療に対する効果を判定する

　　　前述のように薬を出しっぱなしではダメなわけで，最初に立てた戦略が治療に有効かどうかを逐次判断しなければいけません．

　　　患者さんの自覚症状は改善傾向にあるか？　水分in/outバランスはどうか？　CVP（central venous pressure：中心静脈圧）は改善傾向にあるか？　下大静脈径はどうか？　PCWPはどうか？　COやCIは？　X線写真上のうっ血像はどうか？　など参考になる所見や指標は数多くあります．これらを総合的に検討し，現在の治療が十分なものかどうかチェックします．悪化傾向にあるようなら，治療戦略の立て直しを図り，メカニカルサポートなどの検討も必要となるかもしれません．

　　　重症度や病態にもよりますが，当院ではERからの入院直後，数時間後に十分な利尿効果が得られているかを判断し，翌朝胸部X線写真にて肺うっ血像が改善傾向にあるか確認することが多いです．

　　　血行動態が安定してきており各所見も改善傾向にあるようなら週2回程度のX線撮影へと間隔を延ばし，早期離床をめざしてできる限り安静制限を緩めていきます．これに伴い点滴治療薬の減量を進めます．なお，硝酸薬のように耐性ができやすいものは長くダラダラと使用してはいけません．

　　　体内の水分貯留の程度を非侵襲的かつ簡便に評価するよい方法があります．それは，毎日の体重チェックです．これは，入院中の医療者側からの一方的な管理に留まらず，患者さん自身が自分の適正体重と水分の貯留状態を知ることで，外来での心不全の自己管理にも役立てることができます．入院中から体重測定の重要性を教育し，習慣化しておくことをお勧めします．

　　　しかしこれらはあくまで目安であり，ガイドライン上もいつに何をチェックしなさいという全症例に一般化できるような勧告はいまだ確立されていません．

　　　 CASE 1 では，初期治療で選択した薬剤投与にて，入院数時間で1,200mL程度の希釈尿を認め，呼吸苦もまもなく改善，臥床および睡眠ができるようになりました．

　　　 CASE 2 では，1日2,000mL程度の尿量を確保できるも，ベッドサイドでの軽労作での息切れはなかなか改善なく，胸部X線写真上のうっ血像も芳しい改善が得られませんでした．このため，利尿薬（ラシックス®）を持続点滴とし増量しました．普段よりかなりの時間を要し

表5 急性心不全から慢性期への移行[1]

クラスⅡb
・急性心不全の比較的早期からACE阻害薬（使用できない場合はARB）を少量から開始し，漸増する：レベルC
・収縮不全による心不全の場合はうっ血所見がなくなればβ遮断薬を導入する：レベルC

ましたが，各種薬剤の使用量をこまめに調節し，当初55mmHg程度あった肺動脈圧も35mmHg程度へと改善しました．胸部X線写真上の肺うっ血像および自覚症状もこれに伴い改善を得ました．

❹ 退院に向けて考えること

上記のように，治療戦略が功を奏し血行動態および肺うっ血症状の改善が得られれば，慢性期への移行を進めていくこととなります．すなわち，点滴治療薬の減量を図り二次予防のための治療を導入していくと同時に，日常生活への復帰をめざし安静制限を緩め，心臓リハビリテーションの導入を検討します．

ACE阻害薬やβ遮断薬は慢性心不全の予後を改善することは広く知られており，**急性心不全の急性期より予後の改善を考慮に入れた治療を計画していくのが望ましい**と言えるでしょう．

経口の慢性心不全治療薬を急性心不全治療のどの時期から開始すればよいのか一定の指針は得られていませんが，「比較的早期」にACE阻害薬を導入するのが一般的です（**表5**）．最近はACE阻害薬の代わりにARBを導入する施設も多く，心不全の原因疾患によりスタチンや抗血小板薬が導入となることもあります．

退院後の水分過剰摂取は心不全惹起の原因となりうるため，塩分制限やコレステロール管理を中心とした食事指導を行います．怠薬しないよう服薬指導し，毎日体重チェックをするよう促します．また，日常生活活動度はどれくらいが適切か，増悪症状はどのようなものか，包括的な書面での患者教育が推奨されます[3]．

当院では，血行動態が安定し退院が近くなった頃に可能な限り右心系カテーテル検査および冠動脈造影を施行しています．これにより，虚血性心疾患のチェックおよび安定時血行動態の評価が可能となります．

CASE 1では，点滴治療薬の減量から容易に利尿薬，β遮断薬，ACE阻害薬，抗血小板薬再開へ移行可能でありました．なお，β遮断薬は陰性変力作用を持つため，低心機能患者には心不全症状の悪化に注意しながら少量より漸増していくことが推奨されています[3]．本例でも漸増を行いカルベジロール（アーチスト®）を再び10 mg/日まで増量しました．

CASE 2では，カルペリチド（ハンプ®）投与に加えミルリノン（ミルリーラ®）点滴にて陽性変力効果を得ている間にβ遮断薬〔カルベジロール（アーチスト®）10 mg/日〕を漸増導入しました．PDEⅢ阻害薬がβ受容体を介さない機序で作用することをうまく利用した治療テクニックで，β遮断薬の導入に難渋するケースで多用されつつあります．この方法により，かなりの低心機能でしたがβ遮断薬の導入が可能となりました．

表6に急性心不全患者の退院基準，図6に急性心不全初期診療のアウトラインをまとめておきます．

本疾患の入院指示書（例）

考えられうる診断名：**急性心不全・慢性心不全の急性増悪**
（上記以外で考えられる診断名：原疾患としての陳旧性心筋梗塞，拡張型心筋症など．増悪因子としての感染の関与，新たな冠虚血の関与，内服コンプライアンスの低下など）

入院の判断基準	・原則，入院管理とする ・呼吸困難などの自覚症状が強い場合 ・夜間および休日の受診，独居など，その後の症状悪化に対処困難と予想される場合

入院後の留意事項	超急性期（ER）	急性期 （ICU，CCU，病棟）～	入院翌日以降～退院まで
治療・処置（手術）	・バイタルサインの確認 ・酸素投与 ・気道管理（NPPV，気管挿管） ・病態に応じて，硝酸薬スプレー，利尿薬の投与を考慮し，迅速に呼吸困難の軽減を図る ・尿道バルーンの留置	・バイタルサインの経時的評価 ・酸素投与・気道管理の継続 ・必要に応じて肺動脈カテーテルの留置 ・血管拡張薬（硝酸薬），利尿薬，カテコラミン，PDE Ⅲ阻害薬，カルペリチドなど，治療戦略の検討（本文参照）	・ACE阻害薬あるいはARBの導入 ・β遮断薬の導入 ・利尿薬導入の考慮 ・酸素療法導入の考慮（在宅酸素，CPAP，ASVなど） ・原疾患により，冠血行再建（PCI）や外科手術（CABG，弁置換術，左室減容術）など
検査	・胸部X線写真 ・12誘導ECG ・血液ガス ・採血（CK-MB，トロポニンを含む．診断がはっきりしない場合はBNPあるいはNT-proBNP）	・採血（特に電解質異常に注意） ・胸部X線写真 ・心臓超音波検査 ・必要に応じて，右心系カテーテル検査（Swan-Ganz）	・心臓超音波検査 ・冠動脈造影 ・心臓カテーテル検査 ・心筋シンチグラフィ（Tl，MIBG，BMIPPなど） ・心肺運動負荷試験による運動耐容能の評価 ・BNPまたはNT-proBNPの測定（外来でのBNPガイド心不全治療に向けて）
安静度・経口摂取	・ベッド上安静（坐位の方が呼吸がラクなケースも多い） ・原則として絶飲食	・徐々に安静度アップ ・症状の改善に応じて水分摂取量のアップ	・心臓リハビリテーション基準に準じる ・病態に応じ，800～1,200 mL/日程度の水分摂取へ
点滴・注射指示	・病態に応じて，利尿薬，血管拡張薬の静注	・500～1000 mL/日の輸液 ・治療戦略に応じて，血管拡張薬（硝酸薬），利尿薬，カテコラミン，PDE Ⅲ阻害薬，カルペリチドなど	（点滴管理からの離脱）

内服処方	(服薬状況の確認)	・ACE阻害薬，β遮断薬〜服薬中の患者では，可能な限り継続服用とする ・利尿薬	・ACE阻害薬，β遮断薬 ・利尿薬 ・必要に応じて抗血小板薬，経口強心薬，スタチンなども考慮
コンサルトすべき科（タイミング）	循環器内科（直ちに）	・心臓リハビリテーション部	・必要に応じて心臓外科
説明・指導		・包括的心臓リハビリテーションの導入	・慢性心不全の一般的経過の説明，原疾患からみた患者ごとの個別的病態の説明 ・正しい服薬継続の重要性を指導 ・食事指導（塩分および適切な水分摂取量） ・適切な日常生活活動度（推奨される運動強度の指導） ・心不全増悪時の具体的症状の教育
その他，特記事項	・メカニカルサポートが必要な場合は，時期を逸することなく，IABPやPCPS導入に踏み切る ・冠虚血に伴う心不全症状の増悪は冠動脈造影 ・PCIのタイミングを併せて考慮する	・経時的な尿量測定	・毎日の体重測定

退院の判断と留意事項 平均14〜28日	・自覚症状の軽減が得られれば退院可能 ・心不全の原因となる原疾患の病態把握を退院前に行っておく ・再増悪を予防するために，退院後の日常生活で気をつけるべきポイントを，本人・家族に十分教育しておく必要あり

表6 急性心不全患者の退院基準[1]

① 目標体重の達成
② 目標血圧の達成
③ 日常労作時の息切れやめまいがない
④ 経口治療薬追加・変更後少なくとも24時間以上状態が安定している
⑤ 静注用治療薬中止後，少なくとも48時間以上状態が安定している
⑥ 明らかな脱水がない
⑦ 腎機能が安定しているか，もしくは改善に向かっている

```
┌─────────────────────────────────────────────────────────────────┐
│                     ER 入室時の処置                              │
│ ・非侵襲的モニタリング（SpO₂，血圧，モニター心電図，体温）        │
│ ・酸素投与                                                       │
│ ・適応があれば非侵襲的気道管理（NIV）                            │
│ ・身体所見                                                       │
│ ・血液検査（電解質，CK-MB，トロポニン，血液ガス，診断がはっきりしないときは BNP あるいは NT-proBNP） │
│ ・12 誘導 ECG                                                    │
│ ・胸部 X 線写真                                                  │
└─────────────────────────────────────────────────────────────────┘
                              ↓
┌─────────────────────────────────────────────────────────────────┐
│                          治療                                    │
│ CS1（SBP＞140 mmHg）：NIV と硝酸薬，稀だが体液過剰があれば利尿薬  │
│ CS2（SBP 100～140 mmHg）：NIV と硝酸薬，体液過剰があれば利尿薬   │
│ CS3（SBP＜100 mmHg）：体液過剰がない場合は輸液，強心薬，SBP 100 mmHg まで達せず循環不全が持続する │
│                        場合は肺動脈カテーテルを挿入し血管収縮薬を考慮 │
│ CS4（ACS）：NIV と硝酸薬，ACS ガイドラインに準じてアスピリン，ヘパリン投与および PCI を考慮，必要により IABP │
│ CS5（右心不全）：SBP＞90 mmHg であれば輸液負荷は避ける，SBP＞90 mmHg で体液過剰があれば利尿薬， │
│                  SBP＜90 mmHg であれば強心薬，SBP 100 mmHg まで達しない場合は血管収縮薬を考慮 │
└─────────────────────────────────────────────────────────────────┘
                              ↓
                    ┌──────────────────────┐
                    │       治療目標        │
                    │ ・呼吸困難の軽減      │
                    │ ・心拍数の低下        │
                    │ ・尿量＞0.5 mL/kg/分  │
                    │ ・適正な血圧維持      │
                    │ ・適正な臓器血流の維持│
                    └──────────────────────┘
```

図6　急性心不全初期診療のアウトライン
文献6 より改変して転載

さいごに

　本項では，急性心不全の治療（薬物治療を中心に）について概説しました．理論的な薬剤選択の考え方に重点を置きましたが，**ガイドラインはあくまで原則ルールであり，実際はどの切り札をどのタイミングで切るかは臨床経験から学んでいく**ことが多いです．

　実際の臨床では，CS 4 に分類されるような PCI（percutaneous coronary intervention：経皮的冠動脈インターベンション）などの血行再建を早期に要する症例やIABP，PCPSといったメカニカルサポートが必要なケース，人工呼吸器管理を要する症例にも多々遭遇します．また心臓再同期療法（cardiac resynchronization therapy：CRT）や心臓移植，再生医療などの最新高度医療を行っている施設もあります．

　眼前で苦しんでおられる患者さんに迅速かつ冷静的確な対応ができるように，われわれも常に研鑽していきたいものです．

参考文献
1)「急性心不全治療ガイドライン（2006 年改訂版）〔循環器病の診断と治療に関するガイドライン（2004-2005 年度合同研究班報告）〕」（日本循環器学会）
   http://www.j-circ.or.jp/guideline/pdf/JCS2006_maruyama_h.pdf
   ↑日本循環器学会のホームページからPDFファイルで無料ダウンロードできます．ご丁寧なことにダイジェスト版まで用意されていて完読可能なので，一読をおススメします．
2) Dickstein, K. et al. ESC Guidelines for the diagnosis and treatment of acute and chronic heart failure 2008: the Task Force for the Diagnosis and Treatment of Acute and Chronic Heart Failure 2008 of the European Society of Cardiology. Developed in collaboration with the Heart Failure Association of the ESC (HFA) and endorsed by the European Society of Intensive Care Medicine (ESICM). Eur. Heart J. 29: 2388-2442, 2008

3) Mariell, J. et al.: 2009 Focused Update Update: ACCF/AHA Guidelnes for the Diagnosis and Management of Heart Failure in Adults, A Report of the American College of Cardiology Foundation/American Heart Association Task Force on Practice Guidelines. Circulation, 119: 1977-2016, 2009
4) Nohria, A. et al. Clinical assessment identifies hemodynamic profiles that predict outcomes in patients admitted with heart failure. J. Am. Coll. Cardiol., 41: 1797-1804, 2003
　↑必読文献！最近の急性心不全の教科書には必ず引用されています．心不全のnon-invasiveな評価を記載した革命的文献．
5) Binanay, C. et al.: Evaluation study of congestive heart failure and pulmonary artery catheterization effectiveness: the ESCAPE trial. JAMA, 294: 1625-1633, 2005
6) Nohria, A. et al.: Evaluation and monitoring of patients with acute heart failure syndromes. Am. J. Cardiol., 96: 32G-40G, 2005
7) Mabazaa, A. et al.: Practical recommendations for prehospital and early in-hospital management of patients presenting with acute heart failure syndromes. Crit. Care. Med., 36: S129-139, 2008
　↑必読文献！ER受診時の収縮期血圧から病態・治療方針を決定する方法を伝授．
8) 安村良男：急性心不全の治療．「心不全診療skill upマニュアル（北風政史 編）」, pp47, 羊土社, 2008

おすすめ書籍

1) 佐々木達哉：「心不全診療・管理のテクニック（第3版）」, 医薬ジャーナル社, 2008
　↑心不全診療に関するハンディなマニュアル本．非常に実践的であるが内容はかなり濃く，教科書的な基本事項は既知のこととして割愛してあります．3年目以降の内科医，循環器医のさらなる飛躍に！！
2) 北風政史，安村良男：「50症例から学ぶ心不全」, ライフサイエンス出版, 2005
　↑国立循環器病センター陣による執筆．さまざまな症例にどのように対処したかがまとめてあり，よく似た症例を受け持つ際に参考になります．
3) :「心不全診療skill upマニュアル」（北風政史 編）, 羊土社, 2008
　↑血行力学・分子心不全学の基礎に始まり，心臓移植・未来医療まで，心不全分野を幅広くカバーする包括的教科書．心不全学に興味を持ちはじめた若手循環器医に最適！
4) :「重症心不全の予防と治療」（北風政史 編著）, 中外医学社, 2009
　↑治療に難渋する重症心不全にスポットライトをあてた書籍．500頁超の超大作ですが，字も大きく，比較的簡単に読み進められます．心不全医のマニア心をくすぐる一冊．

第2章 循環器疾患での入院から退院へのアプローチ

2 ACS
～初期治療として保存的治療を選択した場合～

森 英樹

POINT

- ACSを疑ったら短期リスクの評価を行い，死亡や非致死的心筋梗塞などの発症リスクを把握する
- 短期リスク分類に基づき，その重症度に応じて初期治療，モニタリング方針を決定する
- 緊急にて冠動脈造影および侵襲的治療が必要と判断される病状を理解する

はじめに

　ACS（acute coronary syndrome：急性冠症候群）とは冠動脈粥腫破綻，血栓形成を基盤として急性心筋虚血を呈する臨床症候群を指します．このうちST上昇を伴う心筋梗塞（ST-elevation myocardial infarction：STEMI）では責任血管は通常閉塞しており，貫壁性梗塞がまさに進行している状態と考えられるため，より早期の再灌流療法が死亡率を低下させます．一方でST上昇を伴わない心筋梗塞（non-ST-elevation myocardial infarction：NSTEMI）では自然再灌流が得られていることも多く，初期の薬物療法にもしばしば反応がみられるため，STEMIとは対応が異なってきます．

　本項ではACSのうち特にNSTEMIについて，ACC/AHAおよび日本循環器学会ガイドラインを基に治療戦略を考えてみます．

CASE

症　例：67歳，男性
主　訴：胸重感
病　歴：3週間前より，午前中に布団干しや坂を昇る，食事摂取などの負荷にて，5分ほど続く左前胸部の胸重感を自覚．午後および夜間には同様の症状は認めなかった．当初は数日に1度の症状であったが，次第に頻度が増加．数日前よりは連日の症状となり，受診当日の朝にも胸重感を認めたため当院を受診した．なお来院時点では，有意な自覚症状は認めず．
既往歴：脂質異常症（＋）；リバロ®内服中，高血圧 / 糖尿病（－）
嗜　好：タバコ 20本 / 日 × 20年（30年前に禁煙），アルコール ビール1缶 / 日程度

家族歴：母親がペースメーカー心（基礎疾患不明）
身体所見：身長 164cm，体重 62kg，血圧 125/70mmHg，心拍数 70/分 整，眼球結膜 貧血/黄疸（－），過剰心音/心雑音（－），肺音 清，頸動脈雑音（－），両橈骨/足背動脈 触知良好，浮腫（－）
血液検査所見：WBC 4,700/μL, RBC 433万/μL, Hb 13.4g/dL, Ht 41.1%, Plt 19.9万/μL, AST 20IU/L, ALT 24IU/L, LDH 179IU/L, CPK 185IU/L, BUN 23mg/dL, Cr 0.9mg/dL, Na 141mEq/L, K 4.7mEq/L, CL 105mEq/L, CRP 0.0mg/dL, トロポニンT定性（－），TC 186mg/dL, HDL 63mg/dL, TG 77mg/dL, LDL 108mg/dL
胸部X線写真：CTR 45％，CPA sharp，有意所見なし
心電図（図1）：HR 74/分 洞調律，最大で0.2mVの陰性T波（aV$_L$/V1～4）（→），陰性U波（V4）（→）

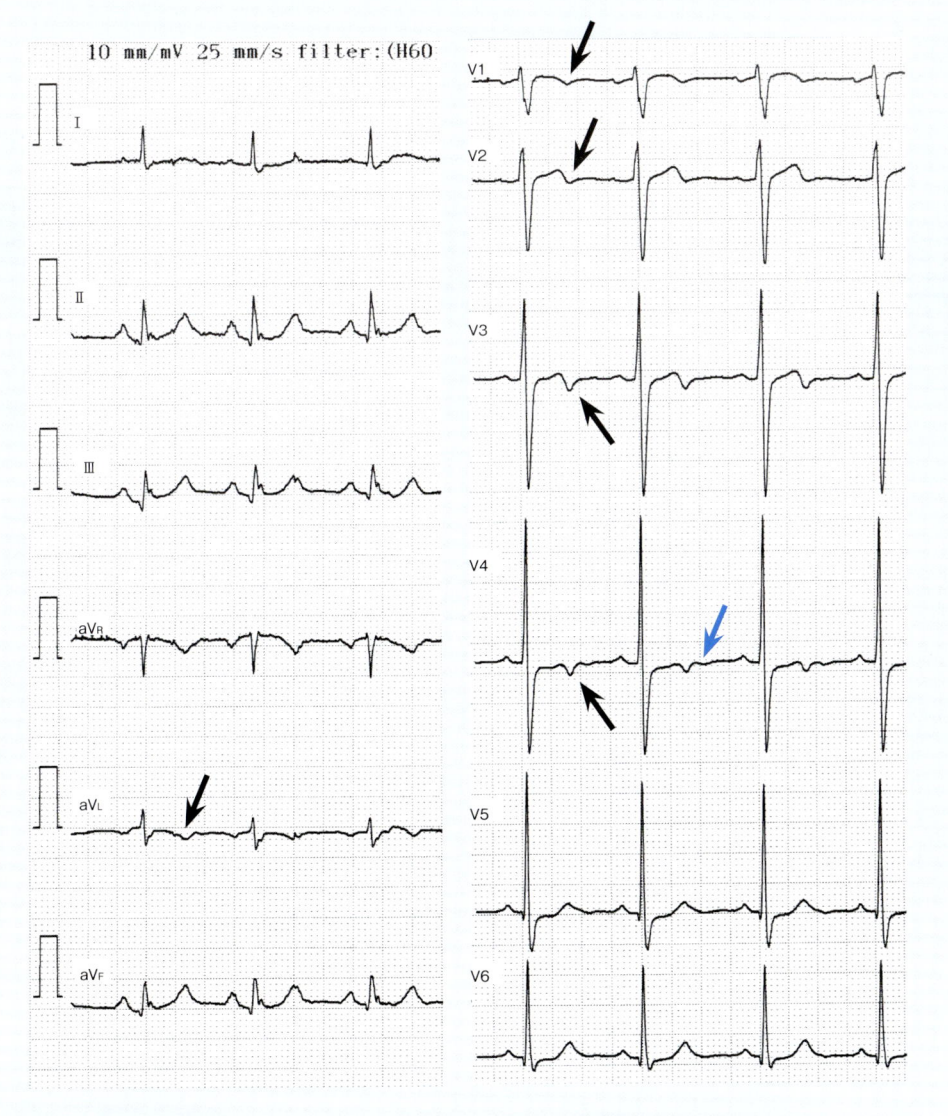

図1　来院時心電図

リスクファクターがほどほどにあり，胸痛閾値の低い朝に症状を認める典型的な狭心症症例です．かつ心電図でも異常所見を指摘します．このケースについてガイドラインを基に検討してみます．

入院の判断基準は？

　　　　胸部絞扼感や左肩痛などの訴えからACSを疑った（p70，補足①）場合，まず短期予後見込みによりリスク層別化を行います．リスク評価法についてはいくつかの報告がありますが，ここではAHAガイドライン[1]にて示されている短期リスク分類（表1）を紹介します．

　これは病歴，胸痛の性状，身体所見，心電図所見，心筋マーカーなどの情報を総合して，死亡や非致死的心筋梗塞の発症リスクを評価するものです．ACS患者を高リスク群/中等度リスク群/低リスク群の3グループに分類し，リスク度合いに応じて治療方針を検討します．以下のごとく入院判断を行います．

表1　死亡または非致死的心筋梗塞発症の短期リスク分類

	高リスク 以下の1つ以上が存在するとき	中等度リスク 以下の1つ以上が存在するとき	低リスク 高/中等度リスク要因がないとき．以下を認めることがある
病　歴	・過去48時間以内に虚血症状の頻度増加	・心筋梗塞，末梢血管疾患，脳血管障害，CABGの既往がある ・アスピリン服用歴がある	
胸痛の性状	・20分以上の安静時胸痛が現在も遷延	・遷延性安静時胸痛（>20分）があったが現在は消失しており，冠動脈疾患の可能性が中等度～高度である ・安静時胸痛あるが，持続が20分以内または安静やニトログリセリン舌下により寛解 ・夜間狭心症 ・20分以上持続する安静時胸痛はないが，過去2週間以内にCCS Ⅲ/Ⅳの狭心症の新規発症または増悪があり，冠動脈疾患の可能性が中等度～高度である	・頻度や強度，持続時間が増悪している狭心症 ・より低い閾値で生じる狭心症 ・過去2週間～2ヶ月以内に新規発症した狭心症
身体所見	・虚血が原因であると考えられる肺水腫 ・MR雑音の新規出現または増悪 ・低血圧，徐脈，頻脈 ・S3の新規聴取 ・肺ラ音の新規出現または増悪 ・年齢>75歳	・年齢>70歳	
心電図所見	・一過性ST偏位（>0.5mm/0.05mV）を伴う安静時狭心痛 ・新規または新規に出現したと考えられる脚ブロック ・持続性心室頻拍	・T波の変化 ・異常Q波 ・安静時心電図で多誘導（前胸部，下壁，側壁）におけるST低下（<1.0mm/0.1mV）	・正常または変化なし
心筋マーカー	・トロポニンTまたはIの上昇（>0.1ng/mL） ・CK-MBの上昇	・トロポニンT/トロポニンIの軽度上昇（0.01～0.1ng/mL），CK-MBの上昇	・正常

CABG：coronary artery bypass grafting，冠動脈バイパス術
MR：mitral regurgitation，僧帽弁逆流

（文献1より改変して転載）

- **高リスク群**　：心電図監視が可能なCCUまたはこれに準ずる病室に入院
　　　　　　　　　緊急CAG/血行再建療法に対応できる施設への入院，転院
- **中等度リスク群**：特定の決まりはないが，高リスク群に準じる
- **低リスク群**　：外来ベッドまたは一般病床入院にて経過観察のうえで，4〜8時間後に再評価

ただし**注意すべきは**，ここでの低リスクとは"緊急性"という短期リスクが低いという意味であり，冠動脈疾患の存在や長期予後とは別の概念です．低リスクと評価されても一定時間経過後に再評価が必要です．

> **CASEでは…**
> - 安静時胸痛は認めず持続時間も短いが，過去数日間で虚血症状の頻度増加あり
> - 心電図では陰性T波を0.2mV（2mm）の深さで指摘
> - 身体所見および血液データ異常はみられず
> 　　↓
> 以上より病歴，心電図所見が該当し，高リスク群と判断．モニター監視可能な病棟へ緊急入院としました．

入院治療計画を立案する

基本的な評価，治療の流れは，図2のようになります．虚血発作の安定化を図るための処置を行いつつ，心事故発生を検出するためのモニタリングを行います．

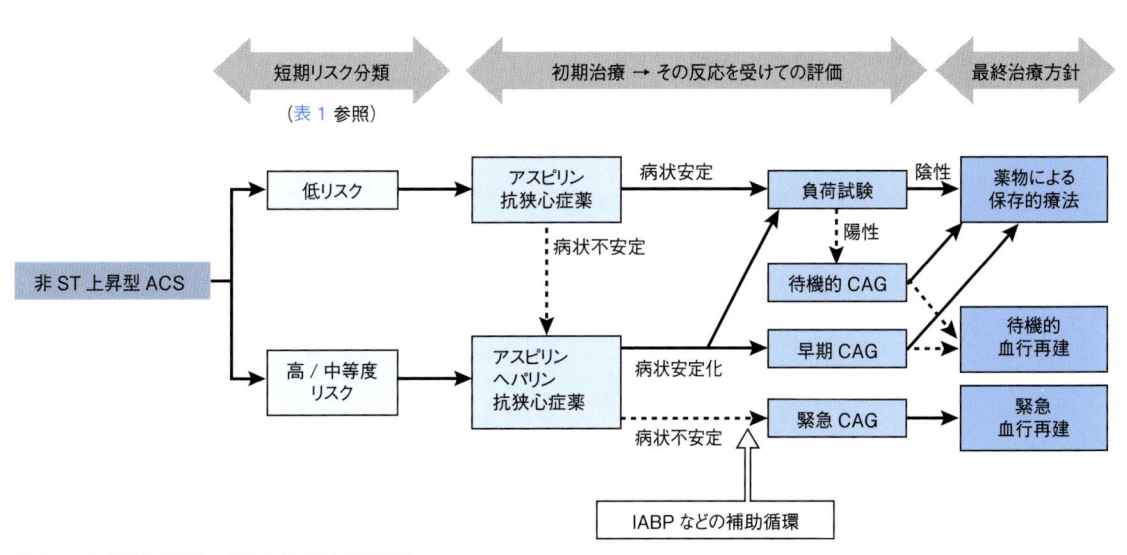

図2　非ST上昇型ACSの治療方針選択
CAG：coronary angiography，冠動脈血管造影
IABP：intraaortic balloon pumping，大動脈内バルーンパンピング
（文献2より改変して転載）

❶ 初期治療計画を立案する

1 短期リスクが低リスクの場合

入院時は病態が安定している状態と思われ，増悪傾向が出現しないか短期リスク分類の項目をくり返し評価することになります．

> 【対応例】
> ・アスピリン（＋経口抗狭心症薬：β遮断薬，硝酸薬）を投与
> ・短期リスクの再評価

2 短期リスクが高/中等度リスクの場合

ベッド上安静とし，モニター心電図にて不整脈を監視しながら，以下の処置に対する反応をみます．また入院初期に安静時心エコーや心筋シンチグラフィ，冠動脈CT〔数年間で約5倍と急速に導入が進んでいますが，エビデンスの蓄積の少なさから現状でのガイドライン上の位置づけは，中等度（＋低）リスク群に対してclass IIa[9]〕にて心機能評価，虚血の有無評価を行います．

さらに，緊急CAGや血行再建が必要となる事態に備え，患者さんおよび家族へ事前説明を行い，また活動性の消化性潰瘍，脳血管疾患既往の有無を確認します．

> 【対応例】
> ・$SpO_2 ≧ 90%$を維持すべく酸素投与
> ・血小板凝集抑制のためアスピリン162〜325 mgを咀嚼内服（＋PCIを行う可能性が高ければプラビックス®（クロピドグレル）初期ドーズ 300 mgの内服）
> ・アスピリンと併用してヘパリン投与
> 　（3,000 U静注→維持投与15,000 U/日程度で開始しAPTT 1.5倍を目標に増減）
> ・低血圧を認めない条件にて，胸痛があればニトロペン® 1錠舌下投与
> ・低血圧や喘息，急性左心機能障害などを認めない条件にて，胸痛があればβ遮断薬の静脈内投与，胸痛がなければ経口投与
> ・不安定プラークの安定化を期待してHMG-CoA還元酵素阻害薬（スタチン）を投与
> ・心筋酸素消費量減量のため，収縮期血圧 140 mmHg／心拍数 70/分未満を目標に管理
> ・胸痛が寛解しない場合には，血圧低下に注意してモルヒネを静注
> 　（塩酸モルヒネ 10 mg/1 mLを生理食塩水9 mLに溶解し計10 mL溶液を作り，2 mL程度から静注）

❷ 緊急事態を発見・対処する

ほとんどが緊急CAGおよび血行再建の判断に集約されますが，稀に出血やHIT（heparin-induced thrombocytopenia：ヘパリン起因性血小板減少症）もみられます．何度も診察し，症状を聞き，バイタル/心電図を評価することで異常所見を嗅ぎ分けるしかありません．

1 緊急CAGおよび血行再建

当初の治療方針として保存的療法を選択したとしても，表2にて示される病態では緊急CAG

表2 日本循環器学会ガイドライン[3]，ACC/AHAガイドライン[1]などで緊急CAG/血行再建が推奨される病態

> ・十分な薬物療法下でも安静時狭心症が再燃，または低レベル負荷でも狭心症を生じる場合
> ・心不全徴候（S3聴取，肺水腫，肺ラ音増悪）やMRの新規発症または増悪を有し，狭心症を生じる場合
> ・血行動態が不安定な場合
> ・持続性心室頻拍を認める場合

および血行再建が適応となります．また症状コントロールにモルヒネを要する場合も，現実的には緊急CAG/血行再建の対象と思われます．

左心不全に対してNIPPV（non-invasive positive pressure ventilation：非侵襲的陽圧換気法）やレスピレーターによる換気補助，VT/VFに対してアミオダロンや電気的除細動など必要な処置を講じながら，緊急CAGおよび侵襲的治療に繋げていくことが必要となります．

2 短期リスクの増悪

初回の短期リスク評価にて低リスク群と判断しても，4～8時間後に短期リスクの再評価が必要です．**特に発症数時間以内でのトロポニンは偽陰性率が高く，発症6～12時間後に再検が必要**です．

3 ヘパリン起因性血小板減少症（HIT）

ヘパリン投与5～14日（平均10日）後にヘパリン依存性の自己抗体が出現し，血小板減少や動静脈血栓を合併（出血は呈さない）することが稀にあります．ヘパリン使用中にもかかわらず脳梗塞を発症する，PCI中に冠動脈内血栓を形成するなど，血栓傾向を認めた際に疑います．検査所見ではDダイマーやプロトロンビンフラグメント，トロンビン・アンチトロンビン複合体などの凝固マーカーが上昇し，可能であればHIT抗体測定も行います（ただし自費）．HITが認められた場合は，直ちにヘパリンを中止しアルガトロバンに切り替えが必要です．

なおヘパリン投与2～3日後にみられる血栓傾向を認めない血小板減少は，一過性変化であり，ヘパリン中止の必要もありません．

4 出血性合併症（吐下血など）

抗血小板薬や抗凝固薬の使用に伴い，潜在性の易出血性病変が顕在化することがあります．循環動態悪化があれば早期より輸血を含む治療で対処し，抗血小板薬/抗凝固薬の中止や内視鏡検査など出血コントロールの治療を優先せざるをえなくなります．

❸ 初期治療に対する効果を判定する

1 短期リスクが低リスクの場合

12～24時間の心電図および血液検査による経過観察にてACSの可能性が低いと判断されれば，運動負荷心電図や運動（または薬剤）負荷心筋シンチグラフィ，心エコーなどを行い，心筋虚血の有無や長期リスク評価を行います．有意所見があればCAGおよび血行再建を考慮します．

表3 日本循環器学会およびACC/AHAガイドラインなどで早期CAG/血行再建が推奨される病態

- 非侵襲的検査にて高リスクと判断された場合
- 低左心機能（心エコーやRI検査にてLVEF＜40％）の場合
- 6カ月以内にPCIを施行している場合
- CABG既往がある場合
- トロポニンT/トロポニンI上昇を認める場合
- 新たなST低下（疑いを含む）を認める場合

2 短期リスクが高/中等度リスクの場合

　一連の処置にて症状や循環動態の安定化が図られれば，ひとまずは保存的療法の継続が可能となります．ただし高リスク群では早期CAGが必要であり，また中等度リスク群でも表3に該当するケースや，少なくとも数日以上病態が安定化した後に施行された各種負荷試験の結果によっては，CAGの考慮が必要となります．

CASEでは…

　バイアスピリン® 200mg咀嚼内服 ＋ ヘパリン 800U/時間持続投与 ＋ プラビックス® 300mg（初期ドーズ）を含む初期治療を開始し，入院後は症状再燃なし．心エコー所見でも左室壁運動異常なく，EF 69％，MR（−）と異常所見は認めなかった．病態は安定しており，入院翌日にCAGを施行．LAD# 7：90％狭窄を指摘し，BMS（p70，補足②）留置にて良好な拡張が得られた．

❹ 退院に向けて考えること

　血行再建療法を行わなかった症例では，長期予後改善を目的とするアスピリン，脂質治療薬，β遮断薬，ACE阻害薬またはアンギオテンシンⅡ受容体拮抗薬（ARB）に加え，必要に応じて虚血症状軽減を目的としたCa拮抗薬などを継続投与．また冠危険因子として糖尿病/高血圧のコントロール，禁煙指導を行います．

　血行再建を行った場合には抗狭心症薬が不要となる一方で，ステント留置があればアスピリンに加えてクロピドグレルまたはチクロピジンの併用が一定期間必要となります．

　その他，狭心症発作出現時の硝酸薬使用方法や緊急での受診タイミングの指導，さらには家族へのAEDを含むBLS指導などがクラスⅠとして「急性冠症候群の診療に関するガイドライン」[3]にあげられています．

CASEでは…

　術後も2次予防のためバイアスピリン® 100mg ＋ リピトール® 10mg ＋ プラビックス® 75mgは継続（プラビックス®のみ4週間で中止）．PCI後は症状再燃なく数日で退院し，これまで通りに復職されている．

本疾患の入院指示書(例)

考えられうる診断名：急性冠症候群（高リスク）
（上記以外で考えられる診断名：肺塞栓，急性心筋炎，心臓神経症など）

入院の判断基準	・短期リスク評価にて高リスクと判断し，心電図監視可能な病棟に入院	
入院後の留意事項	**入院当日**	**入院翌日以降〜**
手　術	・薬剤抵抗性の胸痛には緊急での血行再建も考慮	・適応あれば血行再建
検　査	・トロポニンを含む血液検査 ・くり返し心電図評価 ・安静時心エコー／シンチグラフィ ・胸部X線写真 ・薬剤抵抗性の胸痛には緊急でのCAGも考慮	・心電図 ・早期CAG
安静度	・ベッド上安静 ・酸素投与	・症状コントロールされれば徐々に安静度拡大
注　射	・ヘパリン持続投与 ・硝酸薬静注 ・胸痛コントロール不良ではモルヒネ	・治療方針確定まで左記を継続
内　服	・アスピリン＋クロピドグレル ・硝酸薬舌下 ・β遮断薬 ・HMG-CoA還元酵素阻害薬	・治療方針確定まで左記を継続
コンサルト	・循環器内科	・左主幹部や3枝病変などでは心臓血管外科へもコンサルト
指　導		・運動／食事療法，服薬／禁煙指導など
その他	・NSTEMIではtPA適応はなし	
退院の判断と留意事項 平均7日目	・適応あれば血行再建を施行するなどして，症状が消失すれば退院	

さいごに

　2005〜2006年に発表されたメタアナリシス[5, 6]では，高リスク患者における早期侵襲的治療を支持する報告がみられました．しかし"早期"の定義が曖昧であり，必ずしも"緊急"で対処することを意味するものではありませんでした．それを解決すべく2009年に発表されたRCT[7]では，平均70分での緊急治療群と平均21時間の翌診療日治療群との2群においてトロポニンのピーク値は変わらず，出血などの合併症リスクも差がないと報告されました．

表4 ST上昇を示さない胸痛患者における，原因が虚血である可能性

	A．可能性高い 以下の1つ以上が存在するとき	B．可能性中等度 Aの項目は存在しないが，以下の1つ以上が存在するとき	C．可能性低い A／Bの項目が存在しないとき．以下を認めることがある
病歴	・冠動脈疾患の既往あり ・以前の狭心痛と酷似する胸または左腕の痛み，不快感	・主症状は胸または左腕の痛み，不快感 ・年齢＞70歳 ・男性 ・糖尿病	・虚血と考えられる症状をみる ・最近のコカイン使用歴
身体所見	・一過性MR ・低血圧 ・発汗 ・肺水腫または肺ラ音	・心外血管系疾患	・動悸により再現される胸部不快感
心電図所見	・症状を伴う新規に出現した，ST偏位（≧1.0mm/0.1mV）または複数の前胸部誘導におけるT波陰転	・固定したQ波 ・0.5〜1.0mmのST低下または1.0mm以上のT波陰転	・心電図正常 ・R波優位誘導における，T波平坦化または1.0mm以下の陰転
心筋マーカー	・トロポニンTまたはIの上昇 ・CK-MBの上昇	・上記の何れかを認める条件で，心筋マーカーが正常	・正常

（文献1より改変して転載）

すなわち，**初期治療にて病態の安定化が得られたNSTEMIでは，必ずしも緊急血行再建は必須でない**ということになります．これは診断後に即，血行再建へ移行するSTEMIとは大きく異なる点であり，短期リスク評価に基づき治療方針を決定していくプロセスがより重要といえるでしょう．

なお今回はNSTEMIを取り上げましたが，心電図の評価においてST低下の解釈にはくれぐれも注意してください．ST上昇がなくて初めてNSTEMIですので（p71，補足③）．

補足① そもそもACSらしさの判断はどうするの？

ACSを疑えば短期リスク分類を行うことはわかったが，では何をもってACSを疑うのか．その1つの判断材料が，AHAガイドライン2007にあげられています（表4）．ここで注意なのが，ACSが疑われた患者さんにおいては，症状や心電図，心筋マーカーの方がより重要な意味をもち，古典的な冠動脈疾患のリスクファクターの有無はさほど重要ではないということです．

補足② ベアメタルステント（bare metal stent：BMS）と薬剤溶出ステント（drug eluting stent：DES）

DESとは再狭窄率改善のために薬剤を塗布されたステントであり，BMSは薬剤塗布のない通常のステント．ステント内血栓症予防のためBMSでは4週間程度，DESでは3カ月〜1年以上の抗血小板薬併用（クロピドグレルまたはチクロピジン）が必要となります．いずれを選択するかは循環器ドクターの判断ですが，抗血小板薬併用期間の相違は知っておいた方がよいでしょう．

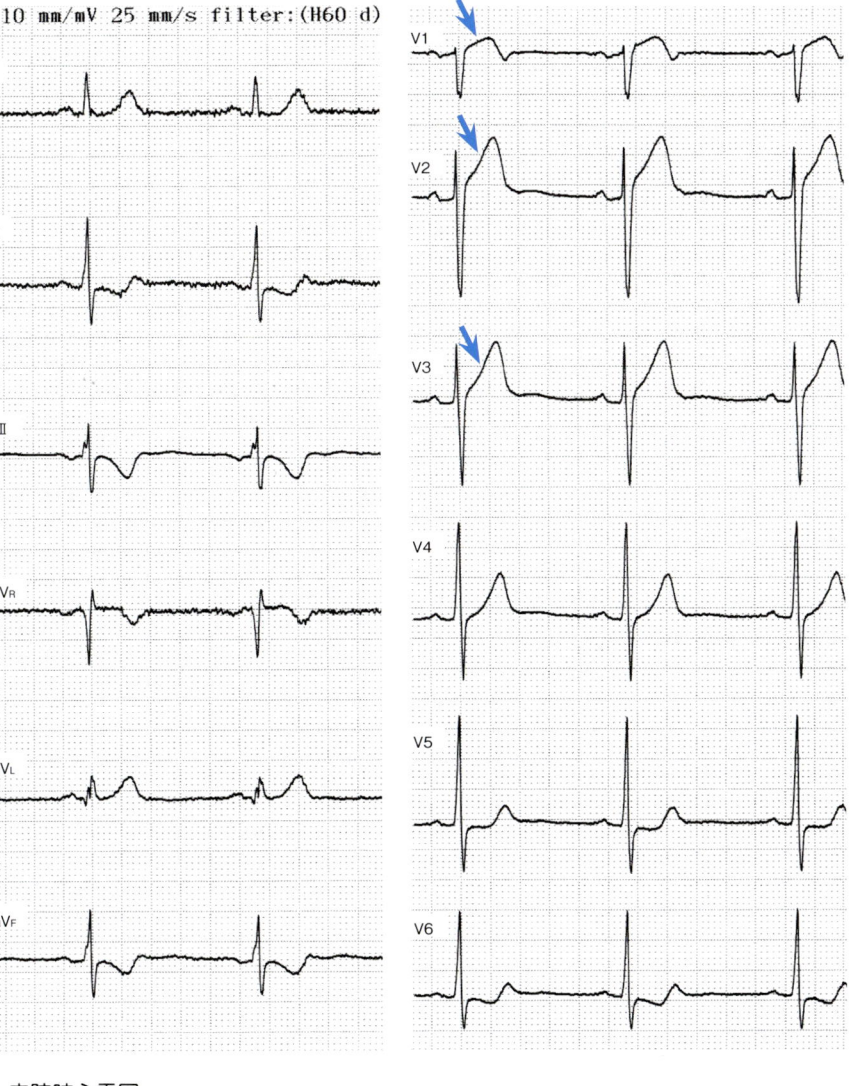

図3 来院時心電図

補足③　ST上昇とST低下

まず症例から．

57歳女性が，午前3時頃よりの持続性胸痛のため救急搬送．基礎疾患に高血圧，脂質異常症，糖尿病があり，20本/日×30年の喫煙歴もあり．大至急で心電図が施行された（図3）．

病歴や基礎疾患などからACSの可能性が限りなく高いですが，心電図所見はどうでしょうか．まず目につくのはⅡ/Ⅲ/aV_F/V6あたりのST低下ですが，非ST上昇型ACSなのでしょうか？

　　　ST低下をみたときの大原則として"ST上昇がないか探す"[4]ことは必ず行ってください．そういう目で心電図を再度眺めると，V1～3でのST部分が直線的になっている（図3➡）ことに違和感を感じ，この領域でのST上昇に気付くはずです．この症例はSTEMIなのでした．緊急で施行したCAGではLAD#7：100％閉塞を指摘し，心電図所見に合致する結果でした．

参考文献

1) ACC/AHA 2007 Guidelines for the Management of Patients With Unstable Angina/Non ST-Elevation Myocardial Infarction. Circulation, 116：e148-e304, 2007
2) 相澤忠範：不安定狭心症に対する治療法選択の原則．Medicina, 37（1）：51-53, 2000
3) 急性冠症候群の診療に関するガイドライン（2007年改訂版）
   ↑webでのみ公開：http://www.j-circ.or.jp/guideline/pdf/JCS2007_yamaguchi_h.pdf
4) 「レベルアップ心電図 波形パターンから学ぶ」（山科 章，近森大志郎 編），pp81-99, 医学書院, 2004
5) Shamir, R. et al.：Routine vs Selective Invasive Strategies in Patients With Acute Coronary Syndromes：A Collaborative Meta-analysis of Randomized Trials. JAMA, 293（23）：2908-2917, 2005
6) Anthony, A. et al.：Benefit of Early Invasive Therapy in Acute Coronary Syndromes：A Meta-Analysis of Contemporary Randomized Clinical Trials. J. Am. Coll. Cardiol., 48：1319-1325, 2006
7) Gilles Montalescot et al.：Immediate vs Delayed Intervention for Acute Coronary Syndromes：A Randomized Clinical Trial. JAMA, 302（9）：947-954, 2009
8) 冠動脈病変の非侵襲的診断法に関するガイドライン．Circulation Journal, 73（Suppl.Ⅲ）：1019-1114, 2009

第2章 循環器疾患での入院から退院へのアプローチ

3 失 神
~原因を系統的に鑑別しよう~

上田剛士

POINT

- 失神の鑑別は病歴につきる．身体所見では起立性低血圧を忘れやすいが重要
- 心疾患の除外がとにかくにも重要で，心電図は必須の検査である

はじめに

　　一過性意識消失発作は救急外来の3~5％，緊急入院患者の1~6％を占めるともされ，臨床的によく遭遇する病態です．さらに原因の違いにより予後も大きく異なることからその診療は非常に重要で，医師の力量が問われる病態でもあります．

救急での対応

CASE 1

　　今まで特に大きな既往のない72歳の男性，一過性意識消失．
　　居間のソファで横になってテレビを見ていたら，突然意識を失い持っていたコップを落とした．家人がコップの割れる音に気づいて駆けつけると，すでに意識は戻っていた．
　　バイタルサインは正常で，身体所見上特記すべき所見は認めない．
　　今までも病院にかかったことがなく，何にも症状はないから早く帰りたいと言っている．

❶ 本当に失神ですか？

　　一過性意識消失発作の鑑別疾患は図の通りです．失神とは，脳血流減少に基づく短時間（通常は数秒から数分）の可逆的な意識消失とされ，脳血流減少を伴わないてんかん発作は失神とは区別されます．救急外来で失神とされたうち10％が実際には失神ではありません[2]．
　　てんかんは痙攣目撃・発作後もうろう状態・舌咬創・尿失禁などで強く疑います[3]が，痙攣自体は不整脈などで脳血流が低下した状態でも起こりうるので，総合的に判断します．

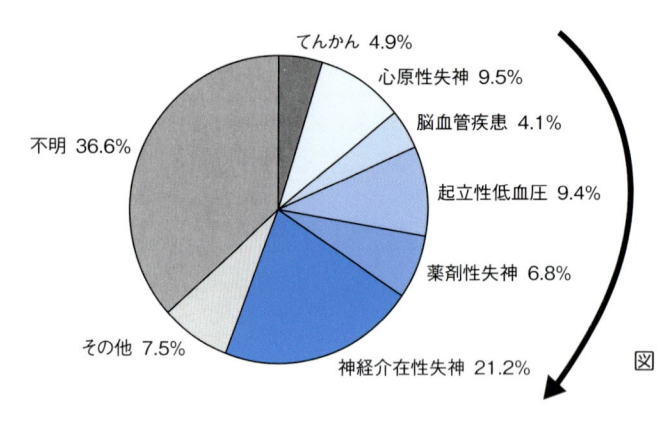

図　一過性意識消失発作の原因
矢印の順に鑑別を行う（文献1より改変して転載）

てんかん 4.9％
心原性失神 9.5％
脳血管疾患 4.1％
起立性低血圧 9.4％
薬剤性失神 6.8％
神経介在性失神 21.2％
その他 7.5％
不明 36.6％

❷ 失神では心原性失神が最重要

1 心原性失神の特徴

　失神でまず考えるべき疾患は，心原性失神になるでしょう．これは全死亡のHazard Ratio＝2.01と失神のなかで最も予後が不良であるためです．診断にはまず**心疾患の既往**が，感度95％，陰性的中率97％[4]と最も重要であり，**65歳以上**では心原性が原因であることが34％と多く[5]年齢も重要なリスクファクターです．**失神感**などの前駆症状がみられることは陽性尤度比＝0.25と可能性を下げる[6]ため，これらの**年齢・既往・前駆症状でスクリーニング**したい．

　心原性失神に特異的な所見としては，**痙攣性失神，労作時失神，仰臥位失神**が特異度97％，99％，99％で重要［労作時発症は大動脈弁狭窄症〔もしくは閉塞性肥大型心筋症（hypertrophic obstructive cardiomyopathy：HOCM）〕の特徴（LR＝1.3～∞）[7]］ですが，感度は低いです[5]．他には心疾患の既往のない場合には動悸のみが特異度の高い所見であるとの報告[8]があります．

2 診断のために行う検査

- **バイタルサイン**：胸痛を伴わない急性冠症候群（ACS）の19％が失神で発症する[9]他に，肺血栓塞栓症の10％程度も失神で発症するため，**バイタルサインには呼吸数・SpO_2を含め，身体所見には心雑音を中心とした胸部所見だけではなく，頸静脈怒張や下肢の診察も忘れずに行いたい．**
- **心電図**：検査では**12誘導心電図**が最も重要であり診断寄与率（Yield）は2～11％と低いながらも疾患の重大性から**全例行うべき**検査です．虚血変化・不整脈はもちろんのことながら，二束ブロック，QT延長やBrugada症候群などを見逃さないように注意を要します．
- **心エコー**：心エコーに関しては背景にある心疾患のリスク評価に有用ですが，身体所見と心電図に問題なければ省略可能[10]であるとされています．

> **CASE 1の続き**
> 　本症例では痙攣目撃・発作後もうろう状態・舌咬創・尿失禁のいずれも認めないため失神として鑑別を行った．
> 　心疾患既往はないものの，高齢で前駆症状を伴わない失神であることから心原性失神の可能性を考えたが，心電図からは特記すべき所見は得られなかった．
> 　しかしながら，仰臥位での失神であることから心原性失神を強く疑い，再検した心電図では，

下壁誘導でST上昇が明らかになっていた．心エコーを行ったところ，下壁領域に壁収縮運動異常を認めた．
⇒ 診断名：ACS
（なお，軽い心窩部不快感があったが黙っていたことや，心筋梗塞のリスクファクターとして喫煙と脂質異常症があることも後になって判明した）

CASE 2

高血圧と前立腺肥大にて内服加療中の79歳男性．

5年ほど前にも意識消失発作があり，脳梗塞の気があると言われたことがある．このときはアルコール摂取後に入浴．お風呂から上がったところで気分不良となり嘔気がして座り込もうとしたが崩れるように転倒し，意識消失した．神経学的異常所見はなかったが，MRIにて陳旧性ラクナ梗塞を描出したようであった．

今回は軽度の腹痛がしたため，トイレに行くと大量の下痢がみられ，立ち上がってから気分不良となり，トイレを出たところで意識消失し後ろ向きに転倒．右後頭部痛を訴え同部に軽度の皮下血腫を認める．
血圧 114/68 mmHg，脈拍 86/分，体温 36.2℃，呼吸数 14/分，SpO₂ 98％
意識レベルは清明で，神経学的異常所見なし．胸腹部に特に異常所見を認めない．心電図も正常．

　以下，図の鑑別順に沿って各原因について解説します．

❸ 一過性脳虚血発作でしょう…と安易に言わない

　軽度の死亡率増加だけでなく，脳血管障害はHazard Ratio＝2.96と非常に増加するため[1]，脳血管障害は心疾患の次に重要とも言えます．しかし図からわかるように，失神が一過性脳虚血発作（transient ischemic attack：TIA）で生じることは少なく，**しびれ・嚥下障害・構音障害・複視・めまいといった神経学的症状なくしてTIAと診断すべきではありません**．くも膜下出血でも意識消失は16〜39％でみられ，初診時には頭痛を自らは訴えない症例に遭遇することもあるため，**頭痛の有無をしっかりと確認すること**と，**わずかな意識障害を見逃さない**ことが重要です．神経学的所見がない場合，頭部CTは撮影しても意義のある所見は0〜2％でのみしか得られないため，ルーチンでの施行は勧められていません．

❹ 起立性低血圧は必ずチェックする

　起立性低血圧の注意点を以下にあげます．
① 坐位では正確な評価ができないため立位にする．立位がとれない患者さんであれば，せめて端坐位として下肢を下げる．
② 血圧が安定化するまで最低2分は待つ．
③ 起立性低血圧は収縮期血圧が20 mmHg以上低下するのを定義とすることが多いですが，心拍数が30/分以上増加とする方が感度は高い．
④ 拡張期血圧や心拍数変化からその機序まで推測する．もし起立性に収縮期血圧だけでなく

拡張期血圧まで低下すれば，よほどの出血・脱水でないかぎり血管拡張因子があるものと考えるべきです．また心拍数増加がなければ自律神経障害もしくは修飾する薬剤の影響を考える．

⑤ 収縮期血圧が20mmHg低下するのは65歳以下の10％，65歳以上の11〜30％にもみられるため，症状が生じるかどうかも重要なポイントです．

起立性低血圧の原因として急性出血は見逃してはいけません．消化管出血がその代表的病態です．

❺ 薬剤は市販の漢方やアルコールなども含め聴取

薬剤性の失神の多くは起立性低血圧を介して起こりますが，抗不整脈薬自体の催不整脈作用により不整脈を生じる症例もあります．マクロライド系・キノロン系の抗生物質や抗精神病薬などはQT延長を介して，漢方薬や降圧薬は低K血症からの不整脈をきたしえます．$α_1$受容体遮断薬や降圧薬は起立性低血圧をきたします．降圧薬（ジルチアゼム）にて高度の徐脈となっていた症例もあります．

これらの薬剤を患者さんは失神とは無関係であると思っており申告しないこともあり注意を要します．薬剤と同等にアルコールも自律神経障害や電解質異常，心房細動などの不整脈のリスクとして重要です．これらは"治療できる"という意味で意義が非常に高いです．

❻ 神経介在性失神ならば安心できる

意識消失前の腹部不快感，回復期の吐き気と発汗は神経介在性失神の特異度の高い所見として知られています．また**痛み・情動に一致して起きるのも特徴**です．**排便・排尿・咳・嚥下直後**に生じるものは状況失神として知られています．これらはくり返すことも多いですが，**最初と最後のエピソードの間が4年以上であれば神経介在性失神である可能性が高い**です．神経介在性失神と考えられれば予後は一般対象群と全く変わりません．

> **CASE 2 の続き**
>
> 神経学的徴候を伴っていないので前回も今回もTIAではないだろうと考えたが，頭部外傷があるので頭部CTをとり問題ないことを確認した．
>
> 上級医に相談し，「排便後の失神であり血管迷走神経反射（状況失神）の可能性が高いだろうが，前回のエピソードはアルコールと入浴による起立性低血圧だろう．薬剤性の起立性低血圧の可能性もあるので，起立性低血圧はチェックしておきましょう」とアドバイスされた．
>
> 起立性血圧変化は122/72mmHg，心拍数 78/分から96/64mmHg，心拍数 116/分に変化し，気分不良を訴えた．起立性低血圧の原因として，直腸診にてタール便が確認され，緊急上部消化管内視鏡検査となった．
>
> ⇒ 診断名：十二指腸潰瘍

❼ その他の疾患

首を回したときやネクタイをきつく締めたときの失神ならば頸動脈洞過敏を考えます．高齢者では原因不明な失神の30％が頸動脈洞過敏であるとの報告もあります[11]．上肢の運動と一致していれば鎖骨下動脈盗血症候群を考慮します．

反復性で多いと考えられているもののなかには精神的なものが含まれ，過換気症候群からの脳血管動脈攣縮により失神する例からヒステリーなどさまざまです．また頻度は多くはないですが，反復するものでは他にナルコレプシーも考えられます．

Prediction rules ～特に入院をさせるべき患者は？～

原則としては，心原性失神，脳血管障害を疑えば入院とし，迷走神経反射と判断できる場合の入院は不要ですが，病歴と身体所見＋12誘導心電図ではおおよそ半数しか原因がわかりません[4]．そこである程度リスク分類をする必要性があります．

最も有名なものはSan Francisco Prediction ruleでしょう．表1の通り，重篤なイベントを高感度に検出できることから，臨床的に非常に有用なツールであり記憶に値します．

また，American College of Emergency Physicians（ACEP）Recommendation（2001）は表2の項目が入院適応として紹介されており，これも有用なツールです．

しかしながら最も大切なのは病歴で，

① **失神前状況**（起立・排便・排尿・咳・嚥下・労作・仰臥位・頸部/上肢運動など）と持続時間，発作後もうろう状態
② **随伴症状**（**A**：舌咬創・尿失禁・痙攣，**B**：呼吸困難・胸痛・動悸，**C**：しびれ・嚥下障害・構音障害・複視・めまい・頭痛，**D**：嘔気・発汗），
③ **心疾患を中心とした既往，突然死家族歴，市販薬を含む薬剤歴**

をしっかりと聴取し，これに起立性変化を含む身体所見をチェックしたうえで上記2つのPrediction ruleを適応していただきたいと思います．また，TIAや出血などによる起立性低血圧も入院適応となることがあると思われますが，この点はあまり考慮されていないことも注意を要します．

表1　San Francisco Prediction rule

① 心不全の既往 ② 呼吸困難 ③ 収縮期血圧＜90 mmHg ④ Ht＜30％ ⑤ 心電図異常
上記①〜⑤のいずれかがあれば，7日以内の重篤なイベントを感度96（92〜100）％，特異度62（58〜66）％で検出[12] 再評価では感度89（81〜97）％，特異度42（37〜48）％とそれほどの診断特性ではないとの報告もされている[13]

表2　ACEPの入院適応

① 心不全や心室性期外収縮（＞10回/時，2連続以上，多源性）の既往 ② 胸痛などACSに合致する症状 ③ 心不全・弁膜症を示唆する身体所見 ④ 虚血・不整脈・QT延長・脚ブロックといった心電図異常
上記①〜④のいずれかがあれば，心原性疾患の検出において感度100（86〜100）％，特異度81（75〜87）％[14]

［循環器疾患］失神

入院治療計画を立案する

❶ 入院後の検査 〜心疾患の除外〜

まずは心原性の可能性を否定することにつきます．ホルター心電図がその中核の検査となります（**表3**）．初回の24時間では15％の患者さんで，48時間とすれば初回陰性のうち11％，さらに72時間とすれば4.2％で不整脈を検知しますが[15]，観察期間を24時間から72時間としても症候性の不整脈検出率は変わらない[16]とされています．私は**24時間のホルター心電図に加え，高リスク患者ではモニター心電図にて追加観察を行う**ようにしています．

その他の検査として，必須ではないものの心エコーは施行されることが多いです．失神との関連は重症の大動脈弁狭窄症，HOCM（hypertrophic obstructive cardiomyopathy：閉塞性肥大型心筋症），重度の肺高血圧症，心房粘液腫のみが確定的[10]ですが，虚血性心疾患（陳旧性であっても不整脈の素因となりうる）や肺血栓塞栓症・大動脈解離などの診断がなされることがあります．労作時失神でこれらの検査が陰性であれば，トレッドミル検査にて不整脈誘発を行います．これらの検査で不整脈の疑いがある場合は，心臓生理学的検査の適応につき，循環器科にコンサルトを行います．

採血の重要性は低いですが，高齢者では認知症にて症状がはっきりしないこともあり，必要に応じて心筋酵素のフォローを行います[17]．心電図のフォローも同様の位置づけとなると思います．

❷ 入院後の検査 〜神経介在性失神の検査〜

神経介在性失神の検査としてはTilt試験が最も大切です．初期評価で原因不明の失神は，Tilt試験で50〜66％が陽性となり，残りの10〜20％は精神的要因と判明する[18]とされています．一方，Tilt試験の感度は26〜80％と低く[19]，特異度も90％とはされていますが，若年者では40％の偽陽性がありうる[20]ことから，診断特性には問題があり，全例に行うべき検査とは言えません．**40歳以上で重篤な事故があったり，年に5回以上起こるような神経介在性失神ではペースメーカーが考慮されることから，このような症例では少なくともTilt試験は行うべきでしょう．**

また40歳以上の原因不明な失神では頸動脈洞マッサージも行うことが推奨されています．Tilt試験や頸動脈マッサージの方法・判定基準は誌面の関係で割愛するので成書[21,22]を参考としてください．マッサージにてTIAなど合併症を起こすのは，16,000人中11例のみ[23]ですが，血管雑音や脳梗塞，TIAの既往があれば頸動脈エコーをしておくべきでしょう．一方，**神経学的徴候あるいは頸動脈雑音がなければ失神の精査として頸動脈エコーは施行しなくてもよいです**[24]．

表3　ホルター心電図陽性判定の基準

- 3秒≦洞停止，2秒≦洞停止＜3秒かつ症状あり
- 洞性徐脈≦35/分，35/分＜洞性徐脈≦40/分かつ症状あり
- RR間隔≧3秒の心房細動
- PSVT：心拍数≧180/分が30秒以上あるいは収縮期血圧≦90mmHg
- Mobitz II 型AVブロック，完全房室ブロック
- 30秒以上のsustained VT，NSVTで症状あり

PSVT：paroxysmal supraventricular tachycardia，発作性上室頻拍
NSVT：nonsustained ventricular tachycardia，非持続性心室頻拍
（文献10より改変して転載）

退院に向けて考えること～退院の適応・二次予防

前述の検査で心原性疾患の可能性がある場合，神経介在性失神でペースメーカーの適応と考えられれば循環器科にコンサルトを行います．両者の可能性が低ければ基本的には退院でよいと考えられます．数日以内にこれらは判断できることがほとんどでしょう．

二次予防については，脳血管障害では脳梗塞の二次予防に準じた治療，起立性低血圧では出血・脱水・自律神経障害・血管拡張因子の同定とその治療，薬剤性失神では薬剤調節とそれぞれ特異的な治療となるでしょうが，ここでは神経介在性失神の二次予防について簡単に解説を加えます．

● 神経介在性失神の治療

神経介在性失神の治療にはまずは，① 誘発するような生活是正，② 塩分摂取，③ 誘発する薬剤調節が3本柱でありますが，① 起立訓練[25]，② 起床時に水分摂取[26, 27]，③ 前駆症状が起これば横になり体中に力を入れる[28] ことも有用とされています．一方，薬剤としてはβ遮断薬・SSRI（selective serotonin reuptake inhibitor：選択的セロトニン再取り込み阻害薬）・テオフィリン・ジソピラミドなどが考慮されるがいずれも限られた有効性しかないとされており，難治性の心抑制型神経介在性失神ではペースメーカーの適応となります．

本疾患の入院指示書（例）

考えられうる診断名：失神発作
（上記以外で考えられる診断名：心原性失神，神経介在性失神…）

入院の判断基準	・心不全や心室性不整脈の既往がある場合，胸痛や呼吸困難を認めた場合 ・バイタルサインの異常，心不全や弁膜症を示唆する身体所見を認めた場合 ・心電図異常を認める場合

入院後の留意事項	入院当日	入院翌日以降～
治療処置		
検査	・12誘導心電図 ・心電図モニター	・ホルター心電図 ・心エコー検査
安静度・経口摂取	・特に制限なし	
点滴	・点滴ルートの確保	
内服		
コンサルト	・急性冠動脈症候群や肺塞栓に矛盾しない胸部症状を伴う場合や，心電図で虚血性変化を伴う場合はすみやかに循環器科にコンサルトを行う ・心電図にて意識消失発作をきたしうる不整脈を検出すれば循環器科にコンサルトを行う	
説明・指導		
退院の判断と留意事項 平均3日間	・心電図モニターやホルター心電図，心臓超音波検査などにより心原性失神の可能性が低いと判断されれば退院許可とする	

参考文献

1) Soteriades, E. S. et al. : Incidence and prognosis of syncope. N. Engl. J. Med., 347 : 878-885, 2002
2) Bartoletti, A. et al. : Hospital admission of patients referred to the Emergency Department for syncope: a single-hospital prospective study based on the application of the European Society of Cardiology Guidelines on syncope. Eur. Heart J., 27 : 83-88, 2006
3) Sheldon, R. et al. : Historical criteria that distinguish syncope from seizures. J. Am. Coll. Cardiol., 40 : 142-148, 2002
4) Oh, J. H. et al. : Do symptoms predict cardiac arrhythmias and mortality in patients with syncope? Arch. Intern. Med., 159 : 375-380, 1999
5) Del Rosso, A. et al. : Relation of clinical presentation of syncope to the age of patients. Am. J. Cardiol, 96 (10) : 1431-1435, 2005
6) Gibson, T. C. & Heitzman, M. R. : Diagnostic efficacy of 24-hour electrocardiographic monitoring for syncope. Am. J. Cardiol., 53 : 1013-1017, 1984
7) Lipsitz, L. A. et al. : Syncope in institutionalized elderly: the impact of multiple pathological conditions and situational stress. J. Chronic. Dis., 39 : 619-630, 1986
8) Alboni, P. et al. : Diagnostic value of history in patients with syncope with or without heart disease. J. Am. Coll. Cardiol., 37 (7) : 1921-1928, 2001
9) Brieger, D. et al. : Acute coronary syndromes without chest pain, an underdiagnosed and undertreated high-risk group: insights from the Global Registry of Acute Coronary Events. Chest, 126 (2) : 461-469, 2004
10) Sarasin, F. P. et al. : Role of echocardiography in the evaluation of syncope : a prospective study. Heart, 88 (4) : 363-367, 2002
11) Kenny, R. A. et al. : Carotid sinus syndrome: a modifiable risk factor for nonaccidental falls in older adults (SAFE PACE). J. Am. Coll. Cardiol., 38 : 1491-1496, 2001
12) Quinn, J. V. et al. : Derivation of the San Francisco Syncope Rule to predict patients with short-term serious outcomes. Ann. Emerg. Med., 43 : 224-232, 2004
13) Sun, B. C. et al. : External validation of the San Francisco Syncope Rule. Ann. Emerg. Med., 49 (4) : 420-427, 2007
14) Ahmad, A. et al. : Impact of the application of the American College of Emergency Physicians recommendations for the admission of patients with syncope on a retrospectively studied population presenting to the emergency department. Am. Heart J., 149 : 826-831, 2005
15) Bass, E. B. et al. : The duration of Holter monitoring in patients with syncope. Is 24 hours enough? Arch. Intern. Med., 150 : 1073-1078, 1990
16) Kapoor, W. N. : Evaluation and management of the patient with syncope. JAMA, 268 (18) : 2553-2560, 1992
17) Grossman, S. A. et al. : The value of cardiac enzymes in elderly patients presenting to the emergency department with syncope. J. Gerontol. A. Biol. Sci. Med. Sci., 58 (11) : 1055-1058, 2003
18) Kapoor, W. N. : Syncope. N. Engl. J. Med., 343 : 1856-1862, 2000
19) Strickberger, S. A. et al. : AHA/ACCF Scientific Statement on the Evaluation of Syncope: From the American Heart Association Councils on Clinical Cardiology, Cardiovascular Nursing, Cardiovascular Disease in the Young, and Stroke, and the Quality of Care and Outcomes Research Interdisciplinary Working Group; and the American College of Cardiology Foundation: In Collaboration With the Heart Rhythm Society: Endorsed by the American Autonomic Society. Circulation, 113 : 316-327, 2006
20) Pavri, B. B. & Ho, R. T. : Syncope. Identifying cardiac causes in older patients. Geriatrics, 58 : 26-31, 2003
21) Olshansky, B. : Upright tilt table testing in the evaluation of syncope. UpToDate version 16. 1. 2008
22) Olshansky, B. : Neurocardiogenic (vasovagal) syncope and carotid sinus hypersensitivity.

UpToDate version 16. 1. 2008
23) Davies, A. J. & Kenny, R. A. : Frequency of neurologic complications following carotid sinus massage. Am. J. Cardiol., 81 (10) : 1256-1257, 1998
24) Schnipper, J. L. et al. : Diagnostic yield and utility of neurovascular ultrasonography in the evaluation of patients with syncope. Mayo. Clin. Proc., 80 : 480-488, 2005
25) Di Girolamo, E. et al. : Usefulness of a Tilt Training Program for the Prevention of Refractory Neurocardiogenic Syncope in Adolescents : A Controlled Study. Circulation, 100 (17) : 1798-1801, 1999
26) Lu, C. C. et al. : Water Ingestion as Prophylaxis Against Syncope. Circulation, 108 : 2660-2665, 2003
27) Schroeder, C. et al. : Water Drinking Acutely Improves Orthostatic Tolerance in Healthy Subjects. Circulation, 106 (22) : 2806-2811, 2002
28) van Dijk, N. et al. : Effectiveness of physical counterpressure maneuvers in preventing vasovagal syncope: the Physical Counterpressure Manoeuvres Trial (PC-Trial) . J. Am. Coll. Cardiol., 48 (8) : 1652-1657, 2006

第3章 消化器疾患での入院から退院へのアプローチ

1 消化性潰瘍（出血性潰瘍）

中島成隆

POINT

- 吐血がなくてもNGチューブで確認を
- 胃潰瘍再発予防の決め手は除菌療法
- 常識的な食事とアルコールは○，喫煙は×
- 再出血と合併症に注意

はじめに

時間外，ましてや深夜ともなると専門医にコンサルトするということはとてもストレスのかかる作業です．ここでは，消化器系緊急疾患の代表である消化管出血に関して，初期診療から退院までを大まかに述べ，どんな場合にコンサルトが必要になるのか，また入院後にどんな検査・治療が必要なのかを理解していただけたらと思います．

CASE

65歳男性，喫茶店で食事中に2〜3分間の意識消失にて救急要請，病院到着時，意識清明も冷汗著明，モニター上R-R間隔不整．体温 36.9℃，脈拍 108/分，血圧 87/68mmHg，SpO_2 99%（酸素 8L），末梢冷感＋．

直ちに静脈路を2本確保し採血を同時に施行，並行して本人より病歴聴取，当院搬送前日にも別の病院に意識消失で搬送，頭部CT・心電図・血液検査が施行され貧血を指摘，上部消化管内視鏡検査（gastrointestinal fiberscope：GIF）施行予定であったこと，朝に黒色便がみられ，既往に胃潰瘍，市販の鎮痛薬内服をしていることなどがわかった．吐血や心窩部痛はないが上部消化管出血を疑い，NG（nasogastric：経鼻胃管）チューブによる胃洗浄を実施，大量の新鮮血が認められたため，本人に同意を得て直ちに緊急内視鏡検査を行い，胃角部に露出血管を伴う潰瘍を認めた．高張Naエピネフリン（hypertonic saline-epinephrine：HSE）10mLとクリップによる止血術を施行した．末梢確保後に細胞外液を1,000 mL負荷，輸血を4単位オーダー，H_2受容体拮抗薬（histamine$_2$ receptor antagonist：H_2RA）の静脈内投与を行った．

初期診断／初期治療

　吐血の患者さんに対する初期評価では他の緊急疾患同様，ABCの確認とバイタルサインの評価，そして病歴聴取が重要になります．バイタルが安定していても，いつ再出血をきたしてショックを呈するかわかりません．18G以上で2ルート静脈路を確保，その際に血液ガス（静脈血で十分）・血算・生化学・凝固・血液型・感染症それとクロスマッチ用の採血をしておきます．本人または家族に病歴（特に既往歴・内服歴）を聴取して待機の消化器内科医をコールし緊急内視鏡検査となります．

　しかし，病歴や身体所見から上部消化管出血を疑いながらも，吐血はないなど出血があるかどうか迷ったら**NGチューブで胃洗浄**を行い，そしてBlatchford risk score（表1）やRockall score（表2）を参考にコンサルトを考慮してください．

入院の判断基準は？〜コンサルトを迷ったら

❶ NGチューブで胃洗浄

　吐血がなくとも既往歴（胃・十二指腸潰瘍の既往，肝疾患），**内服歴**（鎮痛薬・抗血小板薬）から，また心窩部痛・起立性低血圧・頻脈などの**身体所見**から上部消化管出血を疑う場合は，**NGチューブで胃内容物を確認する**のが有効と考えます．病歴から上部消化管出血が疑われた患者さんにNGチューブを挿入したところ，そのうち23％に出血がみられたとの報告[7]があります（感度42％，特異度92％）．吐血はないが出血はありそう… そんな場合はNGチューブで胃洗浄ですね．ただし除外診断には使えないこととNGチューブ挿入の前に口腔内・鼻腔内からの出血の有無を確認することもお忘れなく．

❷ Blatchford risk score（表1）とは

　来院時のBUN，Hb，収縮期血圧とその他の項目により入院治療が必要な患者さんを選別できるスコアです．またスコアそのものが入院日数と輸血単位数と相関しているというものです．

❸ Rockall score（表2）とは

　病歴から死亡率が，病歴と内視鏡所見から再出血率と死亡率が予測できるというガイドラインにも出てくるものです．

　これらの評価システムを参考にすると緊急内視鏡適応は次のように考えられます．

① 吐血している場合
② ショックバイタルを呈している場合
③ 胃洗浄で新鮮血やコーヒー残渣様の内容物が大量に引けた
④ 胃洗浄では出血なし，またはコーヒー残渣様の内容物が少量だけであったが
　・収縮期血圧が100 mmHg以下
　・脈拍数　100/分以上
　・BUN　25 mg/dL以上
　・Hb　10.0 g/dL以下
　・下血あり

表1　Blatchford risk score

点　数	1	2	3	4	6
BUN（mg/dL）		6.5〜7.9	8.0〜9.9	10.0〜24.9	25.0〜
Hb（男性）（g/dL）	12.0〜12.9		10.0〜11.9		〜9.9
Hb（女性）（g/dL）	10.0〜11.9				〜9.9
収縮期血圧（mmHg）	100〜109	90〜99	〜90		
他の指標	脈拍数≧100/分 下血あり	失神あり 肝疾患 心不全			

Blatchford risk score とは：来院時のBUN, Hb, 収縮期血圧とその他の項目により入院治療が必要な患者さんを選別できるというスコアです．合計点数が0点または1点の場合は専門外来への受診を指示して帰宅可能としています．また合計点数が入院日数や必要な輸血単位数と相関しているという優れもの（？）です．

表2　Rockall score

点　数	0	1	2	3
病歴のみ				
年　齢	60歳未満	60〜79歳	80歳以上	
バイタル	「ショックなし」 収縮期血圧100mmHg以上 かつ脈拍数100/分未満	「頻脈」 収縮期血圧100mmHg以上 かつ脈拍数100/分以上	「血圧低下」 収縮期血圧100mmHg以下	
合併症	重大なものなし		うっ血性心不全 虚血性心疾患	腎不全・肝不全 播種性悪性腫瘍
病歴＋内視鏡所見				
内視鏡診断	Mallory-Weiss または所見なし	その他の所見あり	上部消化管悪性腫瘍	
出　血	観察時なし 黒色出血斑		出血している血管 露出血管	

〈病歴のみの点数〉

合計点数	0	1	2	3	4	5	6	7
死亡率（%）	0.2	2.4	5.6	11.0	24.6	39.6	48.9	50

〈病歴＋内視鏡所見〉

合計点数	0	1	2	3	4	5	6	7	8〜
再出血（%）	4.9	3.4	5.3	11.2	14.1	24.1	32.9	43.8	41.8
死亡率（%）再出血なし	0	0	0.3	2.0	3.5	8.1	9.5	14.9	28.1
死亡率（%）再出血あり	0	0	0	10.0	15.8	22.9	33.3	43.4	52.5

- うっ血性心不全，腎不全，肝硬変の既往
- 60歳以上（特に80歳以上）

①〜④までの徴候が認められたら，待機の消化器内科医へ電話相談してもよいかもしれません．逆にバイタル異常なし・NGで何も引けない・血液検査でHb・BUN正常ならバイタルサインの悪化に注意しながら絶飲食・PPI/H₂RAの静脈投与で翌朝（週明け）のコンサルトでもよいかもしれません．

入院治療計画を立案する〜止血後の注意点

❶ 再出血の予知・予防

止血後で重要なことは「**再出血の予知・予防**」になります．予知にはバイタルサインの変化が重要ですが，再出血をきたしやすい人を知っておけば患者さんや家族に再出血のリスクの高いことを伝えられるし，自分自身の心構えが違ってきますよね．再出血の高リスクな患者さんとは，緊急内視鏡の結果，

① 胃内に新鮮血を認めた
② 活動性出血や露出血管を認めた
③ 2 cm以上の大きな潰瘍があった
④ 凝結塊が多く観察できない部位があった

①〜④の項目を1つでも満たす人と考えます．
また，出血性疾患の再出血予防に対して使用されるカルバゾクロム（アドナ®）やトラネキサム酸（トランサミン®）は血栓形成を促進させるため動脈硬化の強い人への投与は慎重に…．

❷ 輸血をどうするか

来院時Hbが10g/dLを下回る場合は初期輸液により希釈されるため，輸血の適応になると考えます．特に高齢者では貧血による低酸素状態で狭心症様症状をきたすこともあるので注意が必要になります．

❸ 治療薬の選択

胃の治療薬は種類が多すぎます．何を使えばいいのでしょう？ ここはシンプルに酸分泌抑制薬を主人公に一部の防御因子増強薬を脇役にして治療しましょう．主人公はプロトンポンプ阻害薬（proton pump inhibitor：PPI），とヒスタミンH₂受容体拮抗薬（H₂RA）の2種類で，脇役はスクラルファート（アルサルミン®），エンプロスチル（カムリード®），ミソプロストール（サイトテック®）になります．止血術当日は絶飲食，薬剤は静脈内投与が原則となります．PPI注射薬にはオメプラゾール（オメプラール®）とランソプラゾール（タケプロン®）の2種類があり，H₂RAにはファモチジン（ガスター®），塩酸ラニチジン（ザンタック®）などがあります．

胃酸分泌には基礎分泌と刺激分泌がありPPIは基礎分泌・刺激分泌ともに抑制効果が高いが効果発現まで時間がかかり，H₂RAは刺激分泌にはやや弱いが効果発現までが早いという特徴

があります．イメージとしてPPIが強力という印象ですが経口摂取開始までは基礎分泌のみなので，止血当日の注射薬はPPI，H_2RA（いずれも1日2回点滴静注あるいは静脈注射）のどちらでも問題はないと思います．

❹ 確認のための内視鏡検査

　止血術施行24時間以内に止血確認の内視鏡検査を行います．露出血管は消失しているか？ 新たな露出血管はないか？ 必要なら追加の止血術を行います．これを怠ると再出血で大慌てということになりかねません．またこのときH.pylori感染の有無を調べておきますが，潰瘍部分の生検は後日でも構いません．

　止血が確認できたら経口摂取の開始を考えます．「ガイドラインには再出血が3日以内に多いから止血後の3日間絶食をって書いてあったけど…」という意見をよく聞きますが，海外では絶食期間の有無で再出血や輸血量に差はなかったとの報告があります．流動食から開始がよいというエビデンスもありません．食事内容で胃内pHに影響はないとの報告があることを考えると止血確認が内視鏡的にできていれば，止血確認当日より3分粥などから経口摂取を始めても問題は少ないと思います．食べたいのに食べられないストレスが治癒に影響するかどうかはわかりませんが…．経口摂取が始まったら刺激分泌が始まるためPPIの経口薬へ切り替えます（過敏症などではH_2RAを）．

　再発予防には除菌療法が酸分泌抑制薬を内服し続ける維持療法に比べて勝っているとされています．H.pylori感染の検査には現在6種類が認められており，1つの方法で陰性であった場合，他の方法1種類に限って再検査が保険で認められています（検査の詳細については成書で確認してください[2]）．

【H.pylori感染検査】
内視鏡必要　：迅速ウレアーゼ試験・鏡検法・培養法
内視鏡不必要：尿素呼気試験・抗H.pylori抗体測定・便中H.pylori抗原測定

緊急事態を発見・対処する

　止血術が成功し，バイタルも改善して当面の危機的状況は回避できました．救急の現場では，ほっと一息の瞬間です．しかし，油断は禁物，再出血と重篤な合併症について注意が必要です．

❶ 再出血に注意する

　止血術はあくまでも不完全な緊急治療（ときには蘇生術の1つ）と捉えておく方がいいでしょう．たとえ出血源を1カ所見つけ，内視鏡的に止血ができたとしても他に出血源がないとは限りません．理想的には止血術の際にも胃壁全体を丁寧に観察し，他の出血源となる病変はないかを検索しなければなりません．しかし，実際には大きな凝血塊があったり，黒色に変色した血液がべっとりと胃壁全体に付着していることが多く，詳細観察を行うにはかなりの時間を要します．また，貧血が進んでいる場合には潰瘍部分が認識しにくく，全身状態が悪いことを併せて考えれば，詳細な観察は止血術後24時間以内に施行するGIFで行うことが現実的です．

詳細な観察ができないことや仮に止血術の際に出血源となる病変の見落としがなかったにしても，止血率が約90％であることをふまえ「**再出血はある割合で必ず起こる**」と考え，**再出血に対する備えが必要**です．それでは，いかに再出血を見極めるか，答えは簡単で**バイタルサインのチェック**です．再出血がなければ，バイタルサイン（特に血圧と脈拍数）は時間の経過とともに安定し，正常化していきます．止血術が終わった時点からいったんよくなったバイタルサインが再度，悪化（脈拍数の増加，収縮期血圧の低下，意識レベルの低下など）したら，再出血を疑い，できるだけ早く消化器科医に再度GIFをお願いしましょう．内視鏡医は止血術を施行した後は再出血がないかどうか，常に心配しています．バイタルサインの悪化を伝えれば，快く再検査をしてくれることと思います．

❷ 合併症に注意する

止血術が成功し補液や輸血でバイタルサインも安定している．どうやら再出血もなさそうだ．でも来院時と比べてなんだか話し方がおかしい，手足の動きがおかしい，意識レベルが悪い…．**貧血という状態は，全身の臓器が酸素不足に陥っている状態**と考えなければなりません．特に高齢者などでは貧血によって脳梗塞や狭心症・心筋梗塞といった虚血性疾患が起きやすいと考えられます．止血術はうまくいったが，脳梗塞や心筋梗塞を見逃していたなんてことがないように，バイタルが安定した後でも，病棟に上がる前にもう一度，重篤な合併症が起きていないか**神経学的異常や心電図異常がないかチェック**することをお忘れなく．

除菌療法

❶ 開始時期について

ガイドラインではNSAIDsを服用していないかNSAIDsが中止できる人には除菌療法を推奨しています．除菌療法で潰瘍治癒が遅れることはなく，**除菌により治癒率が上昇し再発率も低下**します．禁忌の場合（主に薬剤過敏）を除き除菌療法を行いましょう．食事開始にあわせて入院中に除菌を開始すれば，特に自宅ではコンプライアンスが不安な人にはメリットがあると考えます．

一方で関節リウマチや変形性膝関節症などNSAIDs継続が必要な患者さんには治癒促進としての除菌療法は行わず，NSAIDs潰瘍に保険適応のあるプロスタグランジン製剤〔以下PG製剤，ミソプロストール（サイトテック®）/エンプロスチル（カムリード®）〕または保険適応外でもPPIによる治療を行い，潰瘍治癒後（治療開始から4〜8週間後）に再発防止のための除菌療法を行います．ただしPG製剤は消化器症状の副作用が多く使いづらい部分があります．

❷ 除菌方法

除菌はPPI＋アモキシシリン（AMPC：サワシリン®）＋クラリスロマイシン（CAM：クラリス®錠/クラリシッド®錠）の3剤の1週間投与です．日本ヘリコバクター学会ガイドラインでは除菌療法終了から4週間以上経過後に除菌判定を行うように勧めていますが，偽陰性を考えるとじっとこらえて8週間後の判定がよいように思います．また**判定前4週間以上はPPIからH_2RAに切り替えてPPIの静菌作用の影響をなくし偽陰性の可能性を低くして**おきます．

退院に向けて考えること～生活指導をどうするか？

経過は順調，退院間近です，生活に関する注意事項を伝えてあげましょう．

アルコールによって急性胃粘膜病変が生じますが，慢性消化性潰瘍や除菌療法の除菌率に関与しているというエビデンスはありません．節度ある飲酒は問題なさそうです．ただしメトロニダゾールを用いた二次除菌を行う場合，**メトロニダゾールが血中アセトアルデヒド濃度を上昇させるので禁酒が必要**になります．

喫煙の潰瘍治癒に対する影響は今のところ不明ですが，除菌率には悪影響がありそうなことや他の疾患の原因になることを考えると禁煙指導は必要と考えます．

胃酸分泌抑制薬投与下では食事により胃内酸度はほとんど影響されず，コーヒー，香辛料の摂取や繊維質も胃潰瘍治癒自体には無関係という報告があることから，極端な偏りがなければ食事制限の必要はないと思います．

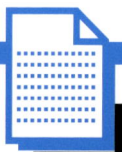

本疾患の入院指示書（例）

考えられうる診断名：上部消化管出血（消化性胃潰瘍・十二指腸潰瘍）
（上記以外で考えられる診断名：胃癌，食道静脈瘤破裂，マロリー・ワイス症候群，逆流性食道炎）

入院の判断基準	・緊急内視鏡検査が必要と考えられる場合	
入院後の留意事項	入院当日	入院翌日以降～
治療・処置（手術）	・内視鏡的止血術	
検査	・消化管穿孔を疑わせる身体所見，血液検査結果があれば内視鏡の前に腹部CT（単純でOK）を施行	・血液検査 ・上部消化管内視鏡検査（止血確認，生検，H. pylori 検査）
安静度・経口摂取	・止血術後24時間以内に行われる確認の内視鏡検査までは絶飲食	・止血が確認できていれば少量の飲水開始，潰瘍の程度により翌日より経口摂取開始
点滴・注射指示	・バイタルの安定，尿量の確保を目安に細胞外液を60～120mL／時程度で補液する（輸血量や心機能・腎機能に応じて増減） ・PPIまたはH₂RAを12時間おきに静注 ・必要に応じて輸血	・経口摂取量にあわせて適宜増減
内服処方	・内服は原則中止	・PPIの内服開始，抗血小板薬・抗凝固薬以外の内服再開
コンサルトすべき科	・消化管穿孔を認める，または疑う場合には必ず外科にコンサルト ・止血術が不成功である場合，外科または放射線科にコンサルト	
説明・指導	・再出血や合併症の可能性を説明する	
その他，特記事項	・緊急上部消化管内視鏡が行える環境であれば，可能な限り行う	・肉眼的に良性潰瘍と診断しても病理検査は必ず行う

退院の判断と留意事項 平均5〜7日目	・貧血の進行がなく，経口摂取が良好であれば，病理結果を伝え退院を考慮する

さいごに

　消化管出血（その代表が出血性胃潰瘍）の初期診療には消化器内科医より研修医の先生方の方が多く対応されていると思います．すべてを網羅しているとは思いませんが，出血性胃潰瘍の診療・治療について多少なりとも理解していただけたら幸いです．

参考文献

1）「EBMに基づく胃潰瘍診療ガイドライン第2版」（胃潰瘍診療ガイドラインの適用と評価に関する研究班 編），じほう，2007
2）高橋信一：「これでわかるピロリ除菌療法と保険適用 改訂第2版」，南江堂，2004
3）Rockall, T. A. et al. : Risk assessment after acute upper gastrointestinal hemorrhage. Gut, 38 : 316-321, 1996
4）Blatchford, O. et al. : A risk score to predict need for treatment for upper-gastrointestinal heamorrhage. Lancet, 356 (9238) : 1318-1321, 2000
5）林　寛之 ほか：「日常診療のよろずお助けQ&A100」，羊土社，2005
6）山中克郎 他：「ERの哲人」，CBR，2006
7）Usefulness and varlidity of diagnostic nasogastric aspiration in patients without hematomesis. Ann. Emerg. Med., 43 : 525-532, 2004

第3章 消化器疾患での入院から退院へのアプローチ

2 急性膵炎
~重症急性膵炎をみつけだし，うまくマネジメントしよう！~

横江正道

POINT

- 急性膵炎は良性疾患でありながら重症化すると致命率が高い！
- 重症急性膵炎の診療 Golden Time は発症48時間以内！ 特殊療法のタイミングを逃すな！
- 受持ちになったら，最初の3日間が勝負！ 絶対に気を抜くな！ 手を抜くな！
- 発熱のある急性膵炎は要注意！

はじめに

　救急外来で心窩部痛の患者さんが来ると，胃潰瘍や十二指腸潰瘍をまずは真っ先に疑いますよね．やはり頻度として，胃潰瘍や十二指腸潰瘍，急性胃炎などの割合が多いでしょうから，これも無理はないと思います．しかし，急性膵炎は，重症化すると良性疾患でありながら，かつては30%，2003年現在でも8.9%ほどの患者さんが死亡してしまう病気です[1]．よって，**救急外来では絶対に見落としてはいけないcriticalな疾患**です．ぜひ，心窩部痛・腹痛の患者さんを診るうえで，いつでも鑑別疾患に入れておいてほしいと思います．また，重症急性膵炎は，いわゆる国の難病指定にされており，123の特定疾患の1つ（No.85）で医療費が公費負担されます．その点でも，きちんと診断をつけて，適切な診療を施さなくてはならない病気です．公費負担の面から，急性膵炎に関しては国で定めた診断基準と重症度判定基準があり，「厚生労働省急性膵炎重症度判定基準」として広く知られていると思います（注：2008年10月，新基準に改訂）．

　また，「エビデンスに基づいた急性膵炎診療ガイドライン」（以下，急性膵炎ガイドライン）も重症度判定基準の改訂にあわせて，「急性膵炎診療ガイドライン2010［第3版］」[2]として改訂されています．

　死亡率低下の要因として，急性膵炎ガイドラインによる診断・治療の標準化を指摘する意見もあり[3]，診断基準と重症度判定基準をともに適切に使用することは急性膵炎の診療レベルを確実に向上させるものと思われます．

　急性膵炎のイメージとして間違ってほしくないのは，**単に「膵臓」だけの病気ではない**ところです．急性膵炎では，膵臓をはじめとした腹腔内臓器の「虚血」，「自己消化」，また炎症性サイトカインの作用により「全身性炎症反応症候群（systemic inflammatory response syndrome：SIRS）」を起こします[4]．さらに，炎症性サイトカインや活性化された好中球などの影響で，肺水腫や腎不全，DIC（disseminated intravascular coagulation：播種性血管内凝固）など多臓器に影響を及ぼします（サイトカインストーム）．また，腹腔内臓器は感染をきたしやすい状態となり，感染をきたすとさらに全身性炎症反応は増悪し，いわゆる"sepsis"にいたります[4]．

つまり，急性膵炎は単にお腹の病気ではなく，**全身管理のセンスが求められる病気**なのです．病院によっては重症急性膵炎を消化器内科ではなく，外科医や救急部・集中治療部の先生方がみている施設もありますよね．集学的な治療が求められる疾患でもあり，確実な病態の理解が必要で，後手に回るようなことがあっては患者さんを救うことができません．

今回は，この急性膵炎に関して救急からの入院治療を考えていきましょう．

（注：ERCP後膵炎は，想定される事態とは合わないため割愛させていただきます．本文中に示した推奨度は急性膵炎診療ガイドライン2010［第3版］に準じます．ページ数を付記しておきます：推奨度○（GL2010 p.00）と表記）

CASE

54歳，男性
既往歴：特になし
現病歴：昨日，会社の宴会でアルコールを大量摂取．深夜1時に自宅に帰り就寝した．今朝，午前6時起床後から心窩部に違和感があり，一度は会社に行ったものの痛みが時間とともに増強し，午後になって耐えられなくなってきたため，当院救急外来を14時に受診された．
身体所見：（下線は重症度判定に関与する因子，青字は異常値）
　意識清明．血圧 138/88mmHg，脈拍 90/分・整，体温 37.6℃，SpO$_2$ 97％（room air），呼吸数 20/分，貧血・黄疸なし，心音・呼吸音 異常なし．腹部 平坦だが，心窩部に強い自発痛と圧痛，反跳痛なし，筋性防御に関しては痛くて評価できず，下腹部は問題なし，McBurney（−），Lanz（−），腹部聴診上 silent，グル音減弱
　検査結果：WBC 5,900/μL，Hb 14.0g/dL，Ht 39.2％，Plt 8.8万/μL，PT 14.8秒，TP 7.56g/dL，Alb 3.06g/dL，CK 32IU/L，AST 89IU/L，ALT 43IU/L，LDH 136IU/L，ALP 334IU/L，γGTP 348IU/L，Amy 1,261IU/L，Lipase 2,313IU/L，Cr 0.93mg/dL，BUN 18.5mg/dL，BG 99mg/mL，Na 135mEq/L，K 3.9mEq/L，Cl 105mEq/L，Ca 8.4mg/dL，T-Bil 1.78mg/dL，CRP 1.84mg/dL
　ABG（O$_2$：2L 経鼻），pH 7.464，PaCO$_2$ 25.2mmHg，PaO$_2$ 75.8mmHg，HCO$_3^-$ 17.8mmol/L，BE −4.0，腹部造影CT（図1）

入院の判断基準は？

❶ 急性膵炎は原則入院

厚生労働省・急性膵炎診断基準（表1）によれば，上腹部痛があって，膵酵素の上昇があれば，これで「急性膵炎」と確定診断されます．夜中でも，緊急で生化学検査（膵酵素：アミラーゼ，リパーゼ）が調べられる救命救急センターのような施設であれば，急性膵炎を疑って

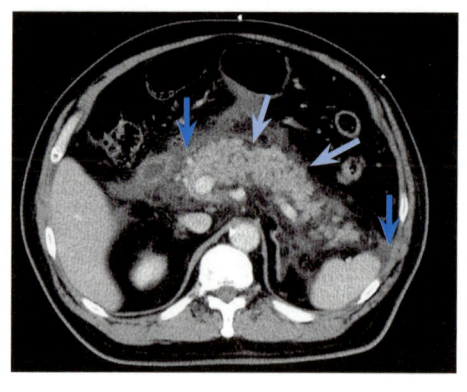

図1　症例の腹部造影CT
　➡：液体貯留
　➡：膵腫大

表1　急性膵炎の診断基準（厚生労働省難治性膵疾患に関する調査研究班2008年改訂）

| ① 上腹部に急性腹痛発作と圧痛がある |
| ② 血中または尿中に膵酵素の上昇がある* |
| ③ エコー，CTまたはMRIで膵に急性膵炎を示す異常所見がある |

上記3項目中2項目以上を満たし，他の膵疾患および急性腹症を除外したものを急性膵炎と診断する．
ただし，慢性膵炎の急性発症は急性膵炎に含める
* 膵酵素は膵特異性の高いもの（膵アミラーゼ，リパーゼなど）を測定することが望ましい

　血液検査で膵酵素を調べれば診断がつきます．もちろん，手早く腹部エコーなどをやって画像的に評価するのも1つの手です．しかし，このように検査体制が整っていない施設では，尿中アミラーゼなどを調べる場合もあります．急性膵炎は，先述したように重症化すると生命に危険が及ぶ疾患ですから，急性膵炎ガイドラインでも**急性膵炎と診断されたら，原則入院**となっています GL2010 p.102．

❷ 重症度の判定

　入院が決定したら，早速，厚生労働省・急性膵炎重症度判定基準（表2）を用いて重症度を判定しましょう 推奨度A（GL2010 p.79）．

　この判定基準を確実に使うためにはまず，判定因子となる身体所見・検査を確実に行うことです．**よく忘れられてしまう判定因子は，呼吸数，血液ガス**（PaO_2，BE：base excess）**と総カルシウム**（Ca）です．お腹の病気なのに呼吸数？　血液ガス？　と思われるかもしれませんが，そのあたりの理解がきわめて重要です．ぜひ，一度は判定因子すべてに目を通して，急性膵炎にめぐり合ったときの対応を考えておきましょう．さらに，重症度判定は原則として発症から48時間以内に行います．経験的にみても，多くの重症急性膵炎は発症から48〜72時間くらいまでに重症化します．ですが，48時間以内に一度，行えばいいというわけではなく，急性膵炎と診断できれば直ちに重症度を判定し，その後くり返し**重症度を判定することが重要**です[5, 6] 推奨度A（GL2010 p.79）．当施設では入院時，発症48時間，発症72時間の3回の判定をしています．そこまでして慎重に扱わなくてはいけない理由は，重症と判定された場合，集中治療を視野に入れた治療を行うことになるし，施設によっては高次医療施設（消化器内科・外科医が常勤している施設）へ転送をしなくては救命できなくなる可能性があるからです．

表2 急性膵炎重症度判定基準
　　　　（厚生労働省難治性膵疾患に関する調査研究班2008年改訂）

```
重症度判定基準
予後因子
　① BE≦−3mEqまたはショック※1
　② PaO2≦60mmHg（room air）または呼吸不全※1
　③ BUN≧40mg/dL（またはCr≧2.0 mg/dL）または乏尿※1
　④ LDH≧基準値上限の2倍
　⑤ 血小板数≦10万/μL
　⑥ 総Ca値≦7.5mg/dL
　⑦ CRP≧15mg/dL
　⑧ SIRS診断基準※2における陽性項目数≧3
　⑨ 年齢≧70歳
```

※1　臨床徴候は以下の基準とする
　　　　ショック：収縮期血圧が80mmHg以下
　　　　呼吸不全：人工呼吸管理を必要とするもの
　　　　乏尿：輸液後も1日尿量が400mL以下であるもの
※2　SIRS診断基準項目：
　　　❶ 体温＞38℃あるいは＜36℃
　　　❷ 脈拍＞90回/分
　　　❸ 呼吸数＞20回/分あるいはPaCO2＜32 Torr
　　　❹ 白血球数＞12,000/μLか＜4,000μLまたは10%幼若球出現
原則として発症後48時間以内に判定する．
予後因子は各1点とする．スコア2点以下は軽症，3点以上を重症とする．
また，造影CT Grade≧2（表3参照）であれば，スコアにかかわらず重症とする．

❸ 腹部CTのみかた

　最近，多くの施設で行われるようになってきているタンパク分解酵素阻害薬・抗菌薬膵局所持続動注療法（continuous regional arterial infusion of protease inhibitor and antibiotics：CRAI）も，造影CTで膵に造影不良領域が確認された症例にできるだけ早い時期に行うべきであり，発症後72時間以内であることが望ましい[7]と言われています．

　その点で，重症急性膵炎を疑う場合も含めて，重症急性膵炎に対応できる施設では，できるかぎり腹部造影CTを撮影し，壊死性膵炎の有無，その範囲などを評価することが有用です GL2010 p.82．

　〔注：2008年10月からの重症度判定基準では造影CTによるCT Grade分類（表3）となっており，CT所見のみでも重症判定が可能です（p94参照）．造影の施行にあたっては十分な補液を行って**造影剤腎症**を防止しなくてはなりません GL2010 p.82〕

　CTを読むうえで診ていくポイントは，①膵腫大（椎体との比較），②膵のdensity，③造影効果の変化と不均一性，④膵周囲の炎症性変化（脂肪濃度上昇），⑤急性滲出液貯留，⑥Gerota筋膜などです[8]．

　画像読影上，もう1つ大切なことは，胆石・総胆管結石の存在確認です．急性膵炎の原因の多くはアルコール性と胆石性，特発性（原因が不明である場合）の3つに大別されます．胆石性膵炎の場合，石の除去を行わなくては病態の改善が期待できません．よって，胆石が原因となっている場合にはERCP（endoscopic retrograde cholangiopancreatography：内視鏡的逆行性膵胆管造影）やERBD（endoscopic retrograde biliary drainage：内視鏡的逆行性胆管ドレナージ）・ENBD（endoscopic nasobiliary drainage：内視鏡的経鼻胆道ドレナージ）などを考慮した対応や，施設によってはタイミングよく転送することも重要です．

表3 急性膵炎診断基準・重症度判定基準（2008改訂）

造影CTによるCT Grade分類
浮腫性膵炎は造影不良域＜1/3とする．
原則として発症後48時間以内に判定する．

＊ 造影CT Grade ≧2であれば，スコアにかかわらず重症とする．

膵造影不良域 ＼ 炎症の膵外進展度	前腎傍腔	結腸間膜根部	腎下極以遠
＜1/3	CT Grade 1	CT Grade 1	CT Grade 2
1/3～1/2	CT Grade 1	CT Grade 2	CT Grade 3
1/2＜	CT Grade 2	CT Grade 3	CT Grade 3

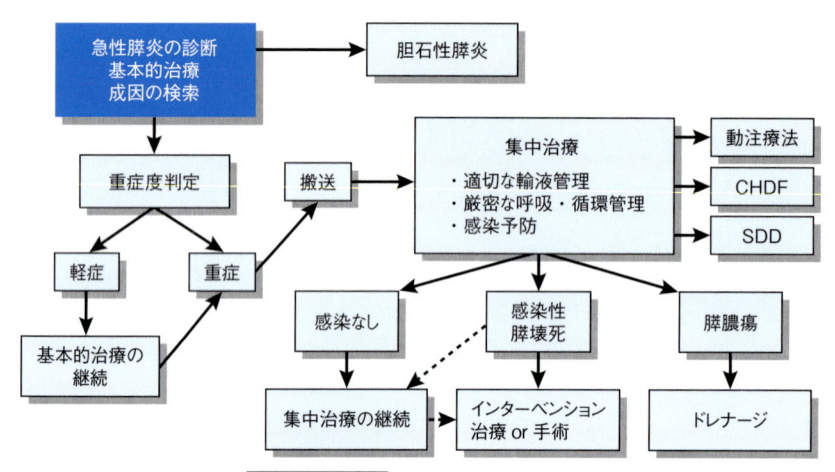

図2　基本的診療方針　GL2010 p.42

入院治療計画を立案する

❶ 急性期治療計画を立案する

重症度によって対応が分かれていきます（図2 GL2010 p.42）．

急性膵炎の多くは軽症であり，入院治療が必要ですが自然治癒，あるいは少ない診療援助で回復します[5]．よって，軽症〜中等症ではほとんどが大量輸液・鎮痛で経過を診ていくことになります．入院の段階で重症と判定された症例では，今後の多臓器不全に備えて集中治療管理を含めて，相当な覚悟で挑まなくてはなりません．Golden Timeは48時間ですから，特殊療法を含めて適切な入院計画を立てておく必要があります．

もちろん，軽症や中等症であっても発症から72時間あたりで重症化してくる症例も経験していますので，発症から何日も経ってから入院・転院となった症例ではあてはまらない場合もありますが，「**入院してからの3日間が勝負**」です．ここで手を抜いたり，気を抜いたりするといつか痛い目にあいます．

1 輸液　推奨度A（GL2010 p.104）

急性膵炎の治療の基本は，とにかく輸液です．急性膵炎は別名 "internal burn" とも言われているように，体のなかで起きた熱傷と考えてもよいです．であれば，通常の輸液の2倍（50 kgの人で4,000 mLくらい）入れていくのが基本ですがBaxterの公式みたいなものは急性膵炎にはありません．急性膵炎ガイドラインでは，60～160 mL/kgが必要で，平均動脈圧*≧65 mmHgと尿量（0.5～1 mL/kg/時以上）の確保を目標に対応することが明記されています．

もちろん，心不全や腎不全の既往歴がある人では加減が必要ですが，リンゲル液などできるかぎり多くの輸液を入れることが基本です．

＊平均動脈圧＝拡張期血圧＋（収縮期血圧－拡張期血圧）/3

2 タンパク分解酵素阻害薬　推奨度C1（GL2010 p.108）

タンパク分解酵素阻害薬に関しては，RCT（randomized clinical trial：無作為化臨床試験）がなく実際のところ，エビデンスがありません．しかし，多くの日本の臨床医は使用しています．経静脈的投与に関しては，急性膵炎ガイドラインでは軽症・中等症でのエビデンスは明らかではないとしています．重症例での使用に関しては肯定的です．日本では急性膵炎の病名のもと，

- メシル酸ナファモスタット（フサン®）20 mg/日，
- メシル酸ガベキサート（エフオーワイ®）600 mg/日

が保険適応になっています．

3 鎮痛薬　推奨度A（GL2010 p.105）

急性膵炎の痛みは，腹痛のなかで格段に痛いとも言われ，激しく持続的であり，ブプレノルフィン塩酸塩（レペタン®）などによる鎮痛が重要[9]です．ブチルスコポラミン臭化物（ブスコパン®）やジクロフェナク（ボルタレン®）などの投与を行っても全く効かない場合があり，ペンタゾシン（ペンタジン®）を使用することもよくあります．個人的にはペンタゾシン（ペンタジン®）やブプレノルフィン塩酸塩（レペタン®）を2～3回使用しても効果がないときには，膵炎の局所コントロールのためにタンパク分解酵素阻害薬・抗菌薬膵局所持続動注療法（continuous regional arterial infusion：CRAI）を使用することもあります．

鎮痛は入院中の患者さんのQOLに最も影響を及ぼすものだけに，気を使いすぎても使いすぎることはありません．

4 タンパク分解酵素阻害薬・抗菌薬膵局所持続動注療法（CRAI）　推奨度C1（GL2010 p.115）（図3）

CRAIは血管造影のテクニックを用いて，カテーテルを腹腔動脈や上腸間膜動脈に留置することで治療できることから，現在非常に広く普及し，全国の病院でも行われるようになりました．ただし，適応に関しては施設によってずいぶんと差があります．保険適応がない治療法なので，施行にあたっては注意が必要です．急性膵炎の火元を押さえ込む方法であり鎮痛効果にも優れ，また抗菌薬の動注は感染対策にもなると考えられています．

CRAIはまだRCTでの評価がなく，エビデンスがないためオプションとしての位置づけですが，経験的には優れた治療法だと思います．CRAIを行うためには血管造影ができる医師の手配が必要です．

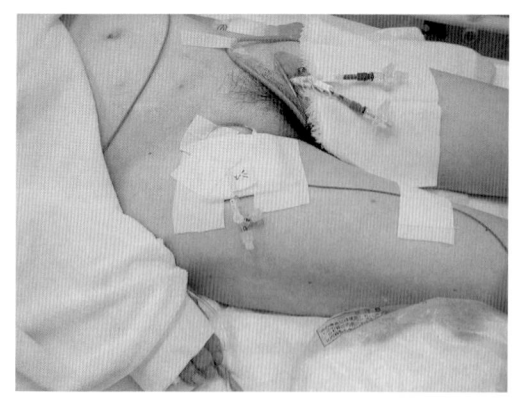

図3　右鼠径部から挿入された動注カテーテル

カテーテルの挿入位置に関しては腹腔動脈で済ませてしまう場合や，膵の頭部や尾部に狙いを定めてさらに奥を選択することもあります．上腸管膜動脈にも挿入してダブルカテーテル挿入をしている施設もあります．もちろん，CRAIを行うとなったらカテーテルの逸脱を防ぐうえでも鎮静などが必要になるので，集中治療室管理が基本となります．

5 抗菌薬

急性膵炎，特に重症急性膵炎では感染対策も必要です．急性膵炎ガイドラインでは，感染性膵合併症の発生の低下や，生命予後の改善が期待できるとして重症例には予防投与を推奨しています 推奨度B（GL2010 p.105）．

しかし，軽症例に対する予後改善効果は乏しく，必要性がありません 推奨度D（GL2010 p.105）．ただし，胆管炎合併例では抗菌薬の投与を考慮するべきです．

基本的にはbacterial translocationによる感染ですから，ターゲットは腸内細菌になります．グラム陰性桿菌を視野に入れた抗菌薬の選択が推奨されています．実際のところ，重症例ではカルバペネム系抗菌薬の使用が多いと思われます〔例：メロペネム（MEPM：メロペン®）0.5g 6時間ごと，イミペネム（IPM/CS：チエナム®）0.5g 6時間ごと〕．抗菌薬の早期投与に関しては，膵局所感染を抑制することはできませんが，呼吸器感染症や尿路感染症などの膵外感染の抑制が期待されるとの報告があります[10]．抗菌薬の予防投与がどこまで最終的な予後に効果があるのかは疑問がありますが，大きな副作用がないのであれば膵外感染合併の低下により壊死性膵炎の予後を改善すると考えるのは妥当[11]だと考えます．

6 外科的治療

重症急性膵炎のなかでも**壊死性膵炎**では壊死部位にひとたび感染が起こると，きわめて重篤になり，何カ月も感染対策に悩むことになります．これがどれだけ大変かは経験した医師にしかわからないと思います．かつては壊死性膵炎に感染性膵壊死を併発した場合には手術適応となっていましたが，現在の急性膵炎ガイドラインでは壊死性膵炎に対するnecrosectomy（ネクロゼクトミー）などの手術は可能なかぎり後期（発症から3〜4週後以降）に施行すべきとなっています 推奨度C1（GL2010 p.124）．

その点で，造影CTによる壊死の有無，壊死範囲の確認はやはり重要になります．

７ 経腸栄養

bacterial translocationの面からも早い段階で経腸栄養を行うべきだという意見が多々あります．急性膵炎ガイドラインでも，重症例における経腸栄養は感染合併症の発生率を下げ，入院期間の短縮や医療費への軽減にも役立つとしています 推奨度B（GL2010 p.110）．しかし，いつ始めるべきかに関しては言及がなく，イレウスや腸管虚血・壊死に注意しながら施行と書かれています．穿孔例の報告もあり，やはり麻痺性イレウスの状態が改善されたことを確認してから開始すべきだという意見でまとまりそうです．

８ 選択的消化管除菌（selective digestive decontamination：SDD）

経腸栄養とあわせて考える必要がありますが，経腸栄養を流す前に抗菌薬・抗真菌薬の投与によって消化管除菌を進めることで，bacterial translocationを防止しようというものです．SDDに関してはRCTが少なく，死亡率を低下させる根拠には乏しいと急性膵炎ガイドラインでは推奨度を下げています 推奨度C2（GL2010 p.113）．

９ 持続的血液濾過透析（continuous hemodiafiltration：CHDF）

急性膵炎では**血管透過性の亢進**が起こるため，血圧低下などの循環不全も引き起こします．その点で大量輸液を可能にするうえで，CHDFによって緩徐に体内の水分を調整することは理に適っており，腎保護にも効果的です．尿量の確保も非常に重要であり，集中治療管理のなかでは大きな武器となります．乏尿・無尿，急性腎不全を改善させる目的で行われる場合はrenal indicationでの施行となります 推奨度B（GL2010 p.114）．

その一方で，急性膵炎では先述のとおり，サイトカインストームが起きますので，CHDFはそのサイトカイン除去に有効ではないか，とも言われています．膵炎の病態を増悪させうる病因物質除去効果を期待してのnon-renal indicationはやや推奨度が劣ります 推奨度C1（GL2010 p.114）．

ただし，高額な治療法なので，経済的な適応はよく考慮する必要があります．

10 内視鏡的処置

胆石性膵炎であれば，これは石の除去です．緊急のERCP・EST（endoscopic sphincterotomy：内視鏡的乳頭切開結石除去術）に関しては胆道通過障害を疑う症例，胆管炎合併例に施行すべきとしています 推奨度B（GL2010 p.116）．

でも，実際のところの問題はESTのタイミングです．一期的に乳頭に切開まで加えて除去してしまうか，まずはドレナージ（ERBD/ENBD）で逃げて，急性膵炎が少し治まり全身状態が安定してからESTを行うかは，術者の力量にもより，施設によっても方針が異なると思われます．

❷ 緊急事態を発見・対処する

およそ軽症で治る急性膵炎は，発症から数日で治癒していきます．悪化していく膵炎の流れを食い止めるチャンスはくどいようですが，最初の３日です．この**３日間で，いかに重症化を予知するかがポイント**です．そのためには連日，重症度判定をくり返して患者さんを素直に評価し，起こりうる合併症とその対応を知っておくべきです．

1 呼吸不全

放出されたhumoral mediatorによって血管透過性が亢進し，肺水腫や急性呼吸促迫症候群（acute respiratory distress syndrome：ARDS）を起こすことがあります．**入院当初3日間は毎日，胸部X線を撮影し，血液ガスを採取し評価をしています**．もしも，肺水腫になってきたのであれば，気管挿管・人工呼吸管理が必要です．

2 循環不全＆腎不全

血管透過性亢進のために，輸液量が足りないと血管内のvolumeが保てずにショックになってしまう場合があります．中心静脈カテーテルが挿入されているのであれば，毎日，中心静脈圧（central venous pressure：CVP）を測定し，輸液量の増減をきめ細かく行いましょう．尿量のモニタリングもまた，循環管理のうえできわめて重要です．**循環不全・腎不全を防止する策は，やはり大量輸液**です．呼吸不全とも関連して，大量輸液を可能にするうえでCHDFのrenal indicationも必要に応じて考えていきましょう．

3 腸閉塞

膵周囲に起きた強い炎症によって腸管運動が止まってしまい，麻痺性イレウスになります．それに伴ってbacterial translocationも起こりやすくなると考えられています．ここで，腸蠕動を無理やり改善させるのではなく，やはり**大量輸液を行って，腸間膜の循環を維持**しておくことが重要です．

4 NOMI（non-occlusive mesenteric ischemia：非閉塞性腸間膜虚血）

急性膵炎においては，血管攣縮を起こすことが近年，盛んに報告され，このNOMIもまた，血管内凝固活性の著明な亢進と上腸間膜動脈の攣縮によって，腸間膜動脈本幹に器質的血管閉塞を伴わない広範な腸管虚血・壊死をきたす[12]と言われています．虚血から壊死，そして腸管穿孔が起きたりすると，ただでさえ膵炎で困っているのに弱り目に祟り目になってしまいます．防止策としてはやはり大量輸液が必要です．

あと，CRAIもまた血管攣縮を抑制するとも考えられています[12]．経過中に**アシドーシスが進行したり，膵炎とは異なる腹痛があったりする際は疑い時です．NOMIは疑ってかからないかぎり，みつけることは難しい**と思います．こまめな腹部の診察がやはり必要です．もしも壊死に陥ってしまったのであれば，これはもう開腹手術しかありません．

5 耐糖能障害

膵臓のもう1つの機能である内分泌機能の障害によってインスリン分泌が滞ると，結果として高血糖を引き起こします．入院治療のなかでは，基本的にはインスリン投与による管理となります．膵臓のダメージそのものが大きかったことで，二次性の糖尿病になってしまう症例も経験しています．いずれにしても高血糖の状態のままでは感染コントロールもうまくいかないので，きちんとした血糖管理が求められます．

6 腹腔内出血

Gray-Turner徴候などで有名ですが，めったにお目にかかることはありません．というか，これをみたら，かなり厳しい病状だという認識をもたなくてはいけません．出血性の壊死が腹

腔内で起きているわけですから，出血管理なども必要になります．

7 感染性膵壊死

壊死に陥った膵の組織に感染したもので，非感染性膵壊死との鑑別のためにはCTガイド下でのFNA（fine needle aspiration：穿刺吸引細胞診）を行って感染の確認をする必要があります．いずれにしても急性期の手術は予後を改善しないことがわかっていますので，まずは発症から2週間はCRAIやCHDFなどのオプションを使いながらも保存的治療に徹するべきです．

8 膵仮性嚢胞

発症4週間後に出現することが多いと言われています．嚢胞に感染を起こすような場合もあり要注意です．少し膵炎が落ち着いたところでCTを撮影して，確認しています．

❸ 初期治療に対する効果を判定する

まずは腹痛の改善が患者さんのQOLを最も上げます．ですが，急性膵炎は全身の病気ですから，腹痛が改善しても病気が全体としてよくなっていると考えるのは性急です．呼吸・循環の確認はやはりバイタルサインになりますし，**尿量の確保も重要**です．血糖管理もまた然りで，やはり全身の評価を，病歴聴取や身体所見を通して行わねばなりません．この際，血液検査のアミラーゼやリパーゼは全くあてになりません．白血球数やCRPも同様です．

治療効果判定に重症度判定を用いることで，全身管理を進めていきましょう．

また，膵周囲の状況を知るうえで，**72時間後もCTを撮影して評価**します．できれば造影CTとして壊死部位の比較を行いましょう．膵周囲の液体貯留の状況や仮性嚢胞の有無などもチェックします．CRAIなどを行っている患者さんでは，カテーテルの位置を毎日，腹部X線を撮影し確認します．抜けてしまっているようならば，透視下で再挿入になります．

❹ 退院に向けて考えること

痛みも改善し，トイレ歩行も可能になってくれば，そろそろ退院を視野に入れていく段階です．

おそらくそのなかで食事の開始が一番悩むところだと思います．食べてみて，また痛くなるのは医者にとってもいやなものです．急性膵炎回復期の食事開始のタイミングは症例ごとの病態に左右されるため画一的な基準はありません[13]．あまり慎重になりすぎるのも在院日数を長くしてしまうので，お腹の張りが改善し，食欲が出てきた場合には食事させてもよい[14]かもしれません．

食事の考え方としては，脂肪制限を厳格に行い，糖質主体と流動食からはじめ，タンパク質を適宜増量していくことになります[13]．

とにかく，膵炎の再発を防ぐことが重要です．アルコール性急性膵炎であった患者さんには禁酒・節酒指導を行いましょう．胆石が残っている方には，手術・内視鏡治療を含めて対処しておくことが大切です．慢性膵炎急性増悪の患者さんにはカルモスタットメシル酸塩（フオイパン®）などの内服薬でのコントロールも考慮しましょう．

症例へのアプローチ

　この症例は急性膵炎の診断基準を満たし確定診断されました．入院時の重症度判定では，予後因子スコアでBE，血小板が陽性で，SIRS診断基準上は，脈拍数と呼吸数・$PaCO_2$の2項目のみが陽性で「SIRS」の診断基準には該当しますが，3項目にいたらず，年齢とともに加点対象にはならないため，予後因子スコアは2点，で「軽症」と判定されました．

　造影CT Grade分類では，造影不良域はないものの，周囲の液体貯留は左腎下局まで達していたので，Grade 2となり「重症」と診断されました．

　急性膵炎と診断されているので入院となりましたが，その時点で臓器不全の徴候はなく，一般病棟での保存的治療（輸液3,500mL/日＋フサン® 20mg＋ガスター® 20mg）を開始しました．非常に腹痛が強く，ボルタレン® 坐薬（50mg）などでは効果がなく，レペタン® 0.2mgでコントロールをすることができました．アルコール離脱せん妄は起きませんでした．バイタルは維持され保存的治療を継続しました．その後も，尿量が確保され，発熱もなく，徐々に腹痛も改善しました．呼吸不全・循環不全・腎不全・感染合併もなく，6日目には食事を開始．トラブルなく経過し，禁酒指導を行って，第14病日退院となりました．

　（実際，造影CT Grade分類で「重症」と判定される症例のなかにはこうして保存的治療で改善する症例があります．ですが，予後因子スコアで重症となる場合には致命率が高くなる傾向があるので注意が必要です）

本疾患の入院指示書（例）

考えられうる診断名：**急性膵炎**
（上記以外で考えられる診断名：なし）

入院の判断基準	・腹痛がある． ・アミラーゼ・リパーゼの上昇がある．	
入院後の留意事項	入院当日	入院翌日以降～
治療・処置（手術）	・大量輸液，（重症では動注療法・血液浄化） ・胆石性膵炎であればERCP・EST	・大量輸液（重症では動注療法・血液浄化・SDD）
検査	・重症度判定基準の判定 ・腹部骨盤部造影CT（壊死部の評価）	・重症度判定基準の判定 ・腹部骨盤部造影CT（壊死・嚢胞の評価）
安静度・経口摂取	・軽症：トイレ歩行可，重症：バルーン留置 ・絶食	・軽症：トイレ歩行可，重症：バルーン留置 ・腹痛がなくリパーゼが低下してきたら食事
点滴・注射指示（例）	・輸液 3,500mL＋フサン® 20mg＋ガスター® 20mg（重症例：抗菌薬：チエナム® 0.5g・6時間毎）	・輸液 3,500mL＋フサン® 20mg＋ガスター® 20mg（重症例：抗菌薬：チエナム® 0.5g・6時間毎）
内服処方（例）	・なし	・なし

コンサルトすべき科 （タイミング）	・重症判定となった場合はICU入室も検討 ・動注をする際は，血管造影できる科へ	・重症判定となった場合はICU入室も検討 ・動注をする際は，血管造影できる科へ
説明・指導	・重症膵炎は死亡する可能性がある	・膵壊死部に感染をきたすと感染コントロールが難しくなることがある
その他，特記事項	・重症判定されれば，公費負担申請書記入	・重症判定されれば，公費負担申請書記入
退院の判断と留意事項 平均10日目	・食事摂取しても腹痛がない ・アルコール性膵炎の患者さんはお酒を控える	

さいごに

膵炎の重症度は日々刻々と変化するもの，との認識をもって診療にあたるべきであり，診断と治療に一刻の猶予も与えられていないことを認識すべき[15]だと思っています．なので，くどいようですが，週末であっても，お盆や正月であっても，**急性膵炎を受け持った最初の3日間はとにかく，重症化を防ぐ，重症化の兆しを見逃さない**努力をして欲しいと思います．あと，感染しだしたら手がつけられなくなります．必要外の抗菌薬使用や感染対策はお勧めできませんが，適切な感染対策を講じることは急性膵炎のマネージメントにおいてきわめて重要です．また，医療費の公費負担制度がありますので，重症急性膵炎と診断されたら書類を記入し，家族から役所への届出をするようにしてください．受理された日からの医療費が国から補助されます．

2008年10月からの新基準と2009年7月からのガイドライン

2008年10月から，重症度判定基準が新しいものに改訂されておりますので，ご注意ください．この基準では，急性膵炎全体の8割くらいが軽症例と判定されます．旧基準において重症と判定していたものが軽症と判定される可能性もありますので，どんな膵炎であってもやはり最初の3日間は要注意という認識はもち続けていてください．

あと，「急性膵炎診療ガイドライン2010」では，Clinical Indicatorとして"Pancreatitis Bundle"を設定しています（表4）．

このPancreatitis Bundleに設定された10項目はいずれも急性膵炎ガイドライン2010のなかで推奨度A・Bのもので構成されており，いつ，どこで，何をするかが明記されています（図4）．救急からの入院治療という点では，このPancreatitis Bundleをもとに診療されることが望ましいと思われます．

参考文献
1) 大槻 眞，木原康之：急性膵炎全国疫学調査．厚生労働科学研究研究費補助金特定疾患対策研究事業 難治性膵疾患に関する調査研究．平成16年度研究報告書．pp56-63，2005

表4 Pancreatitis Bundle

		GL2010	推奨度
1	① 急性膵炎診断時,② 診断から24時間以内,および,③ 24〜48時間のおのおのの時間帯で厚生労働省重症度判定基準を用いて重症度をくり返し評価する	p.79	A
2	重症急性膵炎では,診断後3時間以内に,適切な施設への搬送を検討する	p.85	A
3	急性膵炎では,診断後3時間以内に,病歴,血液検査,画像検査などを用いて,膵炎の成因を鑑別する	p.57	A
4	胆石性膵炎のうち,胆管炎合併例,黄疸の出現または増悪などの胆道通過障害の遷延を疑う症例には早期のERCP＋ESの施行を検討する	p.116	B
5	重症急性膵炎の治療を行う施設では,造影可能な重症膵炎症例では,初療後3時間以内に,造影CTを行い,膵不染域や病変の広がりなどを検討し,造影CT Gradeによる重症度判定を行う	p.82	(−)
6	急性膵炎では発症後48時間以内は,十分な輸液とモニタリングを行い,平均血圧：拡張期血圧＋(収縮期血圧－拡張期血圧)/3：65mmHg以上,尿量0.5mL/kg/時以上を維持する	p.104	A
7	急性膵炎では疼痛のコントロールを行う	p.105	A
8	重症急性膵炎では24時間以内に広域スペクトラムの抗菌薬を予防的に投与する	p.105 p.107	B B
9	重症急性膵炎では,重症膵炎と診断後可及的すみやかに（2日以内に）公費負担の申請書類を患者の代諾者に渡す	p.5	(−)
10	胆石性膵炎で胆嚢結石を有する場合には,膵炎鎮静化後,胆嚢摘出術を行う	p.120	B

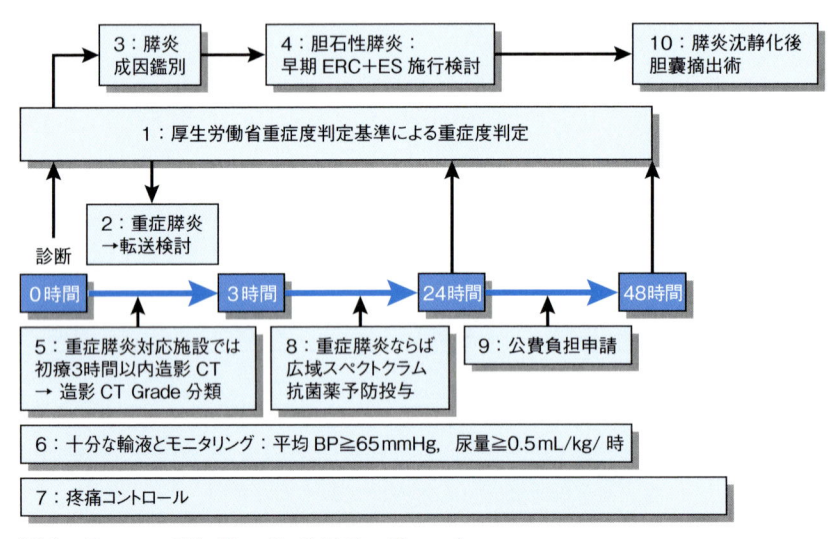

図4 Pancreatitis Bundleのフローチャート

2）「エビデンスに基づいた急性膵炎の診療ガイドライン第2版」（急性膵炎の診療ガイドライン作成委員会 編），金原出版，2007
3）武田和憲：総論：急性膵炎をめぐる最近の動向．胆と膵，29（4）：277-279, 2008
4）広田昌彦 他：急性膵炎重症化の分子機構．胆と膵，29（4）：313-316, 2008
5）小泉 勝：膵炎の重症化予測の限界とガイドラインとしての将来展望．消化器外科，29：1657-1662, 2006
6）大槻 眞 他：ガイドライン改訂に向けた提言．消化器外科，29：1729-1734, 2006
7）竹山宜典：重症膵炎への特殊治療（動注，SDD，経腸栄養）．肝胆膵，51（6）：1111-1119, 2005

8) 森下博之：画像専門医でなくてもここまでは読みたい，読んでほしい④ 急性胆嚢炎・急性膵炎．レジデントノート，10（5）：723-728，2008
9) 真弓俊彦 他：重症膵炎の全身管理法．消化器外科，29：1703-1710，2006
10) Manes, G. et al. : Timing of antibiotic prophylaxis in acute pancreatitis : a controlled randomized study with meropenem. Am. J. Gastroenterol., 101 : 1348-1353, 2006
11) 横江正道 他：急性膵炎における抗菌薬の早期投与は合併症の予防，予後改善につながるか？ EBMジャーナル，9（1）：102-110，2008
12) 広田昌彦 他：特殊な急性膵炎と合併症－予防と治療－．NOMI．消化器病セミナー，84：191-197，2001
13) 片岡慶正 他：急性膵炎における食事開始のタイミングと栄養指導．胆と膵，29（4）：331-337，2008
14) Whitcomb, D. C. : Clinical practice. Acute Pancreatitis. N. Engl. J. Med., 354（20）: 2142-2150, 2006
15) 平田公一 他：急性膵炎の診断と治療－「急性膵炎診療のガイドライン」を中心に－．膵臓，21：471-478，2006

第3章 消化器疾患での入院から退院へのアプローチ

3 急性胆嚢炎
～手術？ ドレナージ？
さて，ガイドラインでは？～

横江正道

POINT

- 腹部エコーで，石の存在とその位置，壁の厚さと周囲の炎症波及を確認しよう！
- 胆嚢だって炎症が高度に進めば，いつかは破れてしまう！

はじめに

　救急外来でみなさんが診る腹痛のなかで，胆石が関連する痛みはかなりの数にのぼると思います．一晩当直していると，1人ぐらいは胆石の患者さんがやってくるような気がします．でも，これだけのcommon diseaseでありながら，いままで，その診断基準や重症度判定基準がありませんでした．身体所見としてMurphy徴候は教科書的にも，国試的にもあまりに有名ですが，実際のところ，感度はそれほど高くありません．いままでの先生方はこれを駆使しながら，独自の診断確定方法をもって診療にあたっていたことになります．しかし，2006年になって，世界初となる急性胆道感染症の診断基準と重症度判定基準が日本で作成され，『**科学的根拠に基づく急性胆管炎・胆嚢炎の診療ガイドライン**』（以下，**胆道炎ガイドライン**）として刊行されました[1]．さらにこの胆道炎ガイドラインは，国際コンセンサス会議を経て，国際版『Tokyo Guidelines for the management of acute cholangitis and cholecsytitis』[2]として世界でも活用されるに至っています．今回は，この胆道炎ガイドラインを通して，急性胆嚢炎の入院診療について考えていきましょう（注：本文中に示した推奨度は胆道炎ガイドラインに準じます．ページ数を付記しておきます： 推奨度○（GL p.00） と表記）．

CASE

46歳，女性．
　2日前の夕方から上腹部痛を自覚．嘔吐を3回し近医を受診したが，十二指腸潰瘍の疑いがあるとしてオメプラゾール（オメプラール®：PPI）を処方されて帰宅．内服にて一時的に改善した．しかし，翌日になって再度上腹部痛が悪化し，食欲もなくなったため当院救急外来を受診した．最近の黒色便などはない．
　既往歴：40歳のときに十二指腸潰瘍
　身体所見：意識清明．血圧 169/94mmHg，脈拍 96/分・整，体温 36.9℃，SpO_2 95％（room air），呼吸数 18/分．貧血・黄疸なし，心音・呼吸音異常なし，腹部：腹部全体に圧痛あり，Murphy徴候あり，反跳痛・筋性防御はなし，McBurney（－），腹部聴診上

亢進・減弱なし，下肢：浮腫なし
検査結果：WBC 29,900/μL, Hb 12.9g/dL, Ht 38.6％, Plt 17.2万/μL, Alb 3.26g/dL, CK 13IU/L, AST 20IU/L, ALT 9IU/L, LDH 316IU/L, ALP 339IU/L, γGTP 12IU/L, Amy 27IU/L, Cr 0.54mg/dL, BUN 30.2mg/dL, BG 185mg/dL, Na 138mEq/L, K 3.8mEq/L, Cl 104mEq/L, T-Bil 0.96mg/dL, CRP 35.01mg/dL
腹部エコー：胆嚢内にアコースティックシャドーを引く胆石を認め，胆嚢壁が軽度肥厚．周囲の炎症は軽度（図1）

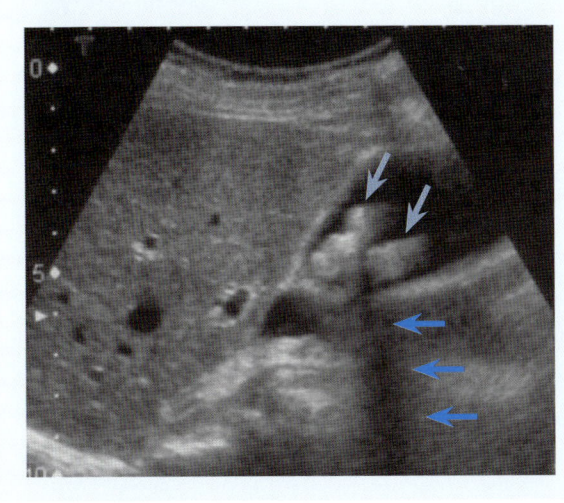

図1　腹部エコー
⇒：胆石，
→：アコースティックシャドー，
胆嚢壁：軽度肥厚

診断と重症度の判定

❶ 診　断

右季肋部痛があって，Murphy徴候があるという点で，胆嚢炎は十分に疑わしいですよね．ですが，十二指腸潰瘍の既往などがあると，はたして消化管疾患か，胆膵疾患なのか救急外来では悩ましいことがあると思います．これは，病態が初期であればあるほど難しいと思います．そこで，胆道炎ガイドラインを使ってみましょう．急性胆嚢炎の診断基準（表1）を用いると，胆嚢炎と診断を下すためには，**右季肋部痛やMurphy徴候**，**発熱**などの炎症所見，**胆嚢炎の特徴的画像所見**が必要になります．診断基準における「疑診」は，何らかの局所所見と全身所見を認め，「確診」はそれに画像診断を加えたものになっています．

胆嚢炎の成因の90〜95％が胆石ですから，胆石そのものを確認すること，そして炎症の主座が胆嚢にあることを画像的に確認することは，当然といえば当然のことです．身体所見に画像診断が加わった診断基準になっているので，現代的といえます．

❷ 重症度判定

では，続いて重症度判定基準（表2）を用いて重症度を判定します．「重症」は，黄疸があるもの，画像的に腹膜炎，膿瘍，気腫（図2）などを伴うようなものになります．つまり，肝臓への影響や，胆嚢破裂の可能性がありそうな症例が該当します．「中等症」は，黄疸がなく激しい画像所見がないもので，白血球数やCRPなどが高いものが該当します．「軽症」は，重症でも中等症でもないもの，ということになります．

表1 急性胆嚢炎の診断基準

> A. 右季肋部痛（心窩部痛），圧痛，筋性防御，Murphy徴候
> B. 発熱，白血球数またはCRPの上昇
> C. 急性胆嚢炎の特徴的画像検査所見*
>
> 疑診：AのいずれかならびにBのいずれかを認めるもの
> 確診：上記疑診に加え，Cを確認したもの
>
> ただし，急性肝炎や他の急性腹症，慢性胆嚢炎が除外できるものとする．

*急性胆嚢炎の特徴的画像検査所見
　エコー検査：sonographic Murphy sign（エコープローブによる胆嚢圧迫による疼痛），胆嚢壁肥厚（＞4 mm），胆嚢腫大（長軸径＞8 cm，短軸径＞4 cm），嵌頓した胆嚢結石，デブリエコー，胆嚢周囲液体貯留，胆嚢壁sonolucent layer，不整な多層構造を呈する低エコー帯，ドプラシグナル
　C T：胆嚢壁肥厚，胆嚢周囲液体貯留，胆嚢腫大，胆嚢周囲脂肪織内の線状高吸収域
　MRI：胆嚢結石，pericholecystic high signal，胆嚢腫大，胆嚢壁肥厚

表2 急性胆嚢炎の重症度判定基準

重症急性胆嚢炎
急性胆嚢炎のうち，以下のいずれかを伴う場合は「重症」である． ① 黄疸* ② 重篤な局所合併症：胆汁性腹膜炎，胆嚢周囲膿瘍，肝膿瘍，胆嚢捻転症，気腫性胆嚢炎，壊疽性胆嚢炎，化膿性胆嚢炎
中等症急性胆嚢炎
急性胆嚢炎のうち，以下のいずれかを伴う場合は「中等症」である． ① 高度の炎症反応（白血球数＞14,000/μLまたはCRP＞10 mg/dL） ② 胆嚢周囲液体貯留 ③ 胆嚢壁の高度炎症性変化：胆嚢壁不整像，高度の胆嚢壁肥厚
軽症急性胆嚢炎
急性胆嚢炎のうち，「重症」「中等症」の基準を満たさないものを「軽症」とする

*胆嚢炎そのものによって上昇する黄疸は特にビリルビン＞5 mg/dLでは重症化の可能性が高い（胆汁感染率が高い）

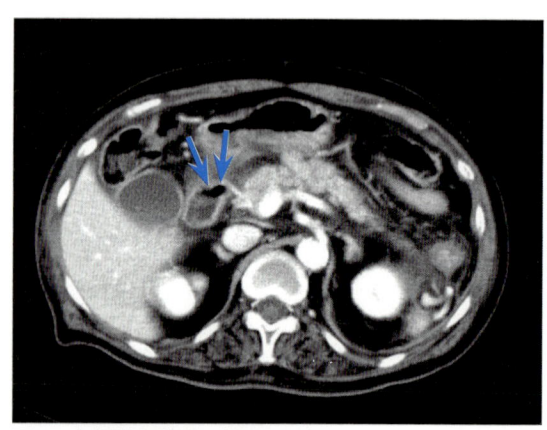

図2 気腫性胆嚢炎（腹部CT）
　→：胆嚢内のair

> **CASEのアセスメント**
> 診断基準は「確診」で，重症度判定基準では「中等症」と判断された．

入院の判断基準は？

● 急性胆嚢炎の入院適応～できるかぎり入院治療

急性胆嚢炎の初期治療として，手術や緊急ドレナージ術を考慮しながら，絶食，十分な輸液と電解質の補正，鎮痛薬，抗菌薬投与を行う 推奨度A（GL p.132）となっています．ということですから，急性胆嚢炎と診断されたら入院治療が原則だと思います．しかしながら，胆道炎ガイドラインには入院適応に関する記載はありません．疑診だから，軽症だから入院不要とは書かれてはいません．むしろ，「**軽症であっても慎重に対応する必要がある**」と書かれています．よって，急性胆嚢炎は疑診であっても軽症であっても，できるかぎり入院させて治療する方針になります．

ひとつ悩ましい部分として，「胆石仙痛発作」と呼ばれるような猛烈に痛いだけの発作を訴えて救急外来を受診される患者さんもいます．厳密に言えば，胆嚢炎と胆石仙痛発作は同義ではありません．炎症像が確立されていないような胆石仙痛発作の患者さんを入院させるかどうか悩ましいですが，痛みだけの場合でも胆道炎ガイドライン上は，「疑診」で「軽症」という判定になりますので，入院させておいた方が無難だと思います．「胆石仙痛発作」に対するNSAIDsの投与は有効 推奨度B（GL p.132）になっていますので，ジクロフェナク（ボルタレン®）坐剤などでまずはコントロールしていくことになります．

入院治療計画を立案する

❶ 急性期治療計画を立案する

■1 初期の治療

どんな重症度の急性胆嚢炎であっても，初期治療は絶食，十分な輸液と電解質補正，鎮痛薬，抗菌薬投与を行うとなっています 推奨度A（GL p.132）．

輸液に関してはやはりバイタルサインのチェックを行いながら，体重や体格を考慮して輸液量を決定していきます．絶食管理ですから入院後からは1,500～2,000mLの維持輸液を行います．

「抗菌薬は軽症例では不要」という意見もありながら，胆道炎ガイドラインでは，急性胆嚢炎の診断がつき次第，抗菌薬投与を開始する 推奨度A（GL p.135）となっています．薬剤の選択は胆汁移行性などが問題視されますが，胆道炎ガイドラインでは，重症度別に多くの抗菌薬を使用例としてとり上げています GL p.138～139．「サンフォード感染症治療ガイド2009」を参考にするのであれば，

> タゾバクタム/ピペラシリン（PIPC/TAZ）
> ゾシン®ならば4.5 g 8時間ごと，またはアンピシリン/スルバクタム（ABPC/SBT）
> ユナシン®3 g 6時間ごと

などが第一選択になりそうです．急性胆嚢炎の際に，日本でよく使われているセフォペラゾン/スルバクタム（CPZ/SBT）（スルペラゾン®）は，海外であまりエビデンスがないためサンフォードには掲載がありませんが，もしも使うのであれば2 g 12時間ごとの投与になります．ポイントは重症例に対する嫌気性菌を考慮するかどうかで，単独投与を考えた場合にはカルバペネム系抗菌薬〔例：メロペネム（MEPM）：メロペン®，イミペネム/シラスタチン（IPM/CS）：チエナム®など〕の使用も考慮することになります．

2 手術適応を考慮する

輸液と抗菌薬による初期治療計画を立てました．ここで，胆道炎ガイドラインのフローチャート（図3）をみてみましょう．次に考えるべきは**手術適応があるかないか**になっています．

胆嚢炎の治療は，究極的には胆嚢摘出が根本的治療です．実際，アメリカなどでは炎症が治まらなくてもさっさと手術して摘出してしまうようです（むしろ，摘出しごろ？）．ですが，日本はどうでしょうか？ 一部の施設では夜中でも緊急手術をして摘出しているところもあるようですが，多くの施設ではまずは保存的にというスタンスの病院が多いと思います．実際，日本腹部救急医学会などの会員を対象としたアンケート調査でも，急性胆嚢炎の緊急手術の実施率は低く，多くの施設が，PTGBD（percutaneous transhepatic gallbladder drainage：経皮経肝胆嚢ドレナージ）を優先させています[3]．胆道炎ガイドラインにも記載がありますが，PTGBDの保存的治療に対する優位性はエビデンスレベルの高い無作為化比較対照試験（randomized controlled trial：RCT）では，証明されていません[4]．手術を早くやってしまうのがよいか，後に回すのがよいのかに関するRCTのメタ解析では，**手術を遅らせるメリットはどこにもない**とまとめられています[5]．

今回作成された胆道炎ガイドラインも，エビデンスレベルの高い文献をもとに作成すると，急性胆嚢炎はどんな重症度であっても原則，胆嚢摘出術を行うことを推奨し，さらにできることなら腹腔鏡下胆嚢摘出術で行うことを推奨しています．しかし，早期手術の必要性は認めながらも，現実的に手術する立場として，ある外科医からは，「術中胆道損傷は稀ではあるが，きわめて難治であり，手術リスクを考慮した場合には中等症以上での胆嚢ドレナージは今後その有用性を確立していくのではないか」[6]との意見もあります．では，胆道炎ガイドラインにおけるドレナージの位置づけはどうでしょうか？ フローチャートでは，手術リスクありの場合にはドレナージとなっています．ですから，まずは手術を検討しますが，リスクと照らし合わせることがポイントです．軽症例へのドレナージはまずは必要性が低いので，**中等症以上の胆嚢炎を診た場合には，専門医に手術やドレナージの相談をする**ことになります．転送基準では軽症・中等症と幅を広げていますが，初期治療を行い，治療に反応しない場合，手術および胆道ドレナージができない施設では対応可能な施設にすみやかに転送紹介します．ドレナージの方法はおよそ2つで，PTGBDは外科的ハイリスク症例に 推奨度B （GL p.146）（図4），PTGBA（percutaneous transhepatic gallbladder aspiration：経皮経肝胆嚢吸引穿刺法：いわゆる，一発刺し）は 推奨度C （GL p.146）になっています．最近では内視鏡的に胆嚢ドレナージ（endoscopic naso gallbladder drainage：ENGBD）を行う施設もあります．

図3 急性胆嚢炎の診療フローチャート

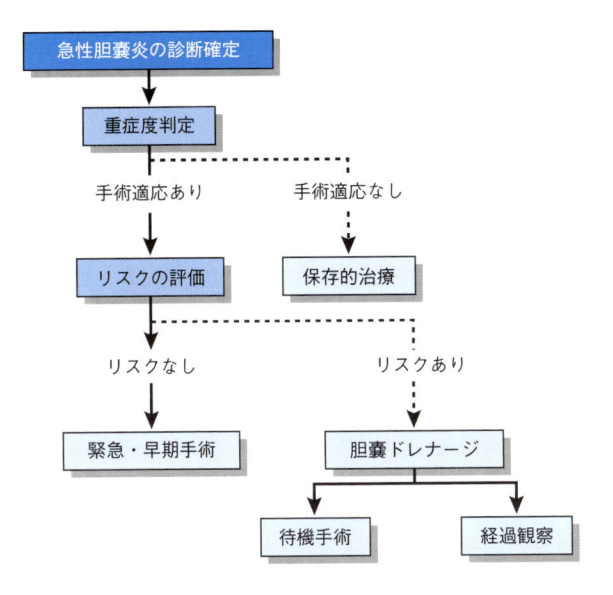

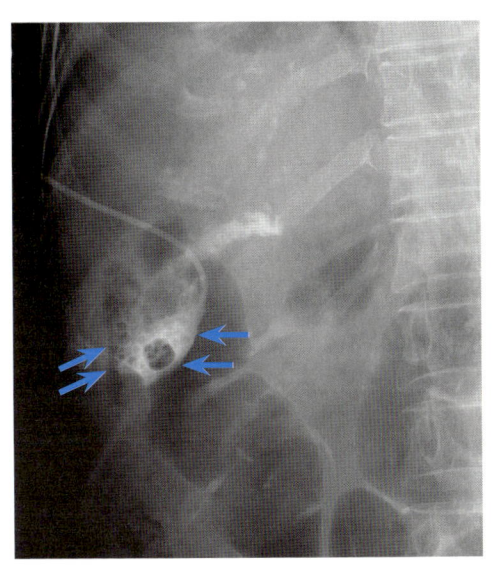

図4 PTGBD（PTGBD造影画像）
胆嚢内にバルーンカテーテルを挿入しドレナージ．造影すると，小結石（→）が多数あり

❷ 緊急事態を発見・対処する

❶ 炎症が進んだ場合

　気腫性胆嚢炎のような重症急性胆嚢炎では，炎症が高度に進むと「胆嚢穿孔」「胆嚢捻転」を起こすことがあります．胆嚢穿孔の頻度は2〜15％程度で，Copeによれば「それほどめずらしいものではない」[7]と書かれていますが，破裂後の胆汁性腹膜炎はかなり激烈で悲惨です．急激に腹痛が増強した場合やバイタルサインが悪化した場合には要注意です．もちろん，毎日，ベッドサイドで腹部を触診することは経過を診ていくうえでとても重要ですから，当然行っていなくてはなりません．穿孔の確認は実際のところエコーやCTではとらえにくい場合があります．CTでfree airさがし（といっても消化管穿孔のように大量にairが出ませんが…）や胆嚢周囲の膿瘍を注意深くみることになります．もしも，穿孔を起こしてしまった場合には有無を言わせず緊急手術です．また，このような重症例にかぎって「**無石胆嚢炎**」であることもありますので，石がないからといって油断は禁物です．

❷ PTGBDの事故抜去

　PTGBDが挿入されている患者さんでは寝返りなどによって，事故抜去（ときには自己抜去）が起こりえます．これもまた胆汁が腹腔内に漏れ出ると相当痛いです．再挿入を試みるかどうかはそのときの状態によります．

❸ 胆石によるその他の合併症

　胆石の大きさや数によって合併症はさまざまですが，胆嚢頸部や胆嚢管に小結石が嵌頓することで機械的圧迫や炎症性変化を生じ，総胆管に狭窄を起こす「**Mirizzi症候群**」も入院中に起こりえる合併症です．また，小結石が総胆管内に落下して，「閉塞性黄疸」や「急性胆管炎」，

「急性膵炎」を起こすことがあります．その点で，急性胆嚢炎に対する早期胆嚢摘出術はこうしたトラブルをいち早く回避する意味も含んでいると考えます．

❸ 初期治療に対する効果を判定する

胆嚢に起きた炎症がまずは治まることが目標ですので，腹痛の改善が最大の指標になります．

腹痛改善後の食事は，特にエビデンスはありませんが，脂肪制限食から開始しています．摂食状況をみながら輸液量を加減し，退院へ向けて進めていきます．

❹ 退院に向けて考えること

胆石が残存しているかぎり，胆嚢炎はいつでも起こりえます．胆道炎ガイドラインに従えば，急性胆嚢炎の治療は原則，胆嚢摘出術ですから，たとえ，今回保存的治療で乗りきったとしても，胆石に対する待機手術は勧められることになります．そのために消化器内科の先生とともに手術を考慮した術前評価（術前心機能評価・呼吸機能評価・腎機能評価など）を確実に進め，外科へうまくバトンタッチしていく必要があります．待機手術は同一入院期間内に行うか，一度退院させ再入院で手術を行うことが想定されます．これは各施設の在院日数にもかかわる問題であり，胆道炎ガイドラインとのバランスが求められます．このあたりも理想と現実には差があり，患者さんとの話し合いのなかで決めていくことになります．

補足的には，胆石を保有する患者さん，特に**高齢者では胆嚢がんの併存**が気になります．急性胆嚢炎における胆嚢がんの併存頻度は 1〜1.5％ですが，60歳以上では 9％ともいわれています[1] GL p.121．退院前に再度，CTなどの画像をきちんと見直して必ず胆嚢がんがあるかどうかチェックしておきましょう．退院させてから，「実は，がんがありました…」と話すのは格好わるいですからね…．

> **CASE の結果**
>
> 重症度判定基準で「中等症」であったが，バイタルサインも安定しており，ボルタレン®坐剤などの治療で痛みのコントロールも良好であったので，PTGBDを挿入せずに絶食・輸液・抗菌薬投与（スルペラゾン® 2g 12時間ごと）で治療を行った．翌日には腹痛も改善傾向で第4病日に食事を開始した．胆石に関して患者さんと相談したところ，外科での手術を希望されたため，MRCP（magnetic resonance cholangiopancreatography：磁気共鳴胆道膵管造影）を行って，総胆管内に結石を認めないことを確認した．手術リスクがほとんどないことから，外科転科とし腹腔鏡下胆嚢摘出術を予定した．第11病日に手術を施行．摘出胆嚢内には小さな黒色石を多数認め，胆嚢がんの存在は認めなかった．術後経過は良好で第14病日に退院となった．

本疾患の入院指示書（例）

考えられうる診断名：急性胆嚢炎
（上記以外で考えられる診断名：なし）

入院の判断基準	・上腹部痛がある ・腹部エコーで胆石・胆嚢炎所見がある	
入院後の留意事項	入院当日	入院翌日以降〜
治療・処置（手術）	・鎮痛剤投与，早期手術が可能ならば手術，ドレナージ（PTGBD, PTGBA）	・鎮痛剤投与，早期手術が可能ならば手術，ドレナージ（PTGBD, PTGBA）
検査	・腹部エコー ・CT	・腹部エコー ・CT，MRCP
安静度・経口摂取	・軽症：トイレ歩行可，中等症以上では安静 ・絶食	・軽症：トイレ歩行可，中等症以上では安静 ・痛みや炎症が改善してきたら食事開始
点滴・注射指示（例）	・輸液＋ゾシン® 4.5g・8時間ごと	・輸液＋ゾシン® 4.5g・8時間ごと
内服処方（例）	・なし	・なし
コンサルトすべき科（タイミング）	・内科でドレナージできない場合は外科 ・早期手術可能なら外科・麻酔科	
説明・指導	・胆嚢壁に高度な炎症が及ぶと穿孔するおそれがあり，腹膜炎を起こすこともある	・胆嚢壁に高度な炎症が及ぶと穿孔するおそれがあり，腹膜炎を起こすこともある
その他，特記事項	・手術適応の評価 ・気腫性胆嚢炎や胆嚢捻転などにも注意	・手術適応の評価
退院の判断と留意事項 平均10日目	・胆嚢摘出術まで施行して退院とするか，一度，退院させてから胆嚢摘出術を予定するかは施設ごとの基準に従うこと	

さいごに

　胆道炎ガイドラインの存在を知っている先生方は多くおられると思いますが，いまのところ（2010年現在）確実に患者さんに使用している先生方は多くないようです．実際のところ，急性胆嚢炎については，いままで診断や治療方針が施設や先生方によってまちまちで，一本筋の通った基本方針はありませんでした．

　この胆道炎ガイドラインを礎にしながら，2006年に東京で開催された国際コンセンサス会議を通して世界中のエキスパートの意見を取り入れた形で国際版「Tokyo Guidelines for the management of acute cholangitis and cholecsytitis」として世界でも使えるように進化して

います．急性胆嚢炎に関しては，2008年のNew England Journal of Medicineでも紹介されています[8]．日本には日本の保険上の制約などがあり，世界中でこの日本の胆道炎ガイドラインがそのまま使えない分，英訳ではなく国際版となっています．そしてどの国でも使えるように世界中のエキスパートの意見も取り入れられているため全く同じものではありません．しかし，日本からこのようなガイドラインがまとめられて世界に発信されているのですから，どうか日本の先生方にはたくさん使ってほしいと思います．

参考文献

1) 「科学的根拠に基づく急性胆管炎・胆嚢炎の診療ガイドライン第一版」（急性胆道炎の診療ガイドライン作成委員会），医学図書出版，2005
2) Takada, T. et al. : Tokyo Guidelines for the management of acute cholangitis and cholecsytitis. Journal of Hepato-biliary Pancreatic Surgery, 14 (1), 2007
3) 吉田雅博 他：急性胆管炎，胆嚢炎診療ガイドラインのアンケート調査報告．日本腹部救急医学会雑誌，28 (3)：475-480, 2008
4) Hatzidakis, A. A. et al. : Acute cholecystitis in high-risk patients : percutaneous cholecystostomy vs conservative treatment. Euro. Radiol., 12 : 1778-1784, 2002
5) Shikata, S. et al. : Early versus Delayed Cholecystectomy for acute cholecystitis : A meta-analysis of randomized controlled trials. Surgery Today, 35 : 553-560, 2005
6) 露口利夫，横須賀収：急性胆嚢炎に対するPTGBDの有用性．消化器外科，30：303-309, 2007
7) 「急性腹症の早期診断―病歴と身体所見による診断技能をみがく」(Silen, W. 著，小関一英 監訳), p105, メディカルサイエンスインターナショナル, 2004
8) Strasberg, S. M. : Acute Calculous Cholecytitis. N. Engl. J Med., 358 : 2804-2811, 2008

第3章 消化器疾患での入院から退院へのアプローチ

4 急性胆管炎
~世界初の胆道炎ガイドラインを使いこなそう！~

横江正道

POINT

- あっという間にショック！ あっという間にDIC！ 適切なタイミングでドレナージを！
- 重症度判定を行ううえでも血液培養はとっておこう！

はじめに

急性胆管炎といえば，Charcot 3徴，Reynoldsの5徴といった身体所見が有名ですが，これらは特異度が高いものの感度はそれほど高くないため，実際の臨床において，3つの所見がたとえそろわなくても胆管炎である可能性があります．よって，確定診断をつけることは実際，非常に難しい病気です．しかも，急性胆管炎では入院させた後，どんどん血小板が低下してきて，いつの間にかDICに進行してしまったなんてこともあります．つまり，適切に診断し，適切に重症度を評価しなくてはいけない病気です．その点で，2006年に世界初の急性胆道感染症のガイドライン『科学的根拠に基づく急性胆管炎・胆嚢炎の診療ガイドライン』（以下，胆道炎ガイドライン）が日本で作成されています[1]．今回は，この胆道炎ガイドラインを通して，急性胆管炎の入院診療について考えていきましょう（注：本文中に示した推奨度は胆道炎ガイドラインに準じます．ページ数を付記しておきます： 推奨度○ (GL p.00) と表記）．

CASE

84歳，女性．
昨日より心窩部痛が出現し徐々に増強．食事が全くとれなくなったため，本日，近医を受診．腹痛は少し改善していたが，腹部エコーにて，胆嚢腫大，debris（胆泥）を認めたため，急性胆嚢炎の疑いにて当院救急外来へ紹介受診となった．
既 往 歴：高血圧，骨粗鬆症，逆流性食道炎
身体所見：意識清明．血圧 154/80 mmHg，脈拍 88/分・整，体温 36.7℃，SpO_2 94％（room air），呼吸数 16/分．貧血軽度あり，黄疸なし，心音・呼吸音 異常なし，腹部：平坦かつ軟，軽度右季肋部付近に圧痛あり，Murphy徴候なし，反跳痛・筋性防御はなし，McBurney（－）．腹部聴診上 亢進・減弱なし，下肢：浮腫なし
検査結果：WBC 13,800/μL（Neut 87.4％），Hb 10.4 g/dL，Ht 31.7％，Plt 20.3万/μL，TP 8.07，Alb 3.65 g/dL，AST 103 IU/L，ALT 81 IU/L，LDH 189 IU/L，

ALP 383IU/L, γGTP 140IU/L, Amy 65IU/L, Lip 11IU/L, Cr 0.71mg/dL, BUN 32.1mg/dL, BG 127mg/dL, Na 146mEq/L, K 4.0mEq/L, Cl 105mEq/L, T-Bil 0.87mg/dL, D-Bil 0.19mg/dL, CRP 10.68mg/dL, PT 13.0秒, APTT 24.2秒

腹部骨盤部単純CT：総胆管内に大きめの結石あり（図1）

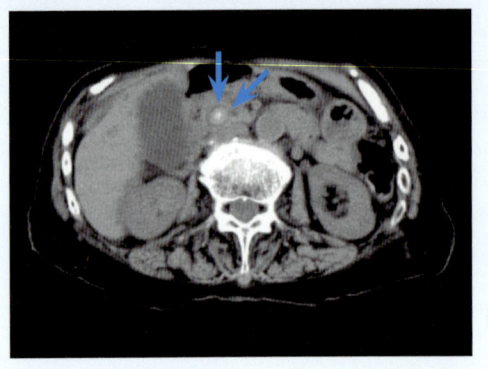

図1 CASEの腹部単純CT
総胆管内に結石あり：→

診断と重症度の判定

❶ 診　断

　日本の医者なら誰でも知っている「Charcot 3徴」をこの症例にあてはめると，腹痛はあっても，発熱と黄疸がありません．とすると，これは胆管炎と言えるでしょうか？ でも，CTをみると総胆管結石がはっきりと映っています．こんな感じで，診断基準が存在しなかった時代は何を頼りにしていいかわからなかったと思います．それもそのはずで，Charcot 3徴は過去の報告では特異度は高いものの，感度が低いと指摘[2]されています．3徴候全部そろえば診断にはつながりますが，そろわないと使い物にならなくなってしまいます．そこで，胆道炎ガイドラインを使ってみましょう．急性胆管炎の診断基準（表1）は，A項目を身体所見，B項目を血液・生化学検査と画像所見に分けて，それらを組み合わせて診断するよう設定されています．それでも「Charcot 3徴が完全にそろうもの」はやはり確診とし，Charcot 3徴の一部と，血液・生化学検査と画像所見がすべて出揃っても確診としています．疑診はAのいずれかとBのうちの2項目を条件としています．すなわち，Charcot 3徴のよい点も認めつつ，画像所見も含めた現代的な診断基準となっています．

表1 急性胆管炎の診断基準

A.	1. 発熱
	2. 腹痛（右季肋部または上腹部）
	3. 黄疸
B.	4. ALP, γ-GTPの上昇
	5. 白血球数，CRPの上昇
	6. 画像所見（胆管拡張，狭窄，結石）

疑診：Aのいずれか＋Bの2項目を満たすもの
確診：① Aのすべてを満たすもの（Charcot 3徴）
　　　② Aのいずれか＋Bのすべてを満たすもの

表2 急性胆管炎の重症度判定基準

重症急性胆管炎
急性胆管炎のうち，以下のいずれかを伴う場合は「重症」である． ① ショック ② 菌血症 ③ 意識障害 ④ 急性腎不全
中等症急性胆管炎
急性胆管炎のうち，以下のいずれかを伴う場合は「中等症」とする． ① 黄疸　　　　　　（Bil＞2.0mg/dL） ② 低アルブミン血症（Alb＜3.0g/dL） ③ 腎機能障害　　　（Cre＞1.5mg/dL，尿素窒素＞20mg/dL） ④ 血小板減少＊　　（＜12万/μL） ⑤ 39℃以上の高熱
軽症急性胆管炎
急性胆管炎のうち，「重症」「中等症」の基準を満たさないものを「軽症」とする．

＊肝硬変などの基礎疾患でも血小板減少をきたすことがあり注意する．
付記：重症例では急性呼吸不全の合併を考慮する必要がある．

❷ 重症度判定

続いて重症度判定基準（表2）を用いて重症度を判定します．

「重症」はショック，菌血症，意識障害，急性腎不全のいずれかが加わったものと設定されています．いわゆるReynoldsの5徴は，Charcot 3徴＋ショック＋意識障害でしたから，わかりやすいと思います．ここで，**菌血症が項目に加わっているわけですから，急性胆管炎と診断した場合には血液培養をとらなくてはいけません．**

「中等症」は重症と判定する4項目がなく，黄疸・低アルブミン血症・腎機能障害・血小板減少・39℃以上の高熱の5つの項目のいずれかがある場合となります．ここにも腎機能障害が出てきますので，胆管炎だからといってお腹のことばかりを気にしていてはいけません．バイタルサイン，特に尿量の変化などにも気を配っていく必要があります．付記として書かれている**急性呼吸不全の合併**にも注意していく必要があります．

「軽症」は，重症にも中等症にも該当しないものとなっています．

> **CASEのアセスメント**
> 診断基準は「確診」で，重症度判定基準では「中等症」と判断された．

入院の判断基準は？

● 急性胆管炎の入院適応

先ほども書いたようにCharcot 3徴のすべてがそろうことは少なく，熱だけが出ているような急性胆管炎も実際は存在します．実際のところ，不明熱という診断のもと入院させてみていたところ，精査によって急性胆管炎と診断した症例もあります．その点では，胆道炎ガイドラインがなかった時代には，その診断はきっと手探りで，施設によって，担当医によって，随

分と診断のつけ方や入院適応が違っていたと想像されます．入院適応に関しては急性胆囊炎と同様，胆道炎ガイドラインのなかには記載がありません．

　総胆管結石が原因となることが多く，その石の位置によって症状が変動する可能性を考えれば，胆道炎ガイドラインによって急性胆管炎と診断されるものは確実に入院させて治療を行うべきです．疑診に関しても，症状が派手ではない分，胆管がんの部分症状という場合もあり，他疾患の可能性も否定できません．個人的には，たとえ腹痛や黄疸がなくても，(広義の) 不明熱として入院させて慎重にみて行うことがやはり適切だと考えています．

入院治療計画を立案する

❶ 急性期治療計画を立案する

1 初期の治療

　胆道炎ガイドラインでは，急性胆管炎の治療方針として，**原則として胆道ドレナージ術の施行を前提とした初期治療（全身状態の改善，感染治療）**を行うこととしています．もちろん，ショックやDICになりやすいことを考えると急変時に備えて，呼吸循環のモニタリング下に全身管理を心がける必要があります．ですから，ときには集中治療室での治療が必要になることもありますので，急性胆管炎を受けもつ場合には，そこまで重症になることも頭に描きつつ診療にあたる必要があります．

　初期治療としては，絶食のうえで，十分な輸液量，電解質の補正，抗菌薬投与を行う 推奨度A (GL p.70) となっています．これは急性胆囊炎と変わりありません．

　抗菌薬の投与に関しては，急性胆管炎の診断がつき次第，開始します 推奨度A (GL p.73)．しかし，そのためにも，血液培養は投与前にとっておかなければなりません 推奨度B (GL p.71)．

　抗菌薬に関しては，胆道炎ガイドラインでは重症度別に多くの抗菌薬を使用例としてとり上げています GL p.74．好気性菌と嫌気性菌の複合感染が多いことを考えた対応が必要であり，「サンフォード感染症治療ガイド2009」を参考にすると，急性胆囊炎と同じ項目なので，

　　タゾバクタム/ピペラシリン（PIPC/TAZ）
　　　ゾシン®4.5g　8時間ごと，またはアンピシリン/スルバクタム（ABPC/SBT）ユナシン®3g　6時間ごと

などが第一選択にあがります．

　セフォペラゾン/スルバクタム（CPZ/SBT）（スルペラゾン®）ならば，2g12時間ごとの投与になります．

2 胆道ドレナージを行うか考慮する

　輸液と抗菌薬による初期治療計画を立てましたので，次に胆道炎ガイドラインのフローチャート（図2）をみてみましょう．考えるべきは**胆道ドレナージをするかどうか**になっています．

　重症の場合にはショックや意識障害などがあるので，直ちに緊急胆道ドレナージ術をしなければ生命に危機を及ぼします．待っている余裕はありません．

　中等症ではまだ全身の臓器不全には陥っていませんが，危険性は残っているので，緊急ではないにしろすみやかに胆道ドレナージをする必要があります．

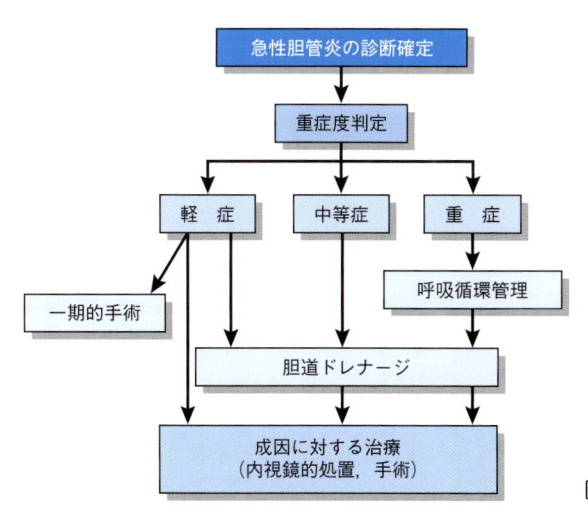

図2 急性胆管炎診療フローチャート

　軽症では急ぐ必要はありませんが，待機的に成因検索と内視鏡的処置などを行いましょう．急性胆管炎の重症度判定は，このドレナージの緊急性を念頭においた設計になっているところが，この胆道炎ガイドラインのわかりやすいところです．

❷ 緊急事態・思わぬ合併症を発見・対処する

■1 敗血症やDICに注意する

　急性胆管炎の重症化は，胆道内圧の上昇により細胆管が破綻して，感染した胆汁内容物の類洞への流出と血中への移行によって，**敗血症やDICなどの臓器不全**をきたすことです．これらをいかに回避するか，また起こってしまっているとすれば，それをいかに治療するかがポイントです．

■2 敗血症の診断

　敗血症の診断には感染症の証拠があって，全身性炎症反応症候群（systemic inflammatory response syndrome：SIRS）の診断基準（**表3**）に合致する必要があります[3]．重症度判定基準にもある，菌血症を見つけ出すには，とにもかくにも，抗菌薬投与前に適切な方法で血液培養を採取しておく必要があります．しかし救急外来に紹介されてくるような症例ではすでに近医で抗菌薬が投与されているケースも多く，血液培養を採取しても意味がない場合もあります．その点で，安易な抗菌薬投与はあまりいい結果をもたらしません．いろいろな意味で胆道炎ガイドラインの啓蒙が必要だと思っています．

■3 DICの診断

　胆管炎におけるDICは感染症に起因するDICですから，線溶が通常よりも亢進しているものの凝固がより著明に亢進しているため，出血をきたすことは稀で，微小血栓に伴う臓器障害が生じます[4]．急性期DIC診断基準（**表4**）を用いてDICの評価も行います．

表3 全身性炎症反応症候群（SIRS）の診断基準

以下の2つ以上を呈するものをSIRSと診断する
① 体温＞38℃または＜36℃
② 心拍数＞90/分
③ 呼吸数＞20/分または動脈血 $PaCO_2$ ＜32mmHg
④ 白血球数＞12,000/μL または＜4,000/μL，または＞10％の桿状核球

表4 急性期DIC診断基準

スコア	SIRS診断基準	血小板（μL）	PT比	FDP（μg/mL）
0	0～2	12万≦	＜1.2	＜10
1	3≦	8万≦，＜12万または24時間以内に30％以上減少	1.2≦	10≦，＜25
2	−	−	−	−
3	−	＜8万または24時間以内に50％以上減少	−	25≦

4点以上をDICとする

4 敗血症やDICへの対処法

　敗血症やDICを起こしている場合，基礎疾患としての急性胆管炎の治療がやはり急務で，そのためにはやはり胆道ドレナージ術が急がれるべきです．特に高齢者では，急性閉塞性化膿性胆管炎に移行しやすく**70歳以上の中等症以上の急性胆管炎に対する胆道ドレナージは高く推奨**されています 推奨度A（GL p.162）．

　胆道ドレナージの方法には内視鏡的ドレナージと経皮的ドレナージがあります．状況によっての使い分けが必要ですが，胆道炎ガイドラインでは合併症の面から内視鏡的胆道ドレナージ 推奨度A（GL p.99）を，経皮経肝的胆道ドレナージ（percutaneous transhepatic cholangio drainage：PTCD）推奨度B（GL p.99）に比べて推奨度を高めています．内視鏡的ドレナージに関しては，経鼻胆道ドレナージ（ENBD：endoscopical nasobiliary drainage）とプラスチックステント留置（stent placement ERBD）のいずれを選択してもよいとなっています．

❸ 初期治療に対する効果を判定する

　発熱があれば解熱，腹痛があれば痛みの軽減が，黄疸があれば減黄が改善の指標になります．ときに胆道ドレナージを行っていなくても，自然に黄疸や腹痛が改善していくことがあります．そんなときは総胆管結石が乳頭から落下したか，嵌頓が外れて総胆管内に浮遊していることが考えられます．やはり，その点でMRCPやERCP（endoscopic retrograde cholangiopancreatography）などによる評価が必要かと思います．ENBDやPTCDでは胆汁の流出量や胆汁の色を確認することができますので，経過をみていくうえで重要な指標に使えます．ERBDなどのステント留置では，胆汁流出の程度を間接的に総ビリルビン値や，ALPやγGTPなどでみていくことになります．

❹ 退院に向けて考えること

　胆道ドレナージを行って減黄を進め，DICをコントロールし臓器不全を防いで急場は凌げたにしても，総胆管結石が残っていれば，いつしか胆管炎をくり返す可能性があります．それを防ぐためには総胆管結石の除去が必要であり，内視鏡的切石術や，胆嚢摘出を含めた手術が必要になります．急性胆管炎消退後の胆嚢結石に対する胆嚢摘出術 推奨度B（GL p.86）は考慮しなくてはなりません．また，胆嚢炎のときと同様，特に高齢者では胆管がんの合併がありえます．総胆管結石がなくなった後のフォローが重要だと思いますので，定期的にチェックしていく必要があることをお伝えしましょう．

CASEの結果

　重症度判定基準で中等症であったが，早急の処置は必要ないと考え，初期治療として絶食，輸液，抗菌薬投与：CPZ/SBT（スルペラゾン®）2 g 12時間ごとの投与を開始した．第3病日にERCPを施行（図3）．総胆管内に複数の結石を認めたため，stent placement（ERBDチューブ）を挿入し処置を終了した．血液培養は *Klebsiella pneumoniae* が同定されたため，セフォチアム（CTM）（パンスポリン®）1 g 8時間ごとに変更した．総胆管結石の処理方法としては，結石が大きく，さらに複数あることから，患者さんと相談のうえ，EST（endoscopic sphincterotomy：内視鏡的乳頭切開術）を加えて砕石器を用いて結石を砕き除去することとした．第7病日にEST＋砕石を施行．特にトラブルなく砕石できた．その後の合併症もなく第14病日退院となった．

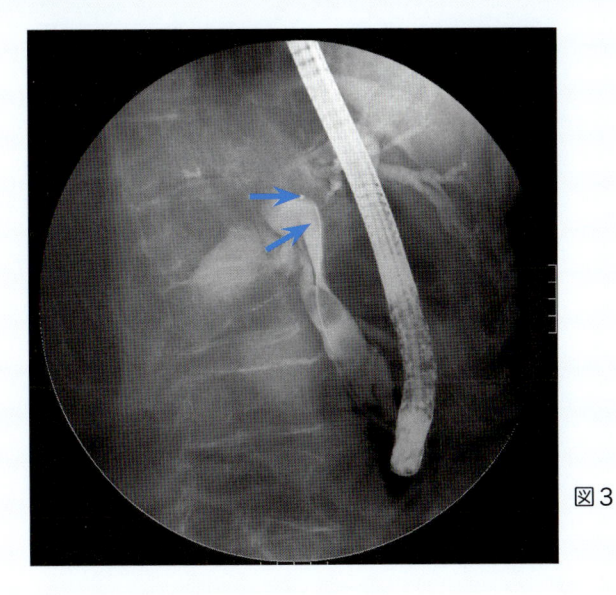

図3　急性胆管炎に対するERCP
（内視鏡的逆行性造影）
　→：総胆管結石

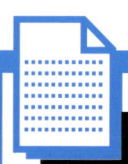

本疾患の入院指示書（例）

考えられうる診断名：**急性胆管炎**
〔上記以外で考えられる診断名：胆管がん・総胆管結石症（閉塞性黄疸）〕

入院の判断基準	・発熱があるうえに腹痛，黄疸がある ・腹部エコーやCTで総胆管結石や胆管狭窄像がある	
入院後の留意事項	**入院当日**	**入院翌日以降〜**
治療・処置（手術）	・重症であれば集中治療 ・中等症以上であればドレナージ	・重症であれば集中治療 ・中等症以上であればドレナージ
検　査	・腹部エコー，CT，MRCP，血液検査（血小板） ・状況次第でERCP・EST	・腹部エコー，CT，MRCP，血液検査（血小板） ・状況次第でERCP・EST
安静度・経口摂取	・絶食・水分摂取のみ可 ・中等症以上は安静	・絶食・水分摂取のみ可 ・中等症以上は安静 ・軽症：トイレ歩行可 ・痛みや炎症が改善してきたら食事開始
点滴・注射指示（例）	・輸液＋ゾシン® 4.5g・8時間ごと （DICがあればDIC治療）	・輸液＋ゾシン® 4.5g・8時間ごと （DICがあればDIC治療）
内服処方（例）	・なし	・なし
コンサルトすべき科（タイミング）	・内視鏡的ドレナージが不可能な場合には，外科へコンサルト（経皮経肝ドレナージ）	・内視鏡的ドレナージが不可能な場合には，外科へコンサルト（経皮経肝ドレナージ）
説明・指導	・敗血症やDIC，多臓器不全に陥ることがある	・敗血症やDIC，多臓器不全に陥ることがある
その他，特記事項	・高齢者の場合，胆管炎の原因ががんである場合もある	・高齢者の場合，胆管炎の原因ががんである場合もある
退院の判断と留意事項 平均12日目	・ドレナージによる発熱・腹痛・黄疸の改善，食事摂取の状況 ・急性胆管炎を起こした原因に対する治療・治療計画を確実に行い再発防止をする	

さいごに

　胆道炎ガイドラインのなかった時代では，急性胆管炎の診断や治療は施設や先生方によってさまざまで，全国共通の方針などはありませんでした．実際に診断基準や重症度判定基準を使用してみると，今回の症例のように「中等症」が多くなることがわかっています[5]．中等症とわかれば治療方針も示されており，経験が少なくても自信をもって治療に進むことができると思います．

胆道炎ガイドラインのなかった時代に比べれば1つのロードマップが示されており，きっと多くの場合で役に立つと思います．若手の先生の方がガイドラインに素直に溶け込める可能性もありますので，どうか日本でまとめられたこのガイドラインを日本の先生方にたくさん使って欲しいと思います．

参考文献
1) 「科学的根拠に基づく急性胆管炎・胆嚢炎の診療ガイドライン第一版」（急性胆道炎の診療ガイドライン作成委員会），医学図書出版，2005
2) Cesndes A, Diaz JC, Burdiles P, et al. Risk factors and Classification of acute suppurative cholangitis. Br. J. Surg. 79：655-658，1992
3) Daniel H Cooper, Andrew J Krainik, Sam J. Lubner, et al. 著，高久史麿，和田　攻（監訳）．第11版ワシントンマニュアル，p433，メディカルサイエンスインターナショナル，2008
4) 真弓俊彦，和田英夫．感染症に伴うDICの治療ガイドラインについて．Surgery Frontier 14（3）：25-28，2007
5) 横江正道，白子隆志，真弓俊彦．診断基準と重症度判定基準を用いた急性胆管炎・胆嚢炎の治療戦略．日本腹部救急医学会雑誌28（3）：469-474，2008

第3章 消化器疾患での入院から退院へのアプローチ

5 イレウス
～入院させてからは？～

横江正道

POINT

- 絞扼性イレウスだけは絶対に見逃すな！ 可能性をいつでも頭の片隅においておけ！

はじめに

　救急外来には，たくさんの腹痛・嘔吐の患者さんがやってきますよね．これが単なる胃腸炎なのかイレウスなのかを見極めるのは，難しいですよね．もちろん，手術歴がある患者さんでは，まずもって，癒着性イレウスの可能性を考えていく必要がありますが，だからと言って，いつでもイレウスではありませんし，イレウスと確定診断できるかどうかもわかりません．これが腹部診療の難しいところであり，面白いところでもあります．

　今回は，イレウスに関して，救急外来からの入院に際して必要な初期治療計画などをまとめていきたいと思います．

　（注：イレウスという用語は必ずしも腸閉塞と同義ではありませんが，本項では腸閉塞＝イレウスとして，小腸イレウス・大腸イレウスなどのように使用していきます．

CASE

　44歳女性，帝王切開の手術歴あり．昨晩から心窩部痛・嘔気が出現．手もちの吐き気止めを自分で内服していたが，全く改善せず．腹部膨満感とともに嘔吐の回数が多くなってきたため，夕方，当院救急外来を受診．

最終排便：一昨日まで，軟便少量．食欲は昨日まであった

既 往 歴：26歳のときに帝王切開で出産

身体所見：意識清明．血圧 146/82mmHg，脈拍 90/分・整，体温 37.2℃，SpO_2 96%（room air），呼吸数 16/分，貧血・黄疸なし，心音・呼吸音 異常なし，腹部：心窩部に自発痛あり，やや膨満・圧痛あり，反跳痛・筋性防御はなし，McBurney（−），Lanz（−），腹部聴診上 silent

検査結果：WBC 12,200/μL，Hb 14.2g/dL，Plt 18.2万/μL，CK 78IU/L，AST 15IU/L，ALT 13IU/L，Amy 103IU/L，Cr 0.67mg/dL，BUN 8.8mg/dL，Na 138mEq/L，K 3.6mEq/L，Cl 99mEq/L，CRP＜0.20mg/dL

腹部単純X線写真：ニボーあり（図1→）．腸管ガス像は少ない（図1）

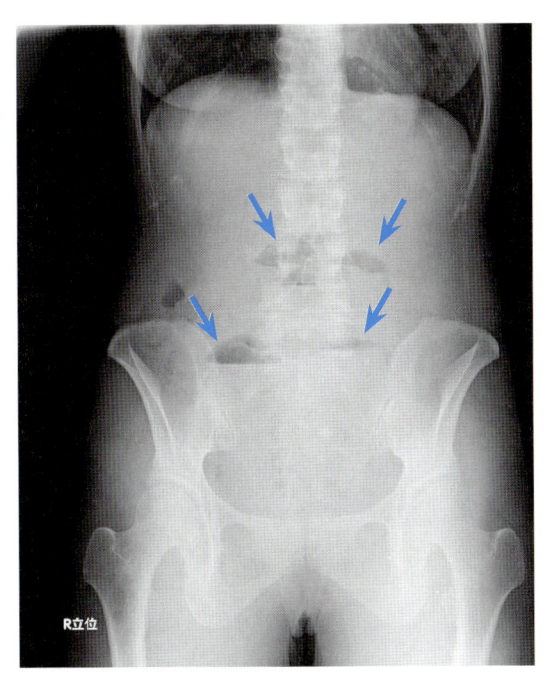

図1　症例1の腹部単純X線画像

入院の判断基準は？

❶ イレウスの入院適応

　イレウスにおける入院の目的は，腹部症状の改善と栄養管理が中心となります．言いかえれば，**自宅での生活が困難で，かつ食事摂取困難であれば入院適応**と考えます．今回のケースでは過去に帝王切開の手術歴があり，徐々に腹部症状が悪化，嘔気が強く，嘔吐もくり返してERを受診されていることから，術後癒着性イレウス（小腸）の診断となり入院適応と考えました．

　イレウスは腹痛患者の4％に認め，小腸イレウスはイレウス全体の80％，そのうち癒着性イレウスは70％ともいわれています[1]．イレウスは部位によって「小腸イレウス」と「大腸イレウス」とに分類され，閉塞のしかたによって「機械的イレウス」と「機能的イレウス」に分類されます．みなさんがERでよくみるイレウスの多くは「小腸イレウス」だと思います．

　小腸イレウスの70％に癒着がみられますが[1]，一方，手術歴がないイレウスでは悪性腫瘍やヘルニア，胆石，アニサキスなどが原因となる場合があります．閉塞の程度によって，「完全型（complete）」と「不完全型（partial）」に分類されますが，初診時に判断することは容易ではありません．当然ながら，完全型（complete）の方が症状は強く，保存的治療での改善はなかなか期待できず，手術の可能性も考慮しておかねばならないのは事実です．よって，イレウスの患者さんを入院させるうえで気をつけるべきとても重要なポイントは，「**保存的治療で改善するイレウスか？　手術が必要なイレウスか？**」を見分けることです．

❷ イレウスにおける手術の適応

　手術が必須であるイレウスの代表が，「絞扼性イレウス」です．「絞扼性イレウス」は小腸イレウスの約10％，文献によっては20〜30％に起こるとされています．「**絞扼性イレウス**」を

疑う所見としては，腹痛の増強，発熱，圧痛，腹膜刺激症状，アシドーシス，白血球増加などが有名です[1]．しかし，これらが症状として出現してきたときにはすでに晩期の状況だという意見もあります[2]．よって，少なくとも**来院時よりも腹痛が増強してくるようなイレウスの患者さんを絶対に帰宅させてはいけません**．こうした絞扼性イレウスの患者さんでは，腸管虚血の進行とともに腸管壁が壊死を起こすため乳酸値が上昇し，アシドーシスになります．絞扼性イレウスを少しでも疑うのであれば，血液ガスの採取を躊躇してはいけません．

また腸管虚血の評価をするうえで，腎機能などが良好であれば，腹部骨盤部造影CTを撮影して評価をすることも大切です．腹水の存在のみならず，beak signなどから閉塞部位を推測することやwhirl signなどの腸間膜の異常もまた絞扼性イレウスを疑う所見となりますので，腸管や腸間膜の造影状態なども含めて，詳細に読影していくことが求められます．もちろん，保存的治療を開始したとしても，**改善がない場合にはすみやかに手術選択をできるようなセンスもまた必要**で，「絞扼性イレウス」の疑いがある場合には，外科医とも緊密な連携をとり，適切なタイミングで手術が行えるようにしておくことも臨床上きわめて重要です．そのためには，最初の12〜24時間は注意深く頻回の外科医による観察が必要ともいわれています[1]．

入院治療計画を立案する

❶ 急性期治療計画を立案する

イレウスの入院管理の基本は絶食です．吐いている人が多いわけですから必然的に食べられないですよね．あとは，輸液管理と腹部症状の改善のためのデバイスをどのように使うかがすべてです．以下で，イレウス管，輸液，薬物による治療法について解説します．

❶ イレウス管

イレウスといえば，「とりあえずイレウス管」というイメージがあるかと思いますが，その適応はどうでしょうか？実際に，いわゆる「イレウス管（long tube）」を挿入しているところを見たことがある研修医の先生ならばご存知でしょうが…．挿入する医者もかなりテクニックを駆使して必死になって挿入して，患者さんもまた，ただでさえお腹が痛いのに，鼻からチューブを何度も出し入れされて，つらい表情をしながら挿入されているのをみると，それに見合っただけの効果がいつも本当に得られるのだろうか？と思いませんか？

過去に癒着性イレウス55例を対象としたイレウス管（long tube）と経鼻胃管（NG tube：naso-gastric tube）の効果を比較したRCTがあります[3]．この研究では，小腸イレウスにおいてイレウス管使用群と経鼻胃管使用群との間で，どれだけ手術移行率に差があったのかを比較検討しましたが，結果，統計学的な有意差は認められませんでした．であれば，イレウス管は必要ないか？といわれるとそう簡単ではありません．

イレウス管の利点は，やはり閉塞している部位の近いところから減圧することによって，腹部膨満などの症状の改善が期待できるし，アシドトリゾ酸ナトリウムメグルミン（ガストログラフイン®）などの造影によって閉塞場所や造影剤の大腸への流出が確認できることです．もちろん，いつでも完璧にイレウス管を適切な場所に挿入できるわけではありませんが…．一方で，経鼻胃管（NG tube）は手技が非常に簡便でチューブ挿入に関するトラブルはほとんどありません．しかし，大量に排液されることもなければ，症状改善にすごく貢献したという印象

もありません．前述の論文[3]でも結語としては「経鼻胃管がイレウス管よりも有効性があるわけではない」とまとめており，決して経鼻胃管さえ入れておけばという結論にはなっていません．

では，イレウスを見慣れた医師たちはどのように判断しているのでしょうか？エビデンスはありませんが，絞扼性イレウスを除いて，経験的には不全イレウスの場合には経鼻胃管で，完全閉塞型を思わせるようなイレウスの場合にはイレウス管の適応が高まると思います．よって個人的には，**嘔吐が激しい場合**，**腹部膨満感が強い場合**，**排便・放屁が全くない場合**，腹部単純X線でgasless（＝液体貯留量が多い）などの場合にはイレウス管の適応があるものと考えています．

2 輸 液

イレウスの際には，小腸の閉塞の部位にもよりますが，上部小腸ほど嘔吐などの症状が出やすく，かつ水分吸収がなされないため，体液喪失が激しくなります．よって，電解質バランスを考慮した輸液メニューの構築が必要です．嘔吐によってH^+を失うために，基本的には代謝性アルカローシスになります．しかし，まずは脱水の改善が急がれるべきであり，細胞外液（＝リンゲル液）の補充が優先です．その後は，カリウムの値などに注意をしながら，3号液などの輸液を使用して電解質バランスを整えていきます．

3 薬 物

腸を早く動かしてあげて，排便を促そうとすることは理にかなった治療法のようにも思いますが，絞扼性イレウスが否定できないうちは，腸運動亢進薬を使用することはまずありません．腹痛に対するコントロールとしてペンタゾシン（ペンタジン®）など鎮痛薬を使用していきます．とにかく輸液をしっかりとやりましょう．もちろん，ペンタゾシンで痛みのコントロールができない場合には絞扼性イレウスを考えなくてはなりません．

❷ 緊急事態・思わぬ合併症を発見・対処する

1 絞扼性イレウスを早期発見する！

最も気をつけなくてはならないのは，やはり**「絞扼性イレウス」の早期発見**です．そのなかで，**腸管破裂や腸管穿孔**などの合併症にも気を配っていきます．ですから，入院後も腹痛が改善せずに，むしろ増強してくるような場合，外科医と相談していく必要があります．

retrospective study（後ろ向き調査）になりますが，イレウスに関する入院管理と手術適応を検討した日本の論文があります[4]．219例の小腸イレウスのうち82例を絶食のみで，88例に減圧管（イレウス管，経鼻胃管のいずれか），手術49例で対応し，219例のうち78％が保存的治療のみで改善したと報告しています．減圧管の平均留置日数は5.2日で，手術例の術前日数が平均4.5日であることから**治療開始後5日目までに症状の改善がない場合には手術を考慮すべきである**と結論づけています．

彼らの経験をもとにすれば，1つのターニングポイントは入院後5日目になりますが，先述したように「絞扼性イレウス」は絶対に手術のタイミングを逸してはならないので，疑わしいときは即座に外科医と相談のうえ，手術を考慮すべきです．

2 イレウス管のトラブル

思わぬ合併症としては，イレウス管が抜けてしまった（**事故抜去**），抜かれてしまった（**自己抜去**），またはイレウス管が思うように進まない場合や，腸管の屈曲のために腸管内で折れ曲がってしまって（いわゆるkinkしてしまって）ドレナージが効かなくなってしまうことがあります．

抜けてしまった場合に再挿入するかどうかは，入院後の経過と現在の患者さんの状態を考慮して検討します．進まない場合や折れ曲がってしまった場合には，アミドトリゾ酸ナトリウムメグルミン（ガストログラフイン®）を用いたイレウス管造影を行ってチューブ先端周囲の腸管の状況を確認し，ときにはガイドワイヤーを用いて修復することもあります．高齢化社会を迎えて，認知症がある患者さんのイレウス管管理はなかなか難しいです．決して，イレウス管や経鼻胃管を挿入したからもう安心，というわけにはいきません（泣）．

❸ 初期治療に対する効果を判定する

とにもかくにも患者さんの症状が軽減できていれば，治療は有効と考えます．**腹痛が改善している，嘔吐回数が減少している，腹部膨満感が改善している**ことはとても重要なパラメータです．特に**排便があった，排ガスがあった**となれば，これは大きな進展です．症状が軽減されているか見極めるために，毎日欠かさずベッドサイドに訪問し，患者さんとお話をしましょう．血液検査では特異性の高い検査項目はありませんので診療録ばかり見ていてもダメです．

また，お腹や腸のことばかり気にかけてしまいそうですが，**尿量チェック**も脱水の面から重要です．イレウス管に関しては，多くのケースで，排液量が日々減少していくのが普通ですが，突然の排液停止などには注意が必要です．

保存的治療における平均入院期間は10日といわれています[4]ので，5日目ころまでイレウス管や経鼻胃管を使用し，排便の状況などを考えつつ食事がとれるようになれば退院です．よって，食事の再開は少なくとも5日目以降の排便・排ガスの状況をみて再開になります．絶飲食の患者さんの口寂しい気持ちを少しやわらげるうえで，飴やガムは許可しています．

❹ 退院に向けて考えること

■ 再発予防のための手術について

イレウスの原因の多くが術後癒着であることから，防止のためにさらに手術を加えることが果たしていいのか？わるいのか？という感じがしませんか？絞扼性イレウスを除けば，イレウスで頻回の入退院をくり返すことがないかぎり手術適応はなく，そのつど保存的治療を選択します．もちろん，イレウス管造影などで狭窄がはっきりしているような場合には待機的に手術を行う場合もあります．

イレウスの患者さんにおいては，日常の排便管理を上手に行うべきであり，まずは便秘を回避することが目標になります．よって，少し軟便気味に管理することもあります．外来診療のなかで，大建中湯などの漢方薬や，緩下薬（酸化マグネシウム＝通称：カマ・カマグ，パントテン酸＝パントール®，パントシン®）などを用いて便通の改善を図っていきます．

CASEへのアプローチ

今回の症例は嘔吐がひどいためイレウス管の適応と考え，イレウス管を挿入して保存的治療を開始しました（図2）．チューブからの排液は順調に流出し，腸管内の減圧によって腹部膨満感も改善．嘔吐もなくなりました．入院3日目には腹痛も改善，イレウス管造影にて造影剤がすでに大腸まで流入（図3）．閉塞は解除され，通過良好と考えイレウス管抜去．4日目より水分摂取開始．腹痛もなく，嘔気もないため5日目より食事を再開しました．排便も認め，第7病日退院となりました．

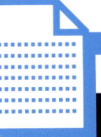

本疾患の入院指示書（例）

考えられうる診断名：イレウス（術後・癒着性）
〔上記以外で考えられる診断名：絞扼性イレウス・大腸イレウス（腸重積・大腸癌）・胆石イレウス・NOMI〕

入院の判断基準	・腹痛・嘔気・嘔吐がある．排便・放屁がない ・腹部単純X線（立位）でニボーがある，腹部CTでニボーがある	
入院後の留意事項	**入院当日**	**入院翌日以降～**
治療・処置（手術）	・絞扼性イレウスであれば緊急手術 ・イレウス管挿入or経鼻胃管挿入	・イレウス管挿入後も症状があまり改善しない症例では手術を検討
検査	・腹部単純X線，腹部造影CT，血液ガス	・イレウス管造影，進行する腹痛があるときは血液ガス・腹部造影CT
安静度・経口摂取	・絶飲食 ・トイレ歩行可	・絶飲食（腹痛改善・排便が順調であれば食事開始），トイレ歩行可
点滴・注射指示（例）	・輸液（脱水の状況も考慮して少し多めに）	・輸液（脱水の状況も考慮して少し多めに）
内服処方（例）	・なし	・なし
コンサルトすべき科（タイミング）	・絞扼性イレウスであれば外科で緊急手術	・イレウス管挿入後も改善がない場合は外科で手術検討
説明・指導	・大腸イレウスの場合は経肛門イレウス管挿入	（イレウス管挿入例では間欠的低圧持続吸引する場合も）
その他，特記事項	・手術後の患者さんであれば多くは癒着性（手術歴がない患者さんでは原因が多彩）	
退院の判断と留意事項 平均10日目	・排便・放屁に伴い，消化管通過障害が改善されて食事摂取できるようになったら退院 ・もしも，原因が大腸がんなどであれば精査し，手術適応を検討	

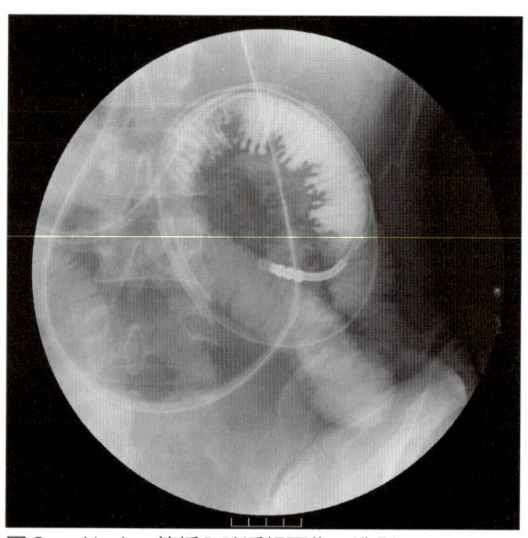

図2　イレウス管挿入時透視画像：造影

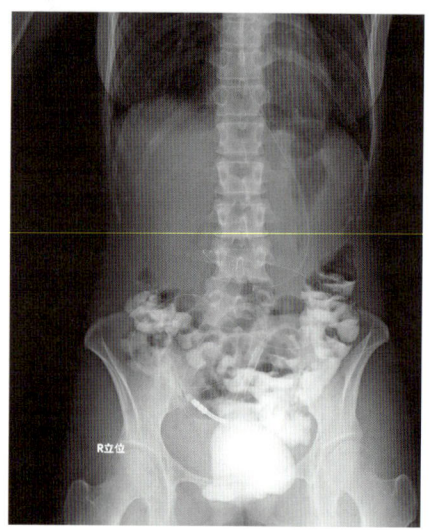

図3　腹部単純X線像：入院3日目

さいごに

　イレウスには統一された入院基準がなく，患者さんの症状も個人差が大きいため，入院適応はおそらく施設・指導医によってまちまちです．ですが，一度入院と決まったらやるべきことは決まってきますので，患者さんの状況に合わせて対応をしてください．

　イレウスでは，**絞扼性イレウス**をいつでも頭の片隅においておくこと，5日間保存的治療を行っても改善がないときには手術も選択肢に含めていきましょう．

　ベッドサイドに必ず足を運び，よくよく病歴聴取をし，身体診察を通して日々の評価を行っていきましょう．

参考文献

1) 腹痛の原因をどう調べてゆくか？「考える技術－臨床的思考を分析する」（スコット・スターン，アダム・シーフー，ダイアン・オールトカーム 著，竹本　毅 訳），pp9-30，日経BP社，2007
2) 「急性腹症の早期診断―病歴と身体所見による診断技能をみがく」（Silen, W. 著，小関一英 監訳），pp117-133，メディカルサイエンスインターナショナル，2004
3) Fleshner, P. R. et al. : A Prospective, Randomized Trial of Short Versus Long Tubes in Adhesive Small-Bowel Obstruction. The American Journal of Surgery, 170 : 366-370, 1995
4) 川崎誠康 他：小腸イレウスの診断と手術適応基準の検討．日本臨床外科学会雑誌，68 (6)：1369-1376，2007

第3章 消化器疾患での入院から退院へのアプローチ

6 急性胃腸炎・感染性腸炎
～入院させるかどうか？～

横江正道

POINT

- 下痢に血便と発熱を伴うような腸炎は血液培養も入院も考慮！

はじめに

　救急外来でみなさんが困られる症候の1つは腹痛ですよね．僕も研修医の頃，腹痛の患者さんを診るときに，すごく困った経験があります．痛みを激しく訴えているにもかかわらず，痛み止めを投薬すると「あとから診る医者の判断が鈍るだろ！」とか言われるし，お腹を触っても「お腹全体が痛くて」と言われるし，X線写真は撮ったものの特別な所見もないし…，もうこっちのお腹が痛くなってきちゃったよ～って思ったことが何度もあります．

　腹痛の診療はたとえ経験を10年積んだ先生であっても，いつでもうまくいくわけではなく，完璧と呼べるものはありません．ですが，少し経験を積んでくると「見逃してはならないポイント」などがみえてきます．今回は，急性胃腸炎・感染性腸炎に関して，救急外来からの入院に際して必要な初期治療計画などをまとめていきたいと思います．

CASE

　20歳，男性．お昼過ぎに大学の学園祭に参加し，クレープや焼き鳥などを食べた．午後4時くらいになって，嘔気が出現．嘔吐をくり返すようになり，腹痛や下痢なども出現．夕方ごろ友人に連れられて当院救急外来を受診．

既往歴：特記すべきことなし（手術歴なし）．最近の海外旅行なし．ペットなし
身体所見：意識清明．血圧 112/68mmHg，脈拍 96/分・整，体温 37.6℃，SpO_2 98％ (room air)，呼吸数 18/分，貧血・黄疸なし，心音・呼吸音 異常なし，腹部：心窩部に不快感強い，平坦・軟，圧痛・反跳痛・筋性防御なし，McBurney（－），Lanz（－）．腹部聴診上 hyperactive
検査結果：WBC 7,000/μL，Hb 18.7g/dL，Plt 17.1万/μL，CK 233IU/L，AST 32 IU/L，ALT 37IU/L，Amy 59IU/L，Cr 0.92mg/dL，BUN 10.6mg/dL，Na 148mEg/L，K 4.1mEq/L，Cl 104mEq/L，CRP＜0.20mg/dL

表1　急性感染性腸炎の原因菌と発症までの時間

原因菌（ウイルス）	感染から発症までの期間
黄色ブドウ球菌（S.aureus）	1時間から5時間
サルモネラ（Salmonella）	8時間から3日
腸炎ビブリオ（Vibrio）	8時間から24時間
ノロウイルス（Noro virus）	24時間から48時間

入院の判断基準は？

　急性胃腸炎・感染性腸炎に対する入院基準を明確に定めた文献はあまり目にしたことがありません．正直，多くの消化器病専門医であっても「見た目で…」というのが本音のところだと思います．嘔吐・下痢がひどいケースでは当然ながら脱水になりますので，輸液管理の必要性が高く，やはり見た目でひどい患者さんが入院対象になりやすいと思われます．

　しかし，ほとんどの感染性腸炎の原因はウイルス性です．しかも冬であればその多くは「ノロウイルス」で，ノロウイルスの罹病期間はわずか1〜2日間であることを考えると，実際のところ，入院適応はほとんどありません．

　一方で**発熱・血便・腹痛を伴うケースでは**，**サルモネラ**（*Salmonella*），**赤痢菌**（*Shigella*），**カンピロバクター**（*Campylobacter*），**病原性大腸菌である可能性が高い**といわれています[1]．よって，こうした患者さんでは便培養の採取を確実に行うとともに患者さんの状態をみて，入院させるかどうか考える必要がでてきます．また，黄色ブドウ球菌などの毒素性の腸炎は，摂食から症状出現までの時間が短く，症状が激烈な場合がありますので，患者さんの病状によっては入院適応となる場合もあります（**表1**）．個人的には，**日常生活ができなさそう**，**食事が数日とれそうもなさそう**，といった場合には**入院させています**（適応に関しては施設によって諸般の事情があると思いますのでご注意ください）．

入院治療計画を立案する

❶ 急性期治療計画を立案する

　腹痛・発熱・嘔吐・下痢が基本症状ですから，輸液管理による脱水の改善と痛みの管理が主体になります．食事はとれそうならば食べさせても構いませんが，多くの方が食欲を喪失しているので，入院時は絶食となることが多いと思います．

1 腹・疼痛管理

　痛みが強い場合には鎮痛薬を使用します．しかし，多くの患者さんが下痢をしているので，坐剤による管理を嫌がります（すぐに肛門から出てしまうとか…）．なので，内服ができるのであればNSAIDsを，内服ができなければ筋注などで対応することになります．

【処方例】
ブチルスコポラミン臭化物（ブスコパン®）注射液2%　1mL（20mg）1A　静注・筋注・皮下注

ペンタゾシン（ペンタジン®）注射液15 mg　1 mL　（15 mg）1 A　静注・皮下注（静注は添付文書上は麻酔前投薬のときのみ）

2 抗菌薬・止痢剤の投与

さて，ここでみなさんがきっと悩まれるのが，抗菌薬を使用するかどうかです．

先ほども触れましたが，ほとんどがウイルス性ですので，ウイルス性を疑うのならば，抗菌薬は必要ありません．「サンフォードガイド『熱病』」では，重度の下痢＝「軟便1日6回以上，かつ/または38℃以上の発熱，テネスムス，便中に血液または白血球が出るもの」と定義しており，このような病態の際にのみ，抗菌薬の適応としています[2]．また，青木 眞 先生の「レジデントのための感染症診療マニュアル」では，抗菌薬の適応は大腸型の一部となっています[3]〔大腸型とは，*Shigella*, *Salmonella*, *Clostridium difficile*, *Entamoeba histolytica*, EIEC（enteroinvasive *Escherichia coli*：腸管侵入性大腸菌）などの菌による少量・頻回・粘血便・裏急後重（テネスムス）・発熱・腹痛・便中白血球あり＝腸管粘膜障害型のケース〕．

よって，こうした定義にあわせれば，**重症でないかぎり抗菌薬は不要**で，**原因菌の推定も重要**です．原因菌の推定には，症状や食事内容，発症までの時間，海外渡航歴・地域などを確認しておくことが重要です．例えば，サルモネラ感染症は生卵や鶏肉を加熱不十分で摂取した場合に起こり，緑色便で発熱や腹痛などの症状が強いです．一方，黄色ブドウ球菌は毒素型の下痢症を起こし，食べ物というよりも衛生環境に影響されることが多く，摂食から発症までの時間がとても短いのが特徴です．こうしたそれぞれの原因菌の特徴を把握して，これはサルモネラかな？ これはカンピロバクターかな？ と推測できるようになると抗菌薬の選択は容易になります．特に，サルモネラが原因として考えられる場合には，菌血症になっている可能性も高く，血液培養でも評価を行っていくべきです．

原因菌が推定できればempiric therapyが可能です．「サンフォードガイド『熱病』」では，

サルモネラでは，
　CPFX（シプロフロキサシン）500 mg 内服1日2回を5〜7日間
赤痢菌では，
　CPFX 500 mg 内服1日2回を3日間
となっています[6]（注：日本では添付文書上，最大600 mgしか認められていません）．

下痢止め（止痢剤）に関しても考え方は千差万別です．しかし，「下痢＝生体が不要なものを排出しようとしている」という考え方を個人的に支持しています．つまり，無理に薬剤で止めるのではなく，脱水予防に努めていくことで，入院中の止痢剤の必要性は低くなると思っています．

O-157を考える際にはご存知のとおり，抗菌薬や止痢剤の使用により**HUS（hemolytic uremic syndrome：溶血性尿毒症症候群）**の危険性が増大するため，抗菌薬は使用しないことが勧められています[2]．

❷ 緊急事態・思わぬ合併症を発見・対処する

実際のところ，急性胃腸炎・感染性腸炎で入院中に大きなトラブルに発展することはあまりありません．ですが，自分の目の前にいる症例は1例であっても地域的にみれば**集団発生**とい

表2 届出が必要な感染性腸炎原因菌の代表例

三類感染症
・コレラ（*Vibrio cholerae*：血清型 O-1 と O-139 のみ） ・細菌性赤痢（*Shigella*） ・腸管出血性大腸菌感染症（*E.coli*：EHEC） ・腸チフス・パラチフス（*Salmonella typhi*, *paratyphi*）
五類感染症
・アメーバ赤痢（*Entamoeba histolytica*）

う場合もあります．特にイベント会場などで飲食をとった後から調子が悪いという患者さんでは要注意です．同様の症例が複数存在する場合には「食中毒」を疑って保健所へ届出しましょう．基本的治療はあくまでも輸液による脱水改善ですので，高齢者や心不全患者・透析患者さんなどでは尿量やバイタルもチェックしていきましょう．胸の写真もその点ではチェックが必要です．

抗菌薬を使用する場合には，偽膜性腸炎のリスクとなることもあります．なかなか症状が改善しないケースや，一度改善したのに熱が出始めたり，下痢が再び出始めたり，粘液が出てきた場合などでは偽膜性腸炎を考えてCDトキシンなどを複数回チェックしましょう．

❸ 初期治療に対する効果を判定する

脱水が改善してくれば，バイタルも安定し尿量もしっかり出てきます．また，患者さんの表情もずいぶんと明るく変わってきます．必ずベッドサイドに訪問して患者さんの状況を確認しましょう．決して，WBCとCRPだけを見ているだけではだめですよ！ ときどき，「CRPが陰性になるまでご飯はだめ！」とか言われる先生がいますが，そう言われた患者さんのちょっと切ない顔をみると… なんだか本当にダメなのかな？と思います．

入院の指標もなければ，食事開始の指標も実際のところありません．サルモネラ感染症などでは腹痛などの改善には少し時間がかかりますが，個人的には**「食欲が出てきた」というのは回復の1つの大きなパラメータ**だと思っています．よって，少々下痢があっても，患者さんが食べたいというのであれば，お食事を出しています．そうこうしているうちに便培養の結果が戻ってきますので，その結果をもとに抗菌薬の中止，変更，場合によっては保健所への届出を行います（表2）．

❹ 退院に向けて考えること

脱水も改善し，嘔気・嘔吐や下痢，腹痛もなくなれば，退院できそうですね．退院に際して
- 点滴をいつやめるか？
- 抗菌薬は入院中で終了か退院させても飲ませるのか？
- 家庭での食事はどうするか？

などの疑問がでてくると思います．

早期退院をめざすのであれば，水分がしっかり飲めれば輸液はなしでもいいでしょう．食欲があればもう食事は米飯でもいいと思います．患者さんによってはお粥がいい人もいますし，若い人などはいきなり米飯がいいという人もいますので，ご希望を聞いたうえで開始しています．抗菌薬はほとんどの場合が不要であることから，適切な量と期間（3～5日など）で投与

されていれば，ずるずると長期間使う必要もなく，また内服の抗菌薬を続ける必要もないと思われます．合併症として，カンピロバクター感染症に罹患した患者さんが後日，Guillain-Barré症候群を起こす可能性が0.5％ほどあります．特に若い方には注意が必要です．

CASEへのアプローチ

今回の症例の原因菌は推測したとおり，黄色ブドウ球菌が便培養から検出されました．よって，毒素型の急性感染性腸炎だったことになります．輸液管理などを行ったのみで，急速に回復したため3日間の入院で退院となりました．

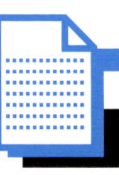

本疾患の入院指示書（例）

考えられうる診断名：感染性腸炎
（上記以外で考えられる診断名：細菌性腸炎，ウイルス性腸炎，アメーバ赤痢）

入院の判断基準	・脱水がひどい．食事摂取ができない ・海外渡航歴があり，発熱や血便を伴っている	
入院後の留意事項	入院当日	入院翌日以降〜
治療・処置（手術）	・大量輸液 ・腹痛があれば除痛	・輸液 ・腹痛があれば除痛
検査	・便培養・血液培養 ・血液検査・尿検査	・適宜，血液検査
安静度・経口摂取	・制限なし ・食欲があれば経口摂取可	
点滴・注射指示（例）	・細胞外液を中心に多めの輸液 （2,000〜3,000mL）	・細胞外液を中心に多めの輸液 （2,000〜3,000mL）
内服処方（例）	・抗菌薬・止痢剤は通常不要	
コンサルトすべき科（タイミング）	・なし	・なし
説明・指導	・周囲に同様の症状の人がいないか確認 ・集団発生であれば保健所に届け出	
その他，特記事項	・O-157などでは，HUS発症の可能性あり	・若年者のカンピロバクター腸炎などでは今後のGuillain-Barré症候群に注意を促す
退院の判断と留意事項 平均7日目	・発熱・腹痛・下痢などの症状が改善し，自宅での日常生活が可能になれば退院	

さいごに

　急性胃腸炎や感染性腸炎は，初診時に確定診断をつけることが難しいので入院の判断は自宅での生活が可能かどうかにかかっているように思います．

　急性腸炎では，腹痛・発熱・血便が重症となりうる所見と考え，感染状況などを問診からきちんと把握し，便培養とともに適切な輸液管理を行い治療していきましょう．

　症状が一番のパラメータになる病気ですから，腹部単純X線写真像や血液検査のWBCやCRPを指標にして診ていく病気ではありません．患者さんの表情や排便の状況などをベッドサイドで，よく診て，触って患者さんの状態の評価を行いましょう．

参考文献
1）急性下痢の原因をどう調べてゆくか？「考える技術－臨床的思考を分析する」（スコット・スターン，アダム・シーフー，ダイアン・オールトカーム 著，竹本　毅 訳），pp141-156，日経BP社，2007
2）「日本語版サンフォード感染症治療ガイド「熱病」2008」（Gilbert, D. N. 他 編，戸塚恭一 他 日本語版監修），pp30-34，ライフサイエンス出版，2008
3）青木　眞：「レジデントのための感染症診療マニュアル第2版」，pp649-702，医学書院，2008

第3章 消化器疾患での入院から退院へのアプローチ

7 急性肝炎
~急性の肝機能障害：ウイルス性肝炎，薬剤性肝炎など~

中島成隆

POINT
- 病歴聴取で急性肝炎を予想しよう
- 経過観察では劇症化を予知することが大切
- 特異的な治療がある肝炎を知ろう

はじめに

　一般外来やERでは，黄疸や肝機能異常で直接受診したり，開業医の先生から紹介され受診する患者さんを経験します．胆道系感染や閉塞機序による黄疸や肝機能異常は抗生物質の投与やドレナージを行うといった初期治療に迷うことはあまりないと思います．一方で感染や閉塞がないとき，追加すべき検査と行うべき治療に困ったという経験はありませんか？　その代表に急性肝炎があります．急性肝炎の特徴は，特別な治療を要しないことが多い反面，**劇症化すると死に至る**という怖さをもちあわせているという点です．急性肝炎（肝障害）を診たら常に劇症化に対してのアンテナを張り，経過をしっかりと追っていく必要性があります．今回は特に急性肝炎（ウイルス性肝炎，薬剤性肝炎）の診断・治療について書いていこうと思います．
　診察における①病歴聴取，②身体所見，③血液検査でのポイントを順におさえていきましょう．

ウイルス性肝炎

❶ 急性肝炎（肝障害）を見逃さない病歴聴取のポイント

　急性肝炎（肝障害）でまず考えるのがウイルス性肝炎です．ウイルス性肝炎の一般的な経過をふまえながらどんな病歴聴取が必要かを考えてみましょう．
- 潜伏期：一般的には無症状で経過します
- 前駆期：黄疸に先行して感冒症状（全身倦怠感，発熱，頭痛，関節痛，悪心，食欲不振，右脇腹痛など）がみられます
- 黄疸期：前駆期の症状が軽快してくる頃，黄疸が見られるようになります
- 回復期：ほとんど自覚症状はみられません

　ほとんどの患者さんは前駆期か黄疸期に受診します．前駆期での症状はいわゆる「**かぜ症状**」であり，このときにERを受診した場合は総合感冒薬や鎮痛解熱薬の処方で経過を… なん

表1 肝障害（急性肝炎）を見逃さない病歴聴取項目

	病歴聴取の内容
既往歴	・今まで肝臓の病気にかかったことはありますか？（慢性肝炎の急性増悪は？）
家族歴	・両親，同胞，配偶者などに肝臓の悪い人はいますか？（家族内感染は？）
生活歴	・カキや貝の生食はありましたか？（A型肝炎は？） ・東南アジア・アフリカなどへの渡航歴はありますか？（A型・B型肝炎は？） ・不特定多数との性交渉はありましたか？（B型肝炎は？） ・（聞きにくいので強制しませんが）タトゥはありますか？ 注射器の回し打ちはありましたか？（C型肝炎は？） ・イノシシの肉を食べたことはありませんか？（E型急性肝炎は？） ・アルコールの大量摂取はありましたか？（アルコール性肝炎は？）
内服歴	・ここ2カ月以内に新しく飲み始めた薬はありませんか？（薬剤性肝炎は？） ・健康食品やサプリメントを飲んでいませんか？（薬剤性肝炎は？）

てことになりかねません．急性肝炎のなかには「かぜ症状」を呈さない症例も相当例ありますが，ERを受診する急性肝炎の患者さんは「かぜ症状」あるいは黄疸を訴えて受診するため，そのなかから急性肝炎をみつけだすには表1の項目に当てはまるものがないか，しっかり聞くことです．

　身体所見で**黄疸や肝臓の圧痛（叩打痛）**などがなくても，表1の項目の1つでも当てはまれば，たとえ「かぜ症状」で受診した丈夫そうな若者でも，血液検査で肝機能異常がみつかることがあります．余談ですが，性交渉に関する質問は配偶者や両親の前では答えようがないので，くれぐれも聞かないように….

❷ 急性肝炎（肝障害）をみつける血液検査項目

　肝細胞障害はAST・ALT（特にALT），胆汁うっ滞はγ-GTP・ALP・T-Bilで判断します．これらが高値を示す場合は炎症反応は上がっていないか，腹部エコー検査・CT検査で胆道系感染や閉塞はないか，を調べます．明らかに感染や閉塞がない場合には急性肝炎を疑って検査を進めていきます．

❸ 急性肝炎の診断

　急性肝炎の原因のほとんどは**ウイルス感染，アルコール，薬剤**で占められ，原因を検索する際には「当たり」をつけましょう．**AST・ALTが500 IU/mLを超えるような場合**にはウイルス性の急性肝炎を考え，同時にこの数値が**入院を勧める1つの目安**になります．そして，ウイルス性肝炎を疑ったら，主な3つの肝炎に対するIgM-HA抗体・HBs抗原・HCV抗体を測定し，HAV（hepatitis A virus）の急性感染，HBV（hepatitis B virus）・HCV（hepatitis C virus）感染の有無を調べます．また若年者で頸部リンパ節腫脹がある場合にはEB（Epstein-Barr）ウイルス感染の検査を，免疫能低下を疑わせる人にはサイトメガロウイルス感染の検査を追加します．それぞれのウイルス性肝炎の診断については各項で述べます．

❹ 入院の判断基準は？
〜入院治療計画の立案：急性肝炎の治療・経過観察

　ウイルス性の急性肝炎と診断された場合，急性期には原則，入院で**急性肝炎の保存的治療**を行いながら経過観察をします．**経過観察の目的は劇症化と慢性化を早期に予知する**ことにあり

表2 肝障害（急性肝炎）の重症度を判断する3つの指標とその項目（復習）

		特徴
肝細胞障害	AST	肝臓の他，心筋・骨格筋・腎臓・赤血球に含まれる（肝特異性低）
	ALT	肝臓や腎臓に含まれるが血中では大部分が肝臓由来（肝特異性高）
胆汁うっ帯	γ-GTP	胆汁分泌異常とミクロソーム機能異常を反映
	ALP	胆汁排泄障害でALP2産生が亢進
	T-Bil	胆汁排泄障害で血中に逆流
肝合成能	%PT	半減期が約5時間と短く，急性期の指標として重要
	Alb	半減期が約7日と長く，急性期の指標として不向き
	Cho-E	半減期が約10日と長く，急性期の指標としては不向き
	T-Cho	体内で合成される約半分が肝臓で合成される

ます．身体所見（特に脳症），血液検査，（劇症化の兆候があれば画像検査も）をしっかりと行っていきます．

1 急性肝炎の保存的治療

急性肝炎のほとんどは以下のような保存的治療で軽快します．
- **安静度**：ベッド上安静（トイレ・洗面歩行は可）
- **食　事**：食事が摂取できれば，特に補液の必要はありません．補液はブドウ糖＋ビタミンを原則とします．アミノ酸や脂肪の投与は肝臓の負担となるため控えてください

2 経過観察のための血液検査

経過観察のための血液検査では肝障害の重症度を①**肝細胞障害の程度**，②**胆汁うっ滞の程度**，③**肝合成能**の3つに分けて評価しましょう．それぞれの検査項目の詳しい解説は成書（参考図書1など）に譲りますが，表2のポイントは抑えておいてください

重症度の観察では肝細胞障害・胆汁うっ滞の5項目に加えD-Bil, Alb, %PT（Alb と%PTは肝合成能の指標）の3項目を加えてください．これらの8項目は退院の時期を見極める判断材料になるだけでなく，劇症化の予知に重要な検査項目になります．血液検査をどのくらいの頻度で行うのか，具体的な指標はありませんが，AST・ALT・γ-GTP・ALP・T-Bilの5項目は入院から毎日（少なくとも1日おきに），%PTとD-Bilは1日おきに（少なくとも週に2回は）AST・ALTの値がピークを越え，かつAST＜ALTとなるまでくり返し行う方がいいでしょう．ピークを過ぎれば徐々に採血回数を減らしていきます．画像検査（腹部エコー検査，腹部CT）は劇症化のサインがなければ，入院時および退院前に行っておけば十分でしょう．

❺ 各ウイルス性肝炎の診断

1 A型急性肝炎

IgM-HA抗体陽性で診断されます．A型急性肝炎の特徴は，発熱など「**かぜ症状**」を呈する割合と程度が他のウイルス性肝炎に比べ多いが**劇症化は少なく，慢性化しない**ということです．また高齢で罹患するほど重症化する傾向にあり，特に高齢者の感染では注意が必要です．

血液検査ではAST・ALTの著明な上昇以外にも**異形リンパ球の出現**，TTT（thymol turbidity test：チモール混濁試験）の高値があります．A型急性肝炎の治療は「**急性肝炎の保存的治療**」を行います．

2 B型急性肝炎

HBs抗原陽性＋IgM-HBc抗体高力価陽性で診断されます．B型急性肝炎の特徴は，他のウイルス性肝炎に比べて**劇症化しやすい**という点です．成人の初感染ではほとんどが一過性感染で終わり，通常は持続感染（慢性肝炎）とはなりません．一過性感染の70〜80％は不顕性感染で終わり，残りの20〜30％で急性肝炎を発症します．このうち約2％が劇症肝炎を発症し，この場合の致死率は約70％とされており，ウイルス性肝炎のなかでは特に注意すべき肝炎です．

・B型急性肝炎の治療

これまでは，保存的治療で99％はHBs抗体が陽性化（臨床的治癒）するため特別な治療は必要ないと考えられてきましたが，都市部を中心に欧米に多いゲノタイプ（特にゲノタイプA）の感染が増加し，そのうち約10％が慢性化するため，核酸アナログ（ラミブジン，エンテカビル）による慢性化予防のための治療が行われることもあります．ただし内服の中止時期には注意が必要です．

【治療例】
ラミブジン（ゼフィックス®錠　100mg 1錠 分1）
エンテカビル（バラクルード®錠 0.5mg 1錠 分1　空腹時（食後2時間以降かつ次の食事の2時間以上前））

3 C型急性肝炎

HCV抗体陽性で診断しますが，HCV抗体が陰性であるからといってC型急性肝炎を否定することはできません．HCV感染からHCV抗体が陽性化するまでには感染後通常1〜3カ月（発症までは2週間〜6カ月）かかります．HCV抗体陰性でも他のウイルス性の急性肝炎が否定的となった時点でHCV-RNAの定量検査を行い急性感染を見逃さないことです．また，ウイルスが排除された**一過性感染でもHCV抗体陽性**となるのでRNA定量を行いウイルスの有無を確認する必要があります（従来のアンプリコア定性検査ではなく，より感度がよいTaqMan® PCR法が一般的になってきています）

【HCV感染の確定条件】
・HCV抗体陽性＋HCV-RNA定量（TaqMan® PCR法）陽性
・HCV抗体陰性＋他の急性肝炎が否定的＋HCV-RNA定量陽性

C型急性肝炎の特徴はA型やB型の急性肝炎と比べて，劇症化することは少なく，**黄疸などの症状も軽い**というのが特徴です（それで感染したことを知らずに後に検診などでわかって慌てるということになるのです）

・C型急性肝炎の治療

現在，C型急性肝炎に対する治療は慢性肝炎同様にIFN（interferon：インターフェロン）単独，PEG-IFN（peginterferon：ペグインターフェロン）単独，PEG-IFN＋リバビリンと

いう3種類の治療法が行われていますが，治療の開始時期については明確な基準はありません．以下の場合は慢性化する可能性があるため治療を始める1つの目安になると考えます．
① 発症から8〜12週間後のHCV-RNAが陽性の場合
② ALT値が二峰性〜多峰性を示す場合

【治療例：①単独，②単独，または②＋③併用】
① IFN-β　600万単位/日を4週間連日投与後，週3回投与を4週間
② PEG-IFN αⅡb（1.5μ/kg）週1回皮下注を8〜12週間（Ⅱ型），24週（Ⅰ型）
③ リバビリン（レベトール®　200mg/カプセル　4カプセル/日 分2）

4 E型急性肝炎

A型急性肝炎と同様に**経口感染**します．以前はアジア・アフリカ諸国からの輸入感染症と考えられてきましたが，日本でも加熱不十分なブタ肉・イノシシ肉・シカ肉の摂取で発症したと考えられる症例も報告[4]されています．A型・B型・C型などの急性肝炎が否定的な場合は検査をしてみる必要はありそうです（E型急性肝炎の1〜2％が劇症化し，高齢者や妊婦さんでは重症化しやすい傾向があります）．特異的な治療はなく「**急性肝炎の保存的治療**」を行います．

薬剤性肝障害（薬剤性肝炎）

鎮痛解熱薬や**抗生物質**の内服60日以内に起きることが多いですが，健康食品や**サプリメント**によるものも多くみられます．他にも**抗精神病薬・降圧薬・抗不整脈薬・抗脂質異常症薬・抗がん剤**を内服している人は特に注意が必要です．6％以上の好酸球増多や白血球増多，リンパ球培養試験（drug lymphocyte stimulation test：DLST）陽性などで診断され，肝細胞障害型，胆汁うっ滞型，混合型に分類されます．薬剤性肝炎の診断・基準についてはDDW-J2004薬物性肝障害ワークショップでスコアリングが発表され，それに基づいた薬剤性肝障害の重篤副作用別対応マニュアルが平成20年4月に厚生労働省より発表されていますので参考にしてください．また日本肝臓学会のホームページからは薬剤性肝障害スコア計算ソフトのダウンロードも可能です[6]．

● 薬剤性肝炎（肝障害）の治療

ほとんどの薬剤性肝炎（特に肝細胞障害型）では「**薬を中止する**」ことで自然軽快していきますが，胆汁うっ滞型の場合にはウルソデオキシコール酸（ウルソ®600mg/日）やプレドニゾロン（プレドニン®40mg/日から3〜5日間隔で5 mgずつ減量）などの治療を行う場合があります．

薬剤性肝炎を疑ったときに困るのが，どの薬を中止にするかです．降圧薬・抗血小板薬・抗凝固薬・抗精神病薬などは中止しにくいものですが，私は薬の整理（種類の減量）もかねてすべての内服をいったん中止とし，3日目くらいから同じ薬効で別の組成の薬を少しずつ始めるようにしています．

次に，特異的な治療がある薬剤性肝炎の代表，アセトアミノフェン中毒について述べます．

1 アセトアミノフェン中毒

CASE

うつ病にて近医通院中の20歳女性，午前4時頃夜勤を終えて帰宅した母親が幻聴・幻覚を訴え，興奮状態でいる本人を発見し，救急要請．部屋の中には市販の感冒薬の瓶（120錠入りで残り30錠），市販の咳止めの瓶（残り20 mL）そして缶ビール（350 mL）の空き缶が13本転がっていた．

来院時バイタル：易興奮状態（会話不可能），血圧 104/65 mmHg，脈拍 95/分，呼吸数 16/分，SpO$_2$ 97％（room air）

血液検査データ：CBC 異常なし，BUN 5.9 mg/dL，Cr 0.43 mg/dL，T-Bil 0.8 mg/dL，ALP 176 U/L，γ-GTP 34 U/L，AST 30 U/L，ALT 17 U/L，LDH 255 U/L，CK 96 U/L，

　このような患者さんが搬送されてきた場合，皆さんはどうしますか？ アルコールが醒めるまで経過観察して帰宅？ いや，感冒薬にはアセトアミノフェンが入っていることが多いし，大量のアセトアミノフェンで肝障害が出るって聞いたし… でも肝機能は正常だしなぁ… 答えは「**即治療・即入院**」です．

　市販の総合感冒薬になどに含まれるアセトアミノフェンは大量に服用すると，**服用してから24時間以降**に肝障害が発生することがあります（24時間以内の肝障害は別の原因を探しましょう）．また，劇症化して肝移植などが必要となる場合もあるので要注意です（欧米の肝移植となる原因のトップはこのアセトアミノフェンによる劇症肝炎です）．このアセトアミノフェンの大量服薬では肝障害が現れる**服用から24時間までが勝負**，つまり患者さんがERを受診した段階でいかに肝障害の出現を予想して初期治療を行うかが鍵となります（くれぐれも翌日の外来に回すなんてことがないように）．

　治療の際には，**内服時間の特定**が重要になります．内服時間が特定できれば肝障害が起きるかどうかの指標となる Rumack-Matthew nomogram（**図**）が適応できる可能性があるからです．これは**血中濃度と服用からの経過時間**の2つのパラメータで肝障害発生が予測できるという優れものです．ただし血中濃度測定が必要で，適用症例が限定されるというのが欠点．「うちの病院じゃ血中濃度が測定できないんだけどなぁ…」そんなときどうするか？ 簡単に言えば，「**疑わしくは治療する**」ということです．アセトアミノフェンの肝毒性は一般に **7.5 g以上あるいは 150 mg/kg 以上の摂取**で生じるとされ，nomogramが適応できなくとも**表3**の項目に該当する場合は治療を行いましょう（レジデントノートの連載でおなじみのH先生のパクリですが）．

　この症例では服用時間が特定できず，感冒薬1錠には100 mgのアセトアミノフェンが含まれ，最大9 gを摂取した可能性があったので治療を行いました．この症例で使用した治療薬はN-アセチルシステイン（商品名は「センジュ®」，以下NAC）ですが，他にもムコフィリン吸入液などが治療に使われます．

2 NACの投与法

・内服後8時間以内の投与が有効ですが，24時間以内なら効果が期待できます（肝障害発生

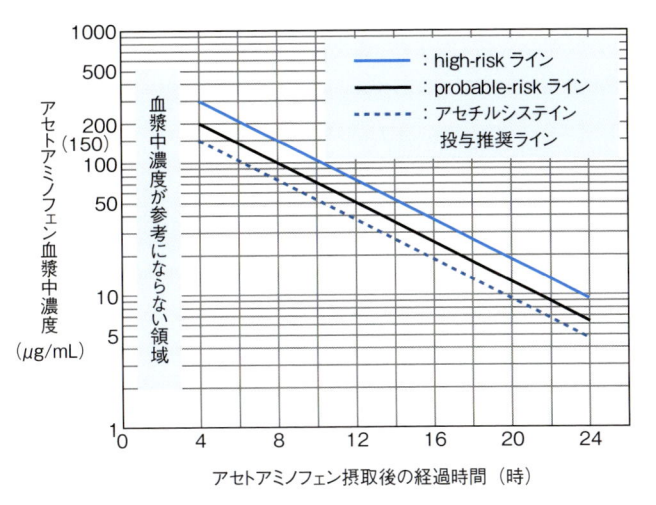

図 Rumack-Matthew nomogram
文献1より引用

表3 アセトアミノフェン中毒に対する治療の適応

①	Rumack-Matthew nomogramを参考に肝毒性ありの場合
②	アセトアミノフェンとして7.5gまたは150mg/kg以上内服した場合
③	併用薬がアセトアミノフェンの毒性を増強する場合（エテンザミド，無水カフェイン，ブロムワレリル尿素，カルバマゼピン，イソニアジド，フェノバルビタール，抗ヒスタミン薬など）
④	アセトアミノフェン常飲者の場合
⑤	肝疾患，アルコール多飲者や低栄養状態の場合（グルタチオンが少ない）
⑥	内服時間が不明（24時間以内）で，アセトアミノフェン血中濃度が5μg/mL以上の場合
⑦	アセトアミノフェン血中濃度が測定できない場合

後でもNACを投与した方が予後がいいとされています）．

- 初回量 140mg/kg，2回目以降 70mg/kgを4時間ごとに17回，合計18回（68時間）投与（センジュ®の場合，初回量 0.8mL/kgを2.5倍量の水またはソフトドリンクで希釈して服用，2回目以降はその半量）
- 活性炭と同時投与でかまわない（NAC投与の時間を空けたり，NAC投与量を増やす必要はありません）

この症例の女性は無事，上記投与で肝障害を起こすことなく退院していきました．

劇症肝炎

　ウイルス性にかぎらず急性肝炎の経過観察で最も重要なのは劇症化の予知と劇症化したとき（する前）の対応（治療）です．日本での劇症肝炎は年間約1,000人，急性肝炎の1～2％で生じるとされています．劇症肝炎とは，初めて症状が出現してから**8週間以内に昏睡Ⅱ度以上の肝性脳症とプロトロンビン時間が40％以下**を示すものとされています．当たり前の話です

表4　劇症化のサイン

生化学検査	AST・ALTの急激な低下
	AST・ALTの低下に反するT-Bilの上昇
	D-Bil/T-Bil比の低下傾向
	肝合成能（Alb・CHE・T-Cho）の低下傾向
	NH_3の上昇，尿素窒素の低下，血糖値の低下
凝固検査	血小板減少
	PT, HPT活性（％）の低下
血漿遊離アミノ酸	Fischer比（BCAA/AAA）の低下
	メチオニン（Met）の上昇
その他	動脈血中ケトン体比（アセト酢酸/β-ヒドロキシ酪酸）の低下
	肝増殖因子（bHGF）の高値
画像検査	肝萎縮，腹水，肝実質エコーの不均一化，脈管構造不明瞭化

が，いざ劇症化が起きて慌てることがないように「**劇症化の予知**」をしっかりと行ってください．

❶ 劇症化の予知

　劇症肝炎全国調査集計結果1998～2002年によると，劇症肝炎の50.5％がウイルス性肝炎から起きています（HBV 39.6％，HAV 6.2％，HCV 1.6％）．他にも薬剤性肝炎（8.7％）や自己免疫性肝炎（6.9％）から起きる場合もありますが，原因不明の劇症肝炎が29.7％もあり，原因不明の肝炎でも十分な注意が必要です．**表4**に示す兆候（一般的には生化学検査と凝固検査に注目します）が1つでも現れたら劇症化のサインです．また，劇症化の予測式もいくつかあり，参考にする価値があります．なかでも「難治性の肝疾患調査研究班予測式」がシンプルで使いやすいと思います．

難治性の肝疾患調査研究班予測式（λ＞0で劇症化する可能性が大）
$$\lambda = -2.7469 + 0.0914 \times 年齢 + 0.1255 \times T.Bil - 0.1534 \times \%PT$$

❷ 劇症肝炎の治療

　劇症化の兆候が現れたら，劇症肝炎になる前に治療を開始してください．血液浄化療法などが行えない施設の場合には自施設でできる治療を行いつつ，治療可能な病院へ受け入れをお願いしてください．劇症化が起こってしまうと，肝移植でしか救命できない可能性があり，転院をためらってはいけません．転院までの間は全身管理の他，肝障害に対する治療・合併症対策が重要になります．

❸ 劇症肝炎の全身管理

　まず，中心静脈を確保して，水，電解質，栄養および循環動態の管理を行います．補液の注意点として熱源はブドウ糖を中心とし，1,200～1,600kcal/日を目安にします．劇症肝炎で

は血漿アミノ酸濃度が高値であるため，アミノ酸製剤は原則として投与しません．

❹ 劇症肝炎の肝障害に対する治療

劇症肝炎に対する治療にはいくつかのものがあります．代表的なものをあげますが，各治療法の詳しい内容については成書（参考図書2，3など）を参考にしてください．

1 血液浄化療法（人工肝補助療法）

肝機能の低下を補い肝昏睡物質や肝再生抑制物質などの有害物質を除去する目的で血漿交換に加え，血液濾過透析を行います．この治療により生存期間の延長が可能とされていますが，救命率を改善するかどうかのエビデンスは今のところありません．あくまでも**肝移植までのつなぎ**の治療としての位置づけになります．

2 薬物療法

① 肝性脳症に対して**ラクツロース**を経口投与・注腸で投与し，腸管難吸収性の抗菌薬である**硫酸ポリミキシンB**を用いて腸内殺菌を行います．昏睡Ⅲ度以上の症例では脳浮腫を高率に合併するため，**マンニトール**の投与を行います．
② **抗凝固療法**：A型・B型急性肝炎では血小板数が減少する例がみられ，それに対してはATⅢ濃縮製剤と合成タンパク質分解酵素阻害薬を投与します（ヘパリンは併用しない）．
③ **ウイルスの増殖防止**：特にB型キャリアからの劇症化では**ラミブジン・エンテカビル**の投与を行いますが，効果出現に数日を要することから，**インターフェロン**を併用します．治療開始の目安は％PT 60％以下，T-Bil 5.0 mg/dL以上です．
④ **ステロイドパルス療法**：自己免疫性・薬物性肝炎の劇症化で水溶性プレドニソロンなどの大量投与が行われます（シクロスポリンAの投与もあります）．

他にもプロスタグランジン誘導体の投与（肝細胞・内皮細胞保護目的），グルカゴン-インスリン療法（肝再生目的）などがありますが，いずれも有効性については証明されてません．

3 肝移植

劇症肝炎の最後の切り札は肝移植です．多変量解析の結果をふまえ，
① 45歳以上
② 亜急性型
③ PT 10％以下
④ T-Bil 18.0 mg/dL以上
⑤ D/T-Bil比 0.67以下
が予後不良とされ，ガイドラインではこの**5項目中2項目以上合致が肝移植の適応**とされています．

退院に向けて考えること

劇症化という恐ろしい話をしましたが，ほとんどの急性肝炎は劇症化することなく，無事退院していきます．血液検査で肝細胞障害・胆汁うっ滞がピークを過ぎ，食事摂取が良好なら退

院を考えます．退院後の経過観察では**治癒判定**と**慢性化**の判定を心がけ血液検査を中心に行っていきましょう．

> A型急性肝炎：退院4週後，8週後（＋12週後）の血液検査を実施
> B型急性肝炎：退院4週後，8週後，12週後（＋24週後）にHBs抗原，HBs抗体，HBV DNAを含む血液検査を実施
> C型急性肝炎：退院4週後，8週後，12週後（＋24週後）にHCV抗体，TaqMan® PCR法 HCV-RNA定量を含む血液検査を実施

本疾患の入院指示書（例）

考えられうる診断名：**急性肝炎**
（上記以外で考えられる診断名：急性胆道炎，総胆管結石，肝胆道系悪性腫瘍）

入院の判断基準	・原則，肝障害の程度が軽度でかつ全身状態が良好な場合を除く全例	
入院後の留意事項	入院当日	入院翌日以降〜
治療・処置（手術）	・補液を中心とした保存的治療が中心	・急性ウイルス性肝炎の場合，実施を考慮
検　査	・血液検査（血算，生化，凝固，肝炎ウイルス関連） ・腹部エコー，腹部CT	・血液検査（血算，生化，凝固） ・腹部エコー，腹部CT ・場合によっては肝生検
安静度・経口摂取	・安静臥床（トイレ歩行は可） ・低タンパク（60g以下）食を基本に食欲に応じて摂取（ビリルビンの高いときは脂肪制限も必要）	・急性期以降は安静解除 ・急性期以降は，適切なカロリー，十分なビタミンとミネラルを含んだ食事を摂取
点滴・注射指示	・ブドウ糖，ビタミンを含む補液を行い，経口摂取量に応じて補液量を減量	・点滴は経口摂取が十分なら不要 ・急性ウイルス性肝炎に対する治療が必要なら実施
内服処方	・可能なかぎり，内服薬は中止	・急性ウイルス性肝炎に対する治療が必要なら実施
コンサルトすべき科	・劇症化が予想される場合は移植が可能な施設へあらかじめ相談しておく	・基礎疾患に関わる当該科に内服の変更，続行について相談する
説明・指導	・受診時に軽症でも劇症化の可能性を説明しておく	
その他，特記事項		・慢性化したときの注意点を説明しておく
退院の判断と留意事項 平均2〜4週間目	・肝胆道系酵素，凝固系の正常化が確認でき，食事摂取が良好なら退院を考慮する ・過度な労働，運動を除けば退院後の生活制限，労働制限は特に設けない ・退院後の受診（特に退院後4週後と8週後）を忘れない	

おわりに

　説明が不十分で，虫食いのような内容になってしまった気がします．虫食いの部分は皆さん方が空いた時間に埋めていってもらえるものと勝手に考えていますが…．高い本を買わなくても，インターネットで十分に知識の整理が可能です．これを機に針刺し事故の対応，ウイルス性肝炎の予防法などについてもぜひまとめてみてください．

参考文献

1) アセチルシステイン内用液17.6％「センジュ」添付文書．千寿製薬株式会社，2009年6月
2) 林　寛之：Toxicology Overview その2．レジデントノート，6（6）：820-830，2004
3) 「専門医のための消化器病学」（小俣政男，千葉　勉 監），医学書院，2005
4) 深津俊明：Reversed C.P.C AST（GOT）・ALT（GPT）高値を示した2例．Lab Clin Pract,19（1）：35－41，2001
5) ウイルス肝炎実地診療A to Z．medicina，44（5）：2007
6) 国立感染症研究所感染症情報センター：感染症の話　http://idsc.nih.go.jp/idwr/kansen/index.html
7) 「消化器疾患治療マニュアル」（林　紀夫 監），金芳堂，2007

参考図書

1) 増刊号「これだけは知っておきたい検査のポイント」，medicina，42（12）：2005
2) B型・C型ウイルス肝炎．Medical Practice，25（10）：2008
3) 「消化器病診療」（財団法人 日本消化器病学会 監，「消化器病診療」編集委員会 編），医学書院，2004
4) 森原大輔 他：イノシシ肉摂取によるE型急性肝炎の1例．臨牀と研究，83（11）：83（1691）-86（1694），2006
5) 滝川　一 他：DDW-J 2004 ワークショップ薬物性肝障害診断基準の提案．肝臓，46（2）：85-90，2005
6) 薬剤性肝障害スコア計算ソフト：http://www.jsh.or.jp/medical/sindankijyun.html

第4章 呼吸器疾患での入院から退院へのアプローチ

1 市中肺炎
～重症度の見極めと起因菌の推定を大切に～

西田幸司

POINT
- 入院適応は重症度分類を参考に
- 起因菌推定の努力を怠らない
- 肺炎の治癒過程を知ろう

はじめに

肺炎は救急外来で遭遇するcommon diseaseであり，急性の咳・痰・発熱などとともに胸部聴診でcrackles，胸部X線写真で浸潤影を認めれば，診断は容易です．しかしときとして高齢者では咳・痰なく，単なる発熱や意識障害のみで受診することもあり，注意を要します．また，咳・痰・発熱＋胸部異常陰影の組み合わせは肺炎に特異的なものではなく，常に他疾患の可能性も考えながら診断することが必要です．

CASE

著患のない62歳男性，Never-smoker．受診10日前，軽い咽頭痛と咳嗽があったが，無理をおして中国旅行へ出かけた．旅行終盤から徐々に咳嗽・喀痰が増え，労作時息ぎれも出現した．帰国後も症状が続くため，救急外来を受診した．診察中も湿性咳嗽があり，苦しそうである．血圧 124/81 mmHg，脈拍数 88/分，体温 36.3℃，SpO₂ 88％（room air），呼吸数 24/分．胸部聴診にて背部右下肺野でpan-inspiratory cracklesを聴取．

⇒ 診察した2年目研修医はカヌラで酸素3Lを投与するとともに肺炎を疑い，胸部X線写真，血液検査，喀痰検査を行った．

⇒ 胸部X線写真にて右中下肺野に浸潤影を認め，血液検査でWBC 24,600/μL，CRP 30mg/dLと炎症反応上昇，BUN 40mg/dL，Cre 1.9mg/dLと腎機能障害を認めた．血液ガス分析はO_2 3L投与下でpH 7.502，$PaCO_2$ 24.8 Torr，PaO_2 106.8 Torr，HCO_3 21.3mEq/Lと呼吸性アルカローシスを認めた．また，喀痰をグラム染色したところ，白血球とともにグラム陽性双球菌を多数認めた（図1）．

⇒ 2年目研修医は肺炎球菌肺炎を疑い，入院適応について上級医にコンサルテーションした．

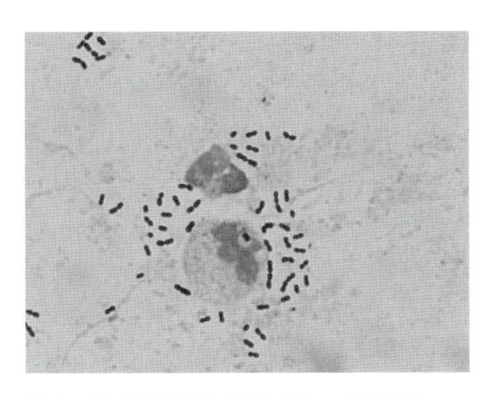

図1 喀痰グラム染色像（10×100倍）
p10，Color Atlas ❶参照

表1　A-DROPを用いた重症度分類

A：age（年齢）	男性70歳以上，女性75歳以上
D：dehydration（脱水）	BUN 21 mg/dL 以上または脱水所見あり
R：respiration（呼吸）	SpO_2 90％以下
O：orientation（意識）	意識障害あり
P：pressure（血圧）	収縮期血圧 90 mmHg以下

各項目につき1点を加算する

軽　症：該当項目数0　　　　⇒ 外来
中等症：該当項目数1 or 2　⇒ 外来 or 入院
重　症：該当項目数3　　　　⇒ 入院
超重症：該当項目数4 or 5　⇒ ICU
（ショックがあれば1項目でも超重症とする）

※注意点：この重症度判定には基礎疾患が全く反映されていません．重篤な基礎疾患がある患者（悪性疾患，肝疾患，うっ血性心不全，脳血管障害，腎疾患）では当初軽症と考えていても重症化するリスクが高く注意が必要です

入院の判断基準は？

　欧米，日本のガイドラインでは患者さんの背景，合併症，身体所見，検査値などをスコアリングして重症度を算出し，外来治療を行うか，入院治療を行うかを決定するよう推奨しています．表1に日本呼吸器学会成人市中肺炎診療ガイドラインで使用されているA-DROPシステムによる重症度分類を示します（白血球数やCRPは重症度の指標にはなっていないことに注意）．肺炎患者を入院させるかどうかの判断に迷った場合はこうした重症度分類が参考になります．ただ基本的には**酸素が必要な人，食べられない人，薬が飲めない人は入院の適応がある**と考えておけばよいでしょう．

入院治療計画を立案する

❶ 初期治療計画を立案する

　肺炎は肺に微生物が感染した状態であり，**起因微生物の推定，同定を行うことは戦う相手を認識することにつながり，肺炎診療において大切な作業です**．現在臨床で用いられる起因菌迅速診断検査としては，**1** 喀痰グラム染色検査や **2** 尿中抗原検査が，起因菌同定検査としては **3** 喀痰培養検査，血液培養検査などがあります．

1 喀痰グラム染色検査

　痰の出る患者さんには行うべきです．出ない患者さんには3％高張食塩水をネブライザーで吸入してもらい喀痰誘発します．ティッシュについた痰でも可能です．口腔内常在菌のコンタミネーションを少なくするため，できれば喀痰採取前にうがいをしてもらいます．採取後喀痰の膿性部分を染色し鏡検します．慣れれば10分以内でできます．利点はなんといっても起因微生物を視覚的に認識できることです（初期研修時，初めて鏡検したときの驚きは今も鮮明に覚えています）．また白血球が多いのに微生物がいないときには非定型肺炎を疑うヒントにもなります．

　このように，喀痰グラム染色は，起因菌の推定や後述する治療効果判定に簡便で有用なツー

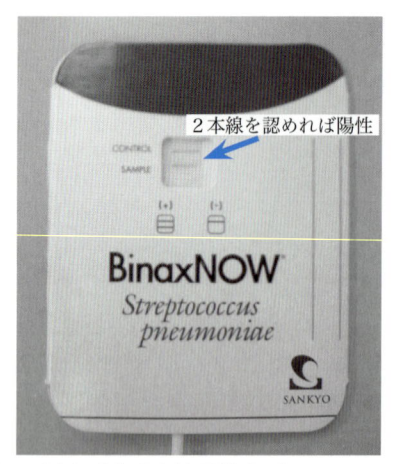

図2 肺炎球菌尿中抗原検査（BinaxNOW®）
p10，Color Atlas ❷参照

表2 基礎疾患による結核罹患の相対リスク

基礎疾患	相対リスク
珪肺症	30
糖尿病	2.0〜4.1
慢性腎不全/血液透析	10.0〜25.3
胃切除	2〜5
空回腸バイパス	27〜63
臓器移植 　腎臓 　心臓	 37 20〜74
頭頸部がん	16

（文献1より引用）

ルであり，院内に細菌検査室がある施設では，一度は受け持ち患者の喀痰を染めてみることをお勧めしたいです．

❷ 尿中抗原検査

肺炎球菌とレジオネラについて使用可能です．綿棒を尿に浸し，キットに挿入後，試薬を滴下し，15分後に判定します（図2）．痰の出ない患者さん，すでに抗菌薬が投与された患者さんに有用です．ただし発症すぐの症例では陰性になったり（通常症状出現後3日目以降で陽性になります），肺炎治癒後も2カ月以上にわたり陽性になることがあり，注意が必要です．

❸ 喀痰培養検査，血液培養検査

起因菌同定，薬剤感受性検査に必須であり，抗菌薬投与前に採取します．なお肺炎での血液培養陽性率は7〜16％です．

❹ 喀痰抗酸菌検査

起因菌推定のうえで重要なもう1つのポンイトは結核のR/Oです．先進諸国のなかで日本の結核罹患率はいまだ高く，high risk群（表2），結核を疑う病歴（長引く微熱，体重減少，寝汗，血痰など），特徴的な画像（空洞，結節，粒）があれば，積極的に肺結核を疑い，喀痰抗酸菌検査（Ziehl-Neelsen染色，培養）を行います．また，入院が必要な場合には喀痰塗抹検査にて3回陰性が確認できるまでは個室管理とし，空気感染予防（N95マスク着用）を行います．

❺ 抗菌薬の投与

喀痰グラム染色や尿中抗原にて起因菌が推定できれば，その菌をターゲットにスペクトラムの狭い抗菌薬を投与します．**迅速検査で起因菌が推定できないときには基礎疾患を参考に起因菌を推定し**（表3），エンピリックに治療します．なお日本呼吸器学会のガイドラインでは細菌性肺炎と非定型肺炎（マイコプラズマ肺炎，クラミジア肺炎）を患者背景，身体所見，検査値など6項目を用いて鑑別するよう推奨しています（表4）．しかし実際は細菌性肺炎と非定

表3 患者背景から推定される起因微生物

患者背景	起因微生物
健常者	S. pneumoniae, H. influenzae, Mycoplasma, Chlamydophila
COPD, 気管支喘息	H. influenzae, M. catarrhalis
嚥下障害	Anaerobes
糖尿病, アルコール多飲, 肝硬変症	K. pneumoniae
先行するウイルス感染	S. pneumoniae, S. aureus
くり返す抗菌薬使用	P. aeruginosa, PRSP
循環風呂, 温泉, 土木作業	Legionella spp.
HIV, ステロイド使用	Pneumocystis, Tuberculosis

PRSP : Penicillin-Resistant S.pneumoniae

表4 非定型肺炎の鑑別

① 年齢60歳未満
② 基礎疾患がないか, あっても軽微
③ 頑固な咳嗽がある
④ 胸部聴診上所見が乏しい
⑤ 痰がない, あるいは迅速診断法で起因菌が証明されない
⑥ 末梢血白血球数が 10,000/μL 未満

6項目中4項目以上合致 ⇒ 非定型肺炎疑い
6項目中3項目以下合致 ⇒ 細菌性肺炎疑い
この基準での非定型肺炎診断の感度は77.9％, 特異度は93％.

型肺炎の鑑別は難しいことが多く，また混合感染もしばしば認められるため，両方カバーできるような治療を行うことも多いです．具体的な抗菌薬投与についてはサンフォードガイド（熱病）や各種ガイドラインを参考にして下さい．

❷ 緊急事態を発見・対処する

　肺炎の治療経過で起こりうる頻度の高い緊急事態としては低酸素血症があげられます．低酸素血症は肺炎そのものの悪化，痰喀出困難に伴う気道閉塞，無気肺が原因で生じることが多いです．呼吸困難感が強く，高容量の酸素投与にも反応しない低酸素血症に対しては，気管内挿管のうえ，人工呼吸管理を考慮します．非侵襲的陽圧換気（non-invasive positive pressure ventilation：NPPV）を試すことは可能ですが，喀痰の多い症例では気道ドレナージがうまくいかないことが多いです．痰喀出ができない患者さんには，経鼻・経口からの吸引を行ったり，Mini-Trach® などで，輪状甲状軟骨穿刺を行い，気管内吸引を行います．また，寝たきり患者ではこまめな体位変換も気道ドレナージを行ううえで重要です．

❸ 初期治療に対する効果を判定する

　肺炎の治癒経過をみるうえでの有用なパラメータとしては
① 喀痰所見の改善（抗菌薬が効いていれば，入院翌日の喀痰グラム染色では，菌量は驚くほど減少しています）
② 呼吸状態の改善（入院2，3日目頃から呼吸回数，SpO_2，血ガスの改善を認めることが多い

③ 聴診所見の改善（呼吸状態の改善に引き続き，cracklesの減少，pan-inspiratory cracklesからlate-inspiratory cracklesへの変化を認めます）

などがあげられます．**重要な点はなるべく肺炎に特異的なパラメータを治療効果判定に用いることです**．体温や血液検査所見（WBC, CRP），胸部X線写真は参考程度とします．肺炎球菌肺炎などの場合，治療が奏功していても高熱が続くことがありますし，WBCやCRPは肺炎以外の要因でも変化します．また，胸部X線写真上の陰影は補液に伴い一過性に悪化することがあります．X線写真の陰影は，喀痰所見，呼吸状態，聴診所見に比べ，改善が遅いことも知っておく必要があります．

投与している抗菌薬が適切かどうか，入院時に提出した喀痰培養，血液培養の途中経過を確認することも重要です（培養開始翌日にはある程度の情報が得られます）．最終的に培養結果，薬剤感受性結果がわかれば，それに基づいて抗菌薬をスペクトラムの狭いものへde-escalationすることが可能です．細菌検査室の技師さんは感染症診療には欠かせない存在であり，日頃からコミュニケーションをとっておくことが望ましいと思います．

肺炎治療を行っているにもかかわらず改善を認めないことがときどきあります．そのときは，
① 膿胸や肺化膿症の合併
② 感染症以外の可能性
③ 抗菌薬の問題

などを考え原因を精査する必要があります．膿胸合併例では胸腔ドレナージを行わないと改善を認めないことが多いです．また，咳・痰・発熱＋胸部異常陰影の組み合わせは肺炎以外にも，間質性肺炎（器質化肺炎など），心不全，無気肺，肺がん〔BAC（bronchioloalveolar carcinoma：細気管支肺胞上皮がん）など〕，ARDS（acute respiratory distress syndrome：急性呼吸促迫症候群）などの可能性があります．改善を認めない肺炎をみたら，胸部CTなどで精査します．画像的に鑑別が困難な場合には気管支鏡にてBAL（broncho-alveolar lavage：気管支肺胞洗浄）や肺生検を行うこともあります．抗菌薬の問題としては，非定型肺炎や結核などに注意しないといけません．マイコプラズマ肺炎やクラミジア肺炎にはβ-lactam薬は無効であり，マクロライドやテトラサイクリンで治療します．また，結核は1回の喀痰検査では陽性にならないことが多く，通常の治療に反応しない肺炎で画像などで少しでも結核が疑われれば，くり返し喀痰抗酸菌検査を行うべきです．

❹ 退院に向けて考えること

肺炎を起こした患者さんには2次予防を考えます．肺炎予防にはインフルエンザワクチン，肺炎球菌ワクチン（ニューモバックス®）などのワクチン接種が有効です．肺炎球菌感染high risk群（表5）には，積極的に肺炎球菌ワクチンを接種します．肺炎球菌ワクチンは接種後5〜10年有効であり，2009年より再接種可能となりました．なお保険適応は，脾摘患者のみであり，その他多くの対象者は自費診療での接種となります．また，誤嚥性肺炎患者に対しては，退院前に口腔ケア，嚥下指導（水分・食事にとろみをつけるなど）を患者本人・家族に行うことも重要です．

表5 肺炎球菌ワクチン接種が推奨される対象

① 65歳以上の高齢者で肺炎球菌ワクチンを受けたかどうかはっきりしない人
② 2～64歳で下記の慢性疾患やリスクを有する人
・慢性心不全（うっ血性心不全，心筋症など）
・慢性呼吸不全（COPDなど）
・糖尿病
・アルコール中毒
・慢性肝疾患（肝硬変）
・髄液漏
③ 摘脾を受けた人，脾機能不全の人
④ 老人施設や長期療養施設などの入所者
⑤ 易感染性患者
HIV感染者，白血病，Hodgkin病，多発性骨髄腫，全身性の悪性腫瘍，慢性腎不全，ネフローゼ症候群，移植患者のように長期間免疫抑制療法を受けている人，副腎皮質ステロイドの長期全身投与を受けている人

（文献2より引用）

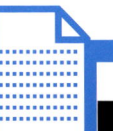

本疾患の入院指示書（例）

考えられうる診断名：**市中肺炎**
（上記以外で考えられる診断名：器質化肺炎，心不全 など）

入院の判断基準	・酸素が必要な場合 ・経口摂取できない場合 ・内服できない場合	
入院後の留意事項	入院当日	入院翌日以降～
治療・処置（手術）	・抗菌薬投与 ・酸素投与（必要時） ・補液（必要時）	
検査	・喀痰検査 ・尿中抗原検査 ・血液ガス ・胸部X線写真	・改善が乏しい場合は，胸部CTで精査
安静度・経口摂取		
点滴・注射指示（例）	・アンピシリン/スルバクタム 1.5g＋生食 100mL　6時間毎	
内服処方（例）		
コンサルトすべき科（タイミング）	・呼吸状態，低酸素血症の悪化を認めた場合は，挿管の判断を含め，上級医に相談	
説明・指導（例）		
その他，特記事項		
退院の判断と留意事項 平均5～7日目	・酸素が不要になり，内服ができるようになれば退院	

さいごに

　肺炎はありふれた呼吸器感染症であり，外来治療できる軽症から人工呼吸管理が必要な超重症まで，また典型的な症状を呈するものから非典型的な症状を呈するものまでバラエティーに富んでいます．たくさんの症例を経験するとともに，一例一例丁寧にフォローし，肺炎診療の流れを知っていただければ幸いです．

文献・参考図書
1) American Thoracic Society : Targeted Tuberculin Testing and Treatment of Latent Tuberculosis Infection. Am. J. Respir. Crit. Care. Med., 161 : S221-S247, 2000
2) 「成人市中肺炎診療ガイドライン」（日本呼吸器学会市中肺炎診療ガイドライン作成委員会 編），日本呼吸器学会, 2007
3) 青木　眞：「レジデントのための感染症診療マニュアル」，医学書院, 2000
4) 藤本卓司：「感染症レジデントマニュアル」，医学書院, 2004

第4章 呼吸器疾患での入院から退院へのアプローチ

2 気管支喘息，COPDの急性増悪
～安定期の治療もお忘れなく～

西田幸司

POINT

- 急性増悪時の治療は酸素投与，短時間作用型$β_2$刺激薬の吸入，ステロイドの全身投与
- 2次予防を忘れずに

はじめに

　気管支喘息，COPD（chronic obstructive pulmonary disease：慢性閉塞性肺疾患）の急性増悪は救急外来で遭遇するcommon diseaseですが，受診当初から呼吸不全を呈していることも多く，適切でかつ迅速な診断・初期治療が必要となります．何度も急性増悪をきたしている患者さんの場合は鑑別に困ることは少ないですが，呼吸不全を呈し聴診でwheezeを認める疾患は気管支喘息，COPD以外にも急性左心不全，急性気管支炎，気管・気管支の狭窄・異物，肺血栓塞栓症，過換気症候群などがあり，気管支喘息やCOPDの既往がはっきりしない場合は常に鑑別を考えながら，診断・治療にあたることが必要となります．

CASE 1　気管支喘息の急性増悪

　気管支喘息，統合失調症にて近医通院中の53歳女性．月経を契機に数日前から喘息発作あり，入院前日に救急外来を受診，短時間作用型$β_2$刺激薬の吸入とステロイドの点滴をうけ帰宅．入院当日，呼吸困難が増強，動くのも困難になったため救急要請．喫煙歴あり．吸入ステロイドを処方されていたが，ここ数カ月は使用していない．

身体所見：意識清明，血圧 124/56 mmHg，脈拍 101/分 整，体温 36.6℃，SpO_2 79%（room air）⇒ 93%（O_2 5L），呼吸数 18/分.
　呼気延長あり．とぎれとぎれの会話しかできず，苦しくて臥位になれない．
　胸部聴診にて呼気・吸気ともにwheezeを聴取

検査結果：血液ガス（O_2 5Lマスク）：pH 7.358，$PaCO_2$ 56.9 Torr，PaO_2 93.5 Torr，HCO_3^- 31.2 mEq/L

⇒ 気管支喘息の急性増悪と診断し，救急外来にてサルブタモール（ベネトリン®）2.5 mgの吸入を20分ごとに3回，メチルプレドニゾロン（ソル・メドロール®）を80 mg静注したが，自覚症状，酸素化ともに改善なく緊急入院となった

表1 気管支喘息急性増悪の入院基準

- 中等度症状（%PEF60〜80％を目安）では2〜4時間の治療で反応不十分（%PEF70％以下を目安）あるいは1〜2時間の治療で反応なしの患者
- 高度症状（%PEF60％以下を目安）では，1時間以内に治療に反応しない患者
- 入院を必要としたような重症喘息発作の既往がある患者
- 今回の救急を受診するまで長期間（数日間〜1週間）症状が続いていた患者
- 帰宅後，交通などの問題で医療機関を受診することが困難である患者
- 精神障害が認められたり，意思の疎通が不十分な患者
- 肺炎，無気肺，気胸などの合併症がある患者

気管支喘息の急性増悪は気管支喘息に伴う息切れ，咳，喘鳴，胸部圧迫感（胸苦しさ）などの症状が進行性に悪化した状態で，ピークフロー（peak expiratory flow：PEF）や一秒量（forced expiratory volume in one second：FEV_1）の低下を伴います．救急外来ではまず重症度を評価する必要があります．おおまかに症状で分類すると，**呼吸困難感はあるが横になれる程度の発作は軽症，苦しくて横になれない程度の発作は中等症，苦しくて動けず会話も困難な程度の発作は重症**です．また，頻脈，$SpO_2＜90％$，頻呼吸，呼吸補助筋（胸骨鎖乳突筋など）の使用，PEFが予測値または自己最良値の60％未満などは，重症のサインです．血液ガス検査は必須ではありませんが，低酸素血症を認める際には行います．喘息増悪時はまず頻呼吸により呼吸性アルカローシスとなりますが，重症化すると気流制限が高度になり，低換気から呼吸性アシドーシスとなります．救急外来では，重症度の評価と同時に**急性増悪の誘因，気管支喘息による入院歴や挿管歴，アスピリン喘息や薬物アレルギーの有無**を問診します．

入院の判断基準は？

入院の目的は，経過観察を行い，さらなる悪化に対して迅速に対応することにあります．**表1**[3]などを参考に入院させるかどうかを決めればよいですが，基本的には救急外来にて初期治療（短時間作用型$β_2$刺激薬の反復吸入，ステロイド投与）を行っても自覚症状の改善がない，低酸素血症が続く，PEFが改善しない場合は入院を考慮します．**救急外来で何時間も粘るべきではありません**．

入院治療計画を立案する

❶ 急性期治療計画を立案する

意識状態の悪化（傾眠），持続する低酸素血症・高二酸化炭素血症，呼吸筋の疲弊などがあれば挿管・人工呼吸管理を行う必要性が出てくるため，ICUでの管理が望ましいです．ICUでの治療に関しては他書を参考にして下さい．ここでは主に一般病棟での治療について解説します．

■ 酸素投与

$SpO_2＞90％$を目標に酸素投与します．高度な気流制限のある患者さんでは高濃度酸素投与によって高二酸化炭素血症を引き起こす可能性があり，注意が必要です．

表2 喘息発作の増悪因子

・アレルゲン	・大気汚染	・呼吸器感染症	・運動ならびに過換気
・喫煙	・気象	・食品	・食品添加物
・薬物	・激しい感情表現とストレス	・刺激物質（煙，臭気，水蒸気など）	・二酸化硫黄
・月経	・妊娠	・肥満	・アルコール
・過労　　など			

2 気管支拡張薬

短時間作用型β_2刺激薬を反復して吸入します．具体的にはサルブタモール（ベネトリン®）1.5～2.5mgを最初の1時間は20分ごとに，その後は1～4時間ごとにネブライザーにて吸入します．定期吸入ではなく，患者さんが必要と感じたときに吸入してもかまわないです．頻回の吸入による動悸，振戦の出現に注意します．

3 ステロイドの全身投与

・初期の短時間作用型β_2刺激薬の吸入により持続的な改善を認めない場合
・ステロイドを経口投与していたにもかかわらず増悪した場合
・過去の増悪時にステロイドが必要であった場合

などはステロイドの全身投与を考慮します．効果発現までには4時間ほど必要で，即効性はありません．また，経口は静注と同等の効果があるとされるため，投与経路は内服，静注のどちらでもよい．投与量に関しては低用量でも高用量とほぼ同等の呼吸機能改善を認めたとの報告[5]があり，メチルプレドニゾロン（ソル・メドロール®）40～80mg/日の静注やプレドニゾロン（プレドニン®）40～80mg/日の内服が推奨されています．投与期間に関しては統一した見解はありませんが，患者さんの自覚症状の改善，PEFの改善を参考に中止を考慮します．ステロイドを長期間かけて漸減しても再増悪，再入院率は低下しないとする報告[6]や3週間以内のステロイド使用であれば副腎抑制は起こらないことなどから，7～14日間くらいの投与が現実的と思われます．

❷ 治療に対する効果を判定する

初期治療が奏功すれば，脈拍，SpO_2，呼吸数といったバイタルサインやwheeze，PEFなどのパラメータは日の単位で改善してきます．治療への反応が悪い場合には痰づまり，肺炎，無気肺，気胸，縦隔気腫などの合併症の可能性を考え，胸部X線写真や血液検査，喀痰検査などを行います．

❸ 退院に向けて考えること～2次予防を考える

症状が安定してくれば退院可能となりますが，その際には必ず2次予防を考えます．喘息増悪の因子（表2）について検討し，回避方法をアドバイスしたり，喫煙者には禁煙指導を行います．経時的な病状モニターのため，PEFを導入してもいいでしょう．また，気管支喘息の長期管理薬（コントローラー）として確立している吸入ステロイドを導入したり，すでに導入されている患者さんには継続治療の必要性を説明します．吸入ステロイドにはいくつかのデバイスがあり，形態，吸入のしかたがそれぞれ異なるため，個々の患者さんにあったデバイス選択，吸入指導を行います．

CASE 2　COPDの急性増悪

近医で肺気腫と診断され，在宅酸素（2L）を導入されている75歳男性．数日前から鼻汁あり，受診前日から咳嗽，労作時呼吸困難の増強を認めた．受診当日より食事摂取ができなくなったため，救急外来受診．

身体所見：意識清明，血圧 110/70mmHg，脈拍 92/分 整，体温 36.8℃，SpO_2 88％（O_2 2L），呼吸数 28/分，呼気延長あり．眼球結膜に貧血なし．胸鎖乳突筋の使用あり．呼吸音左右差なし．呼気終末にwheeze（＋），crackle（－），Hoover Sign（＋）[※1]．心雑音なし．下腿浮腫あり．hot hands（＋），bounding pulse（＋），flapping tremor（－）[※2]

検査所見：

血液ガス（O_2 3L）：pH 7.309，$PaCO_2$ 91.1Torr，PaO_2 73.9Torr，HCO_3^- 44.4mEq/L
Labo：WBC 3,770/μL，CRP 0.2mg/dL，Hb 12.3g/dL，肝機能・腎機能・電解質は問題なし

胸部X線写真：両肺は，過膨張．明らかな浸潤影は認めず．両側胸水をわずかに認める

⇒ 呼吸困難が強く，血液ガスにてCO_2貯留，呼吸性アシドーシスを認めたため，COPDの急性増悪として緊急入院となった

※1　Hoover Sign：肺気腫病変が進行すると肺の過度の膨脹によって横隔膜が平定化し，運動制限を生じる．横隔膜の収縮制限と，強い吸気努力のため，吸気時に下部肋間が内側へ陥凹する．

※2　CO_2がベース値から上昇すると見られる所見：
　　＋5 ：hot hands
　　＋10：bounding pulse
　　＋15：flapping tremor

　COPDの急性増悪とは，COPD患者の呼吸困難・咳・喀痰が急激に悪化した状態をさします．急性増悪による高二酸化炭素血症状態で入院した患者さんの院内死亡率は約10％とされ，また急性増悪は患者さんのQOL，呼吸機能を大きく低下させるため，予防・早期発見・早期治療が重要です．COPD急性増悪の原因としては気道感染が多いですが，1/3で原因を特定できません．COPDの急性増悪が疑われる患者さんが受診した場合には，下記に注意しながら診療を行います．

- ・意識状態
- ・hot hands
- ・bounding pulse
- ・flapping tremor

　　　　　CO_2貯留の評価

- ・呼吸補助筋の使用
- ・奇異性呼吸[※3]

　　　　　呼吸努力・呼吸筋疲弊の評価

・外頸静脈怒張，JVP ｝ 右心負荷の評価
・下腿浮腫

・呼吸音の左右差
・wheeze，crackle

　検査では血液ガスにてCO_2貯留やアシドーシスの有無，胸部X線写真にて気胸，肺炎，の有無を確認します．

※3　**奇異性呼吸**：通常吸気時には胸郭も腹部も膨らむが，横隔膜が疲弊してくると，吸気時に胸郭は膨らむが，腹部は凹むような呼吸パターンとなる．

入院の判断基準は？

　COPD急性増悪による死亡リスクは呼吸性アシドーシスの有無，重大な併存疾患の有無，人工呼吸管理の必要性と強く関連しています．入院適応，ICU管理適応を表3に示します．

入院治療計画を立案する

❶ 急性期治療計画を立案する

1 管理された酸素投与

　$SpO_2 > 88\%$ 目標に酸素投与を行います．**高濃度酸素投与はCO_2貯留を増悪させる可能性**

表3　COPD急性増悪患者の入院，ICU管理適応

入院適応
・安定期でも重症 ・呼吸困難の急激な増悪 ・チアノーゼや浮腫の出現 ・増悪に対する初期治療に無反応 ・重大な併存症 ・頻回の増悪 ・不整脈の出現 ・診断が不確実で，鑑別診断が必要 ・高齢者 ・在宅サポートが不十分
ICU管理適応
・初期治療に反応しない重度の呼吸困難 ・錯乱，嗜眠，昏睡などの精神状態の出現 ・酸素投与や非侵襲的陽圧換気療法（NPPV）にもかかわらず改善しない低酸素血症，または高二酸化炭素血症，あるいは呼吸性アシドーシス ・侵襲的陽圧換気療法（IPPV）が必要な状態 ・血行動態が不安定

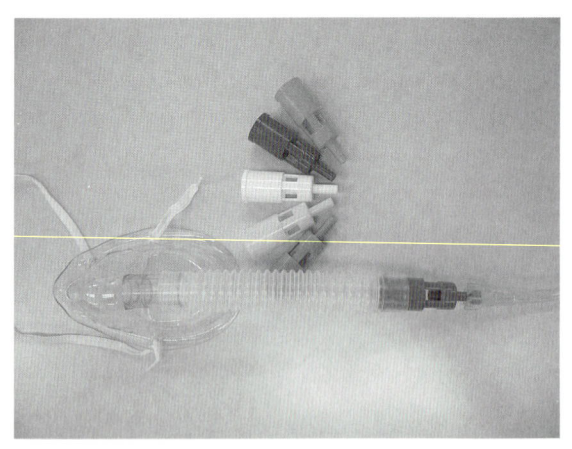

図1　ベンチュリーマスク
酸素取込口の径を変更することでFiO₂を調整できる
(p10, Color Atlas ❸参照)

があるため，注意が必要です．高流量酸素を投与する場合は，酸素濃度がコントロールできるベンチュリーマスク（図1）（FiO$_2$ 24～50％）を使用します．30～60分後に血液ガスを測定し，CO$_2$が貯留してきていないか確認します．

2 気管支拡張薬

喘息増悪時と同様に短時間作用型β_2刺激薬を使用します．具体的にはサルブタモール（ベネトリン®）2.5mgをネブライザーにて吸入します．

3 ステロイドの全身投与

ステロイドの全身投与は，呼吸機能と低酸素血症を改善して回復までの時間を短縮し，早期再発や治療の失敗率を減らします．最適な用量，投与期間は明らかではありませんが，プレドニゾロン（プレドニン®）30mg/日を14日間投与する方法や[7]，メチルプレドニゾロン（ソル・メドロール®）を125mg×4/日から始めて2週間程度で漸減中止する[8]投与法などがあります．なお投与経路は内服，静注のどちらでもかまわないです．

4 抗菌薬

COPD急性増悪の原因としては気道感染が多い．喀痰グラム染色で起因菌が推定されるようなら抗菌薬を投与します．頻度が高い菌は肺炎球菌，インフルエンザ桿菌，モラキセラ・カタラーリス（*Moraxella catarrhalis*）です．最近の入院歴，抗菌薬の頻用，重症のCOPD急性増悪，緑膿菌の定着などがあれば緑膿菌感染も考慮します．また喀痰の膿性化，喀痰量の増加，呼吸困難悪化の3項目すべてを満たす場合は抗菌薬を投与した方が治療成績がよいとの報告もあります[9]．

5 換気サポート

非侵襲的陽圧換気（NPPV）を行うことで，呼吸性アシドーシスの改善，呼吸数の減少，呼吸困難の軽減，入院期間の短縮，挿管の回避，死亡率の低下が認められます．表4にNPPVの

表4 NPPV適応基準と除外基準

選択基準
1．呼吸補助筋の使用，奇異性呼吸を伴う呼吸困難 2．pH＜7.35かつ$PaCO_2$＞45を満たす呼吸性アシドーシス 3．呼吸数＞25回/分
除外基準
1．呼吸停止，または極端に呼吸循環動態が不安定な患者 2．患者の非協力 3．気道確保が必要 4．頭部・顔面または胃・食道の手術直後 5．頭部・顔面の外傷または変形

適応基準，除外基準を示します．

NPPVはモニター管理ができ，すぐに挿管・人工呼吸管理ができる場所での開始が望ましいです．導入の際にはFiO_2設定のできる機種（BiPAP® Vision®）を用います．CPAPのみでも内因性PEEP（positive end-expiratory pressure：呼気終末陽圧）に打ち勝つだけの圧をかけることで呼吸仕事量を軽減させることができますが，改善の乏しい症例では吸気時にPressure Support（IPAP-EPAP）をかけた方が換気効率が上がるため，Bilevelを選択します．圧設定に関しては，いきなり高い圧をかけると不快感が強く継続が困難になることがあるため，EPAP，IPAPとも低めの圧から開始します．具体的にはEPAP 4cmH_2O，IPAP 6〜8cmH_2Oから開始し，患者さんの呼吸状態をみながら，圧を1〜2cmH_2Oずつ上げます．また，マスクが患者さんの顔にうまくフィットしているか，患者さんの呼吸に呼吸器がうまく同調しているか（IPAPがかかっているときに胸が上がっているか）をよく観察することが大切です．患者さんの意識状態，呼吸状態，血液ガスをみながら30分たっても改善がないようなら侵襲的な人工呼吸管理を考慮します．なお末期COPD患者に対して侵襲的人工呼吸管理を行う場合には，人工呼吸器から離脱できないことがありうるので，事前に本人・家族の意志を確認しておくことが望ましいです．

❷ 治療に対する効果を判定する

基本的には気管支喘息の急性増悪の場合と同様ですが，COPDの場合は悪化するとCO_2貯留を認めることが多く，hot hands，bounding pulse，flapping tremor，意識状態などに注意しながら診察を行います．

❸ 退院に向けて考えること〜2次予防を考える

COPDの最大の発症，増悪因子は喫煙であるため，**禁煙指導は必須です**．インフルエンザワクチン，肺炎球菌ワクチンはCOPD急性増悪の頻度を減少させたり，肺炎罹患率を減少させることが期待できるため，接種が推奨されます．また，COPD安定期の管理として栄養療法，呼吸リハビリ療法，薬物療法（長時間作用型気管支拡張薬の吸入）を考慮します（図2）．

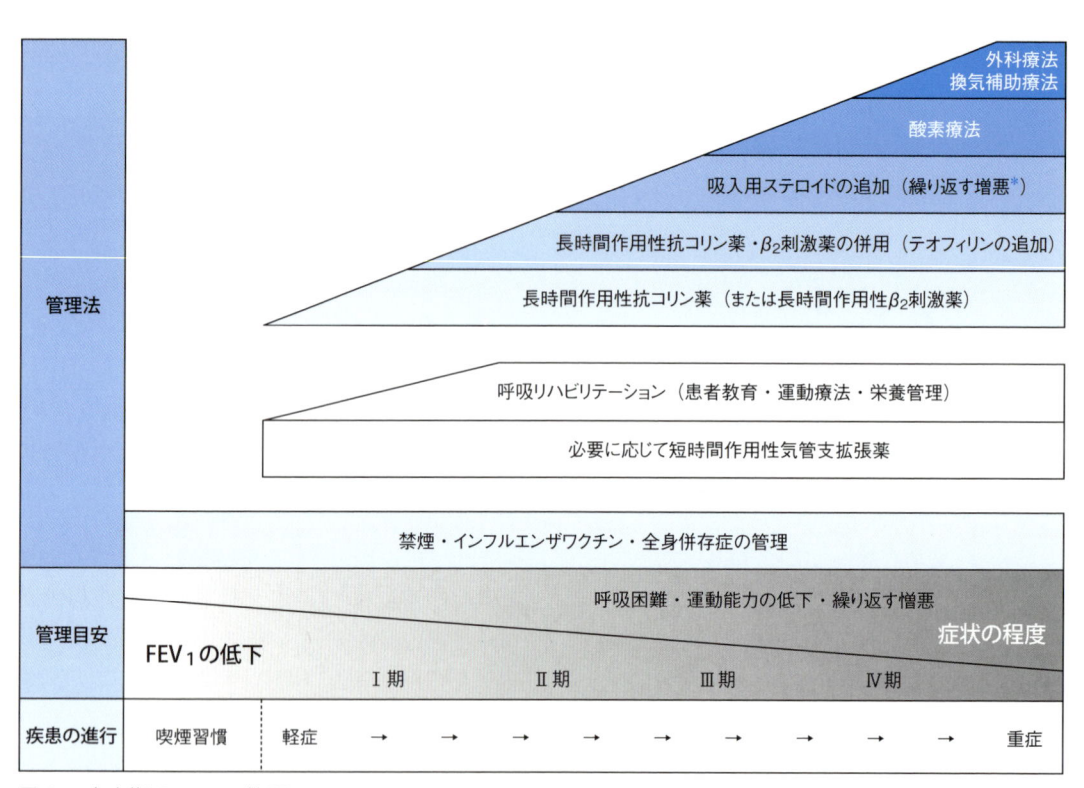

図2 安定期COPDの管理
FEV₁の低下だけではなく，症状の程度を加味し，重症度を総合的に判断したうえで治療法を選択する．増悪をくり返す症例には，長時間作用性気管支拡張薬に加えて吸入用ステロイド*や喀痰調整薬の追加を考慮する

管理法（重症度順）：
- 外科療法／換気補助療法
- 酸素療法
- 吸入用ステロイドの追加（繰り返す増悪*）
- 長時間作用性抗コリン薬・β₂刺激薬の併用（テオフィリンの追加）
- 長時間作用性抗コリン薬（または長時間作用性β₂刺激薬）
- 呼吸リハビリテーション（患者教育・運動療法・栄養管理）
- 必要に応じて短時間作用性気管支拡張薬
- 禁煙・インフルエンザワクチン・全身併存症の管理

管理目安：FEV₁の低下／呼吸困難・運動能力の低下・繰り返す憎悪／症状の程度
（Ⅰ期／Ⅱ期／Ⅲ期／Ⅳ期）

疾患の進行：喫煙習慣　軽症 → → → → → → → → 重症

本疾患の入院指示書（CASE 1）

考えられうる診断名：**気管支喘息の急性増悪**
（上記以外で考えられる診断名：COPDの急性増悪，左心不全 など）

入院の判断基準	・初期治療（短時間作用型β₂刺激薬の吸入，ステロイドの点滴）を行っても自覚症状，他覚所見が改善しない場合	
入院後の留意事項	入院当日	入院翌日以降～
治療・処置（手術）	・酸素投与 ・ステロイドの点滴 ・短時間作用型β₂刺激薬の吸入	
検査	・低酸素血症がある場合は血液ガス	・改善が乏しければ胸部X線写真で肺炎，無気肺，気胸のR/O
安静度・経口摂取		
点滴・注射指示（例）	・メチルプレドニゾロン（ソル・メドロール®）40mg＋生食 100mL　12時間毎静注	

内服処方（例）		
コンサルトすべき科（タイミング）	・意識状態の悪化，持続する低酸素血症，高二酸化炭素血症，呼吸筋の疲弊があれば，人工呼吸管理の判断を含めて，上級医に相談	
説明・指導（例）	・増悪因子の検討と回避	・吸入指導
その他，特記事項		

退院の判断と留意事項 平均5～7日目	・息切れなどの自覚症状，wheeze，PEFなどの他覚所見が改善すれば退院

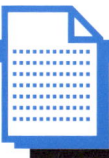

本疾患の入院指示書（CASE 2）

考えられうる診断名：COPDの急性増悪
（上記以外で考えられる診断名：気管支喘息の急性増悪，左心不全 など）

入院の判断基準	・呼吸不全がある場合 ・右心不全や不整脈などの併存症がある場合

入院後の留意事項	入院当日	入院翌日以降～
治療・処置（手術）	・CO_2貯留に注意した酸素投与 ・短時期作用型β_2刺激薬の吸入 ・ステロイドの点滴 ・抗菌剤 （・NPPV）	
検　査	・血ガスでCO_2貯留の有無 ・胸部X線写真で，気胸・肺炎の有無を確認	
安静度・経口摂取		
点滴・注射指示（例）	・メチルプレドニゾロン（ソル・メドロール®）40mg＋生食 100mL　8時間毎静注	
内服処方（例）		
コンサルトすべき科（タイミング）	・呼吸不全の進行（O_2の貯留），呼吸筋の疲弊があればNPPVを含めた人工呼吸管理が必要となるため，上級医に相談	
説明・指導（例）	・禁煙指導 ・ワクチン接種 ・COPD安定期の管理	
その他，特記事項		

退院の判断と留意事項 平均10～14日目	・呼吸不全が改善すれば退院

さいごに

　今まで述べてきたように気管支喘息の急性増悪と，COPDの急性増悪は，治療法において似ているところが多いです．基本は酸素投与，短時間作用型β_2刺激薬の吸入，ステロイドの全身投与です．また，いずれの疾患も2次予防，安定期の治療が重要であり，生活指導（禁煙指導），吸入指導，ワクチン接種などを必要に応じて行うことが必要です．

文献・参考図書
1）GINA2006＜日本語版＞
2）GOLD2006＜日本語版＞
3）喘息予防・管理ガイドライン2009
4）COPD診断と治療のためのガイドライン第3版
↑気管支喘息，COPDの海外，日本の主なガイドライン

5）Manser, R. et al. : Corticosteroids for acute severe asthma in hospitalized patients. Cochrane Database Sys Rev, 2 : CD001740, 2000
6）Lederle, F. A. et al. : Tapering of corticosteroids therapy following exacerbation of asthma. A randomized, double-blind, placebo-controlled trial. Arch. Intern. Med., 147 : 2201-2203, 1987
7）Davies, L. et al. : Oral corticosteroids in patients admitted to hospital with exacerbations of chronic obstructive pulmonary disease : a prospective randomized controlled trial. Lancet, 354 : 456-460, 1999
8）Niewoehner, D. E. et al. : Effect of systemic glucocorticoids on exacerbations of chronic obstructive pulmonary disease. Department of Veterans Affairs Cooperative Study Group. N. Engl. J. Med., 340 : 1941-1947, 1999
9）Anthonisen, N. R. et al. : Antibiotic therapy in exacerbations of chronic obstructive pulmonary disease. Ann. Intern. Med., 106 : 196-204, 1987

第4章 呼吸器疾患での入院から退院へのアプローチ

3 自然気胸
~持続ドレナージや手術適応の判断,その他臨床上のコツについて~

小宮幸作,大坪孝平,本田宜久

POINT
- 胸痛や呼吸苦を訴える患者では必ず気胸を念頭に
- 自然気胸の患者さんそれぞれに対して適切な治療を提供できるように
- たとえ軽快したとしても再発率が非常に高い疾患であることを忘れない

はじめに

　気胸といえば,胸痛や呼吸困難の鑑別としてしばしば遭遇するもので,呼吸器科医のみならず,救急外来を担当する医師や一般内科医にとって重要な疾患です.気胸は大きく自然気胸と外傷性気胸や医原性気胸に分けられ,前者は外傷や他の明らかな原因のないものをいい,後者は胸部への直接的あるいは間接的な外傷などから生じたものをいいます.自然気胸はさらに特発性と続発性自然気胸に分類され,特発性自然気胸は健常人に起こるのに対し,続発性自然気胸は基礎にある肺疾患の合併症として起こり,その原因は多様です(表)[1].研修医の先生のなかには「自然気胸＝特発性」と認識されている先生も多い印象がありますが,言葉の定義としては必ずしもそうとはかぎらないことになります.

　気胸の指針については,2001年のACCP (American College of Chest Physicians) によるConsensus Conference [2] と,2003年のBTS (British Thoracic Society) によるガイドライン[3]が参考にされます.両者の内容はそれぞれ似ている箇所も多いですが,前者は専門医向け,後者は一般内科医向けに作成されている傾向があります.ガイドラインに沿った内容のみでは成書と変わりないので,本項では実際の診療とガイドラインを対比させながら進めていく

表　続発性気胸の原因

・閉塞性肺疾患	COPD,気管支喘息
・嚢胞性肺疾患	気管支拡張症,嚢胞性線維症
・悪性疾患	肺がん
・間質性肺炎	肺線維症,サルコイドーシス,LAM,好酸球性肉芽腫症
・感染症	肺炎(S. aureus, Pneumocystis jiroveci),結核
・その他	ARDS,Marfan症候群,Ehlors Danlos症候群,月経随伴性,膠原病

(文献1より改変して転載)

ことにします.そこには,海外と日本との医療情勢が影響していることもあれば,エビデンスとして報告には上がらないまでも,実地臨床で対面する窮地での対症方法のコツなどもありますので,必要に応じて付け加えます.自然気胸は,先述のように特発性と続発性に分類されますが,臨床研修における基本は特発性にあると思われるため,主に特発性気胸について述べ,最後に続発性について追記します.

自然気胸の外来対応から入院治療に至るまでの診療のポイントは,大きく三つに分けられます.すなわち,「**現状把握**」「**治療方針**」「**入院適応**」です.単純に,「気胸だから太いチェストチューブを入れて15cmH$_2$Oで吸引すれば治るだろ」などという一辺倒な治療方針では現在の医療においては耐え難いものがあります.では,症例を通して診療のポイントについて解説をすすめていきます.

CASE

主 訴:呼吸困難
現病歴:特記すべき既往のない27歳男性.来院前日,仕事中に突然左胸痛と軽度の呼吸困難が出現した.様子をみていたが翌日になっても呼吸困難感が改善しないため,救急外来を受診した.
生活歴:喫煙 20本/日を7年間(20〜27歳),飲酒 缶ビール1本/日
身体所見:血圧 128/76mmHg,脈拍 112/分,呼吸数 24/分,SpO$_2$ 97%(room air),体温 36.8℃,身長 178cm,体重 62kg,BMI 19.6,左呼吸音減弱,その他特記すべき所見なし
心電図:特記すべき異常なし
胸部X線:図1参照

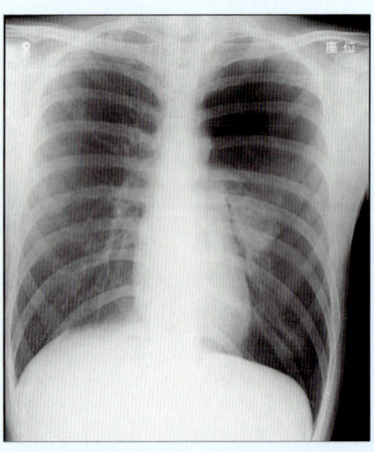

図1　診断:左自然気胸

特発性自然気胸の病歴としての典型的な症例です.では,「現状把握」「治療方針」「入院適応」について,一般医向けに作成されたBTSのガイドライン[3]を一部改編したものを参照にしてすすめます(図2).

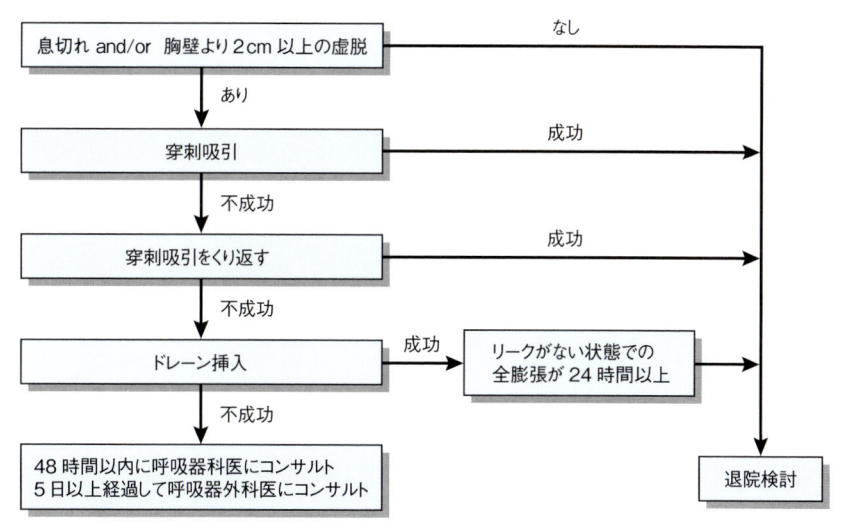

図2 原発性気胸の治療アルゴリズム
文献3より改変して転載

現状把握

治療方針や入院適応を考慮するうえでも，まずは現状の正確な把握が重要です．虚脱の程度について，日本で多く用いられている「虚脱率」は胸郭と患側肺の横径と縦径の積から虚脱率を二次元的に算出する方法で，以下の計算式で求められます（図3）．

[1－(C×D)/(A×B)] (%)
A：胸郭縦径
B：胸郭横径
C：患側肺縦径
D：患側肺横径

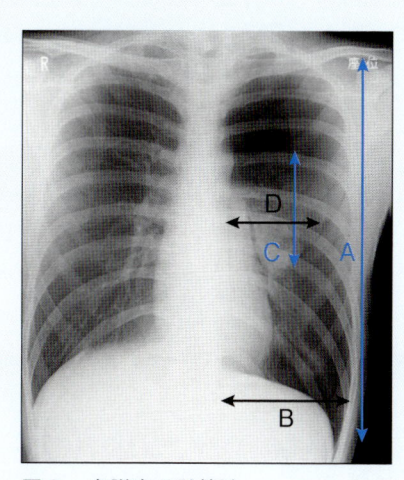

図3 虚脱率の計算法

しかし，これを多忙な現場で悠長に計算している余裕はありません．さらに三次元的に求める公式もありますが，ほぼ研修医相手の蘊蓄にしかなりません．では，どのような方法が実践的かというと，肺尖部がどの程度落ちているかで判断します．例えば，鎖骨を下回るような虚脱であればドレナージを考慮するという具合になります．BTSのガイドラインでも，**胸壁から2cm以上の虚脱をlarge，それ以下をsmall**として，largeの場合に穿刺吸引を行うことを推奨

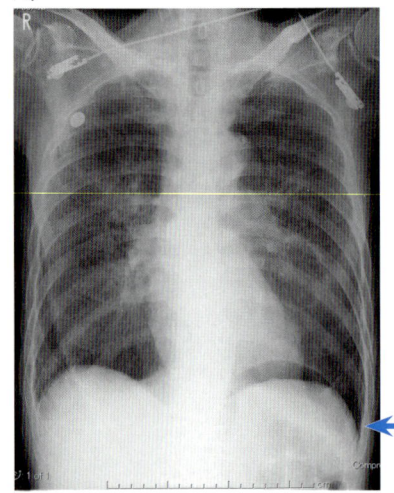

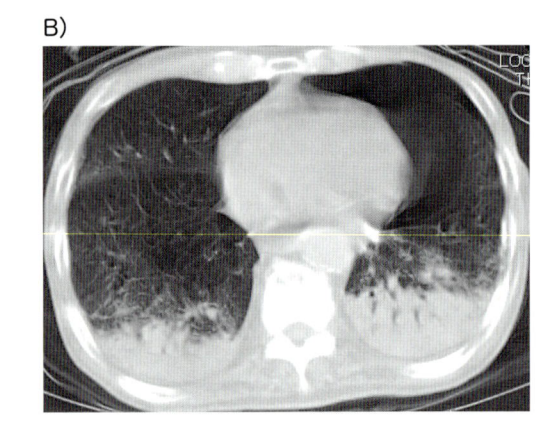

図4 deep sulcus sign
A) 臥位で撮影された気胸のX線写真．肺尖部の虚脱は明らかでなく，左CP angleの切れ込みが深い（→）
B) AのCT写真．肺炎に伴う続発性の左気胸で左胸腔前壁側にフリーエアーを認める

しています．
　もちろん，特殊な状況には迅速かつ的確に対応しなければいけません．緊張性気胸では，低酸素だからといって，バックバルブマスクで陽圧換気をしていると死に至らしめることがあります．X線写真を撮影する以前に，臨床症状から迅速に診断するのが理想であり，チェストチューブを挿入するまでの時間稼ぎのために数カ所の穿刺を行っておくことが重要となります．
　また，臥位の正面X線写真では注意を要します．立位や坐位では肺尖部が最も高い位置にあり，そこにfree airが貯留しやすいため比較的気胸の存在を指摘しやすいのですが，臥位では肺尖部が高い位置になるのではなく，肺底部に貯留するため，患側の肋骨–横隔膜角が深く切れ込む所見がみられます（**deep sulcus sign**）[4]（**図4**）．このため，坐位や立位のX線写真読影の視点で見ていると気づかれないことがあります．臥位のまま救急搬送された症例や寝たきりの症例では，この所見を見逃してはなりません．また，呼気時のX線写真撮影も行われることがありますが，あまり推奨されていません[5]．

治療計画を立案する

❶ 初期治療

次に治療方針です．大きくわけると，「**安静**」か「**穿刺吸引**」か「**チェストチューブ挿入**」になります．重症であるほど後者になりますが，それぞれについて概説します．

1 安　静
生理的な胸腔内の空気の再吸収に期待しますが，軽症な場合にかぎられます．BTSガイドラインではsmallに該当するもので，臨床的には無症状で肺尖部が鎖骨を下回らないときに適応となります．自宅にて安静にすることが多いですが，患者さんの不安が強い場合や発症後間も

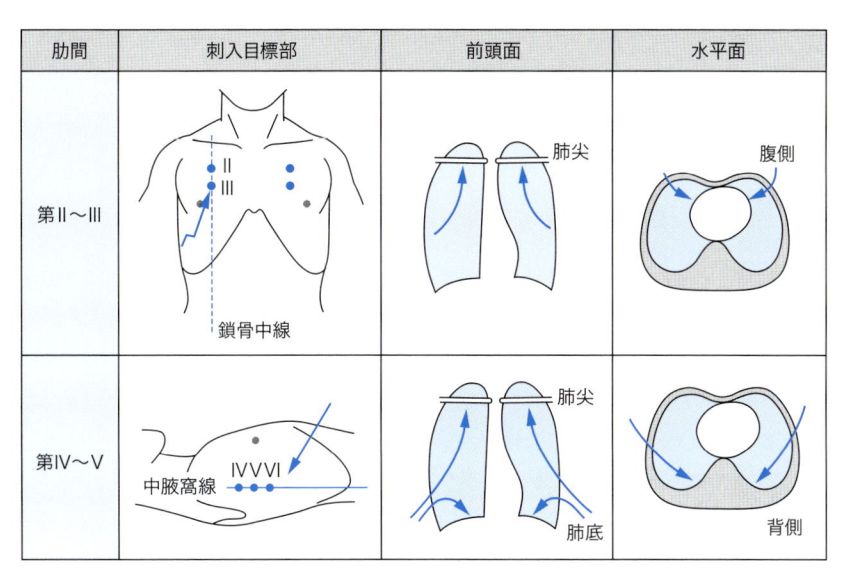

肋間	刺入目標部	前頭面	水平面
第Ⅱ～Ⅲ	鎖骨中線	肺尖	腹側
第Ⅳ～Ⅴ	中腋窩線 ⅣⅤⅥ	肺尖／肺底	背側

図5　穿刺部位と挿入方向
　　　文献8より改変して転載

ない場合には入院のうえ安静にする場合があります．この場合，10L/分の酸素投与が胸腔内のNO分圧を下げることで再吸収率を上げることが報告されており，BTSガイドラインでも推奨されています．しかし，10L/分の酸素投与はときに患者さんに苦痛ともなるため，実臨床では数Lの酸素を鼻カニュラで投与することが多いようです．もちろん，**COPDや肺結核後遺症など炭酸ガスが貯留しやすい患者さんには十分な注意**を要します．

2 穿刺吸引

BTSガイドラインでは**largeの原発性気胸に関しては第一選択**とされています．ACCPでは，穿刺吸引は推奨せず当初からチェストチューブ挿入を推奨しています．BTSでは，1回の穿刺吸引で失敗した場合は頻回にくり返すことを推奨していますが，本邦の臨床では穿刺吸引で奏功しない場合は，入院のうえ持続アスピレーションやチェストチューブ挿入を行うことが多い印象があります．穿刺吸引とチェストチューブのRCTでは，初期にはチェストチューブが奏功するも，1週間後の成功率には差がなかったという結果でした[6]．しかし，虚脱が高度な場合は，虚脱が増悪傾向にあるようなら後者を選択します．以下，穿刺吸引の手順を記します．

① 第Ⅱ～Ⅲ肋間鎖骨中線上または第Ⅳ～Ⅵ肋間中腋窩線上を中心に消毒後，刺入目標部の皮膚・皮下組織を局所麻酔する（図5）
② 肋骨に針先を当て，上方にずらしながら上縁をさぐり沿わせつつ，陰圧をかけながら胸腔内に刺入する
③ 気体の逆流を確認後，麻酔薬を注入しながら抜針する
④ 16～18G静脈留置針に注射器をつけ，局所麻酔時と同様に穿刺する
⑤ 胸腔内に入ったら外筒をさらに進め，内筒を抜去して三方活栓，50mL注射器を接続して空気が引けなくなるまで脱気する．ただし，前胸部では肋骨上縁にも肋間動脈が走行しているため，肋間中央を目安に穿刺する必要がある

3 チェストチューブ挿入

前述のように穿刺吸引が成功しなかった場合，もしくは虚脱が高度で増悪傾向にある場合に選択します．チェストチューブの先端は余分な空気が溜まる胸腔内の最も高い位置に挿入する必要があります（図5）．チューブには胸腔内に空気が逆流しないように水封式のような逆流防止機構のついたものを接続します．太径チューブ（20～24F）が細径チューブ（10～14F）よりも優れているというエビデンスはありませんので，最初は細径チューブを選択します．ただし，再発や続発性気胸で難治が予想される場合は，最初から太径チューブを挿入することもあり，胸膜癒着術を行う可能性がある場合はダブルルーメンカテーテルを考慮します．

また，**安易に吸引圧をかけることは推奨されていません**．48時間のウォーターシール（水封）でドレナージを行っても肺が膨張しない場合には吸引圧をかけることも検討しますが，少なくとも，48時間以内の吸引は再膨張性肺水腫をきたす危険性があるので通常行いません[7]．また，**リークがある場合にチューブをクランプをすることは禁忌**です．BTSでは，チェストチューブ挿入後リークが消失した状態で24時間膨張が良好であれば退院を検討することを推奨しています．抜去前にクランプテストを行う場合がありますが，この最中に呼吸器症状や皮下気腫が増加するようであれば，直ちにクランプを解放しなければなりません．皮下気腫が拡大する場合は，主としてドレナージが効いていないことが原因ですが，ときに皮下気腫自体に対しても処置を必要とする場合があります．頸部まで拡大するようなことがあれば，サーフロー針を皮下に留置して用手的に皮下ドレナージを行うことがあります．また，ドレーン刺入部からの皮下流出防止を目的として，刺入部にタオルを当てて，その上からチェストバンドでチューブ内腔が潰されないくらいの圧力をかけると皮下気腫の増悪を抑えることが可能となる場合があります．いずれも経験的なものですが，他に有効な手段がない場合には検討されるといいかもしれません．

❷ 初期治療で成功しない場合

患者さんの全身状態が許せば原則手術，耐えられない状況であれば胸膜癒着術を検討します．

1 外科療法

以下が外科適応となる状況です[3]．

- 反復する同側気胸
- 初回気胸後の対側気胸
- 5～7日以上のエアーリークの持続または再膨張不全
- 血気胸
- 社会的背景（パイロット，ダイバーなど）

術式はブラ，ブレブ切除およびネオベールシート®や自己血フィブリン糊による補強を行います．胸腔への到達方法は，標準的開胸，腋窩開胸，胸腔鏡があります．VATS（video assisted thoracic surgery：胸腔鏡補助下手術）の再発率は5％で，開胸手術の再発率（1％）に比べるとやや高率ですが，創部痛の軽減，術後在院期間の短縮などの利点が多いことから最近では最もよく行われている術式です[1]．

❷ 胸膜癒着術

難治性気胸が対象となりますが，外科療法前には原則として実施しません．難治性気胸で，全身状態として手術が不可能な症例や手術の同意が得られない症例のときに検討します．チェストチューブを介して胸腔内に癒着剤を注入しますが，癒着剤としてはテトラサイクリン系薬，タルク，自己血やフィブリン糊などが使用されます．癒着剤を注入した後にクランプする場合と，吸引をしないで開放のみ行う場合がありますが，リークがひどい場合にはクランプすることは危険を伴います．また，単純なウォーターシールではせっかく注入した薬剤が排液される可能性があります．そこで，これは当院で行っているコツですが，余分なエアーのみを排出し薬液は胸郭内に留めるため，チューブの途中を高位に保つようベッド柵に掛けるなどの処置をしています．

入院の判断基準は？

高度の虚脱がある場合や呼吸器症状を伴う場合は，原則入院と考えます．smallに該当する虚脱で呼吸器症状がない場合は原則自宅にて安静で経過をみる方針となりますが，患者さんの安静が保てない場合や患者本人の不安が強い場合は無理に帰宅させません．では，高度とまではならないが肺尖部が鎖骨よりやや低位にあるような虚脱の場合にはどう対応するか．BTSのガイドラインに従うと，穿刺吸引をして帰宅させてもいいかもしれません．患者さんが入院治療を望まない場合，そのような対応でも十分軽快することは期待できます．しかし，発症後間もない場合や，穿刺吸引を行った後のX線写真でも膨張が十分でない場合には入院を躊躇しなくてもいいと考えます．入院のうえ，安静と酸素投与のみで経過をみるもよいし，アスピレーションキット®の留置や胸腔ドレナージを検討します．いずれにしても，帰宅させる場合には胸痛や呼吸困難が生じるようなら早急に再受診するよう伝えておくことが重要です．

続発性（二次性）自然気胸

以上，特発性自然気胸の対応について述べてきました．特発性が気胸のなかでは基本となりますが，肺気腫や間質性肺炎などが原因で生じるような二次性自然気胸もしばしば遭遇します．高齢者となると，ほとんどが二次性といっても過言ではありません．BTSでは，特発性自然気胸と二次性自然気胸の対応について分けて記載しています．

二次性自然気胸の対応としては，特発性の場合と大きく変わりありませんが，特徴としては2点に集約されます．つまり，重症度に応じて行う「安静」→「穿刺吸引」→「チェストチューブ挿入」といった処置について，次の処置へのハードルが低くなるということが1つ．もう1つは，全身状態が不良な症例も少なくなく，手術ができずに癒着術を行う例が多くなるということです．また，穿刺吸引後も24時間入院で観察するなど特発性と比較して経過をみることに対しても慎重になります（図6）[3]．診断においても，すぐに特発性とせずに表に示した疾患を想定しておくことが重要です．

退院に向けて考えること

気胸は再発する危険が高い疾患です．自然気胸は多くの場合，再発は最初の1年以内に起

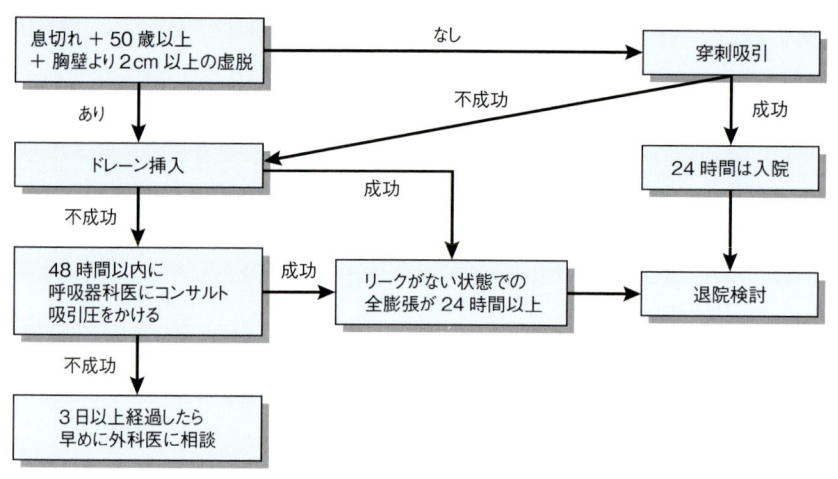

```
息切れ＋50歳以上          なし           穿刺吸引
＋胸壁より2cm以上の虚脱  ──────→
         │            ←──────         │
       あり            不成功          │成功
         ↓                             ↓
    ドレーン挿入  ←──────        24時間は入院
         │            成功             │
       不成功          │               ↓
         ↓             │           退院検討
   48時間以内に   成功  │               ↑
   呼吸器科医にコンサルト ──→ リークがない状態での ──→
   吸引圧をかける            全膨張が24時間以上
         │
       不成功
         ↓
   3日以上経過したら
   早めに外科医に相談
```

図6　続発性気胸の治療アルゴリズム
文献3より改変して転載

こっています．喫煙をやめた人の再発率（40％）は喫煙を続けた人の再発率（70％）よりも低いことが知られており，禁煙を徹底させることは必須です[1]．さらに気胸消失後しばらくは航空機搭乗など急激な気圧の変化を伴うことは禁止すべきでしょう．

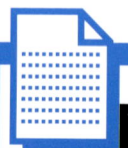

本疾患の入院指示書（例）

考えられうる診断名：**自然気胸**
（上記以外で考えられる診断名：続発性気胸）

入院の判断基準	・高度の虚脱，呼吸器症状が強い場合，低酸素血症がある場合 ※続発性であれば入院のハードルは低く	
入院後の留意事項	入院当日	入院翌日以降〜
治療・処置（手術）	①持続ドレナージしていない場合：安静のうえ，鼻カニュラで酸素2〜3L吸入 ②持続ドレナージしている場合：ウォーターシールとし，呼吸性変動に注意する	①の場合：数日で改善がなければ，穿刺・吸引をくり返すか，持続ドレナージを行う ②の場合：完全に膨張すればその翌日にドレーン抜去する．膨張不十分な場合，ドレナージ回路に問題がないか十分にチェックする．それでも改善がなければ，手術を検討．手術に耐えられない状態なら胸膜癒着を検討．高度虚脱が数日続く場合は吸引圧をかける
検査	・胸部X線，CT	・適宜胸部X線
安静度・経口摂取	・ベッド上安静（持続ドレナージしていればクランプせずに吸引器ごと移動）	
点滴・注射指示（例）	・食事がとれなければ必要に応じ補液	
内服処方（例）	・疼痛時，鎮痛剤処方	

コンサルトすべき科（タイミング）		・3日経過した時点で改善しなければ一度外科に相談 ・5〜7日でエアーリークの持続がみられれば外科手術
説明・指導（例）		
その他，特記事項		
退院の判断と留意事項	①の場合：完全膨張後，安静を解除しても増悪しない場合 ②の場合：ドレーン抜去後も増悪しない場合	

さいごに

　自然気胸は比較的多い疾患でありながら，その対応に関しては施設や個人によって異なっているというのが現状です．今回，BTSガイドラインやACCPのコンセンサスをもとに実臨床での対応を考慮して記載しましたが，専門医の有無や施設環境などで臨機応変に対応しなければなりません．研修中の先生方の診療の一助となれば幸甚です．

参考文献
1) Currie, G.P. et al. : Pneumothorax : an update. Postgrad. Med. J., 83（981）: 461-465, 2007
2) Baumann, M. H. et al. : Management of spontaneous pneumothorax : an American College of Chest Physicians Delphi consensus statement. Chest, 119（2）: 590-602, 2001
3) Henry, M. et al. : BTS guidelines for the management of spontaneous pneumothorax. Thorax, 58 Suppl 2 : ii39-52, 2003
4) Spillane, R. M. et al. : Radiographic aspects of pneumothorax. Am. Fam. Physician, 51（2）: 459-464, 1995
5) Glazer, H. S. et al. : Pneumothorax : appearance on lateral chest radiographs. Radiology, 173（3）: 707-711, 1989
6) Ayed, A. K. et al. : Aspiration versus tube drainage in primary spontaneous pneumothorax : a randomised study. Eur. Respir. J., 27（3）: 477-482, 2006
7) Tariq, S. M. & T. Sadaf : Images in clinical medicine. Reexpansion pulmonary edema after treatment of pneumothorax. N. Engl. J. Med., 354（19）: 2046. 2006
8)「イラストによる救急治療の基本手技」（島崎修次 編），pp100〜110，中外医学社，1996

第5章 感染症での入院から退院へのアプローチ

1 尿路感染症，皮膚軟部組織感染症による敗血症
～Surviving Sepsis Campaignから考える敗血症の入院治療～

大野博司

POINT

- 敗血症の診断は患者さんのバイタルサインが中心
- 尿路感染症では症状・身体所見および尿一般・沈渣，尿グラム染色で，皮膚軟部組織感染症では症状・身体所見で感染臓器を決定する
- 敗血症における循環管理：大量輸液を先行させ，それでも反応ない場合に昇圧薬投与を行う
- 一般的に尿路感染症ではグラム陰性桿菌，皮膚軟部組織感染症ではグラム陽性球菌をまずはカバーするよう抗菌薬を選び，外科的ドレナージ・デブリードマンが必要かどうかを常に考える
- 特に尿路感染症で尿グラム染色は起因菌を絞るのに有用である

はじめに

日常臨床でよく遭遇する尿路感染症，皮膚軟部組織感染症からの敗血症について，Surviving Sepsis Campaignをもとに入院治療戦略を考えたいと思います．

CASE 1 尿路感染症で敗血症の症例

現病歴：ADL自立した70歳女性が前日からの頻尿・排尿時痛があった．また当日からの右背部痛および悪寒戦慄を伴う発熱があるため救急外来を受診．嘔気・嘔吐が強い．既往に内服加療するもコントロール不良の2型糖尿病があり，以前に2度膀胱炎を起こしている．

身体所見：体温 38.5℃，心拍数 110/分，呼吸数 20/分，血圧 100/60mmHg．全身状態 きつそうである，頭目耳鼻喉 異常なし，胸部 異常なし，腹部 平坦・軟，右背部（肋骨脊椎角部）の叩打痛．下腹部に軽度圧痛あり，肝脾腫なし，四肢 皮疹なし

検査データ：尿所見 pH 7.5，タンパク（＋）・糖（＋），赤血球 50～70/HPF，白血球＞100/HPF，末梢血：白血球 15,500/μL（17％桿状核球，64％分葉核球，16％リンパ球，2％単球，1％好酸球），Plt 15×10^4/μL，肝機能・腎機能正常，電解質異常なし，血糖 280 mg/dL，CRP 16 mg/dL

CASE 2　皮膚軟部組織感染症で敗血症（毒素ショック症候群）の症例

現病歴：脳梗塞後遺症にて右半身麻痺，糖尿病のある70歳の男性が2日前に右前腕打撲をした．様子をみていたが改善なく半日前から発赤腫脹疼痛が強くなり，その後徐々に意識レベルが低下したため救急外来を受診した．患部は発赤著明で圧痛あり．悪寒戦慄を伴う発熱を認めた．投薬はメトホルミン，グリメピリド，アスピリン，テルミサルタン，シロスタゾール

身体所見：体温 37.8℃，心拍数 120/分，呼吸数 25/分，血圧 106/60mmHg．全身状態 呼びかけに朦朧としている，頭目耳鼻喉 特に問題なし，頸部 問題なし，心臓Ⅰ・Ⅱ音正常，雑音なし，胸部 肺胞呼吸音，腹部 肥満・軟，腫瘤なし，四肢 右前腕から上腕にかけて腫脹した紅斑を伴う皮疹，創部は一部壊死，右前腕の感覚・運動麻痺の程度は変化なし

検査データ：Ht 25％，白血球 17,000/μL（80％好中球，15％桿状核球，5％リンパ球），血小板 $8×10^4$/μL，Hb 7.8g/dL，BUN/Cre 45/1.9，血糖・電解質に異常なし，ALT 82IU/L，AST 55IU/L，ALP 122IU/L，Bil 2.5mg/dL，CRP 12.6mg/dL，HbA_{1c} 8.6％，胸部X線写真 浸潤影なし，尿所見 pH 7，タンパク・糖（＋），赤血球＜1/HPF，白血球1〜3/HPF，細菌なし，創部浸出液グラム染色 連鎖状のグラム陽性球菌，血液培養2セットともグラム陽性球菌

入院の判断基準は？

尿路感染症（急性膀胱炎，単純性腎盂腎炎），皮膚軟部組織感染症（丹毒，蜂窩織炎）の大部分は外来加療が可能です．

しかし，
① 敗血症を疑う場合，重篤で不安定なバイタルサイン
② 経口摂取不可能
③ 複雑性尿路感染症（解剖学的，機能的に閉塞機転を伴う）
④ 壊死性筋膜炎を疑う場合

は入院治療となります．

外来およびERでは，考えている感染症がSIRS（systemic inflammatory response syndrome：全身性炎症性症候群）の状態であるかどうかの把握が重要です．なぜなら感染症で起こっているSIRSが敗血症であるからです．SIRSの診断および敗血症，重症敗血症，敗血症性ショックについては**表1**を参照．

ここで重要なポイントは，SIRSと診断するための項目4つのうち3つがバイタルサインという点です．**表1**より**SIRSを疑ったときにはバイタルサインのチェックおよび採血での末梢血白血球数の確認を迅速に行い，SIRSの判定基準を満たすかどうかを判断する必要があります．**

入院治療となる敗血症のケースでは，治療開始前に必ず適切な培養提出をすることが重要です．感染臓器にかかわらず，特に①血液培養2セット，②胸部X線写真，③尿一般・培養の3つを"Fever workup 3点セット"として，敗血症診療では必須の検査です．

CASE 1では，発熱，悪寒戦慄，側腹部痛および膿尿があり，身体所見で肋骨脊柱角叩打痛

表1　SIRSと敗血症の診断基準

全身性炎症性症候群（SIRS）	以下の4つのうち2項目以上 ① 体温＞38℃または＜36℃ ② 呼吸数＞20/分またはPaCO$_2$＜32 Torr ③ 心拍数＞90/分 ④ 白血球数＞12,000/μLまたは＜4,000/μL 　 幼弱好中球（桿状核球）＞10％
敗血症（sepsis）	SIRS 2項目該当＋感染症あり・疑い
重症敗血症（severe sepsis）	敗血症＋多臓器障害＋循環不全 　循環不全…尿量低下，乳酸アシドーシス，意識レベル低下
敗血症性ショック（septic shock）	重症敗血症＋難治性低血圧 　難治性低血圧…十分な輸液に反応しない低血圧（血圧90 mmHg未満，平時より40 mmHg以上低下）

があることから腎盂腎炎，バイタルサインからSIRSを満たしており，尿路感染症からの敗血症，つまりウロセプシスを考えます．嘔気・嘔吐強く経口摂取不可能なため入院適応となります．

CASE 2 では，バイタルサイン不安定であり，病歴・身体所見より皮膚軟部組織感染からの敗血症，検査データからは多臓器不全を示唆するため，重症の蜂窩織炎レベルか毒素ショック症候群（toxic shock syndrome：TSS）を伴う壊死性筋膜炎かの判断が必要であり，入院治療となるケースです．

両ケースとも敗血症のため上記のFever workup 3点セットを提出します．

入院治療計画を立案する

2004年に敗血症マネジメントのガイドラインとして，Surviving Sepsis Campaignが発表され，2008年に更新されました．このガイドラインをもとに敗血症ケースの入院治療計画を考えます[1〜3]．

❶ 初期（急性期）治療計画を立案する

敗血症治療の3本の軸として，
① 血行動態の安定化をめざした循環管理
② 感染臓器への治療：抗菌薬投与および外科的ドレナージ・デブリードマン（ドレナージ：膿瘍に瘻孔を作り排膿，デブリードマン：感染組織・壊死組織の除去）
③ 補助的治療（ステロイド投与，肺保護的人工呼吸器管理など）
があります．

感染臓器への治療として抗菌薬が十分に作用するまでの間，血行動態を安定化させることが感染症治療では最も重要です．

表2 EGDTで目標とするパラメータ

① 中心静脈圧（CVP）＞8〜12mmHg
輸液負荷（生理食塩水，乳酸加リンゲル液）　※人工呼吸管理中ならば12〜15 mmHg ［モニタリング］中心静脈ライン，Swan-Ganzカテーテル
② 平均動脈圧（MAP）＞65mmHg
血管収縮薬（ドパミン，ノルアドレナリン） ［モニタリング］動脈圧ライン
③ 中心静脈酸素分圧（$ScvO_2$）ないし混合静脈血酸素分圧（SvO_2）＞70％
強心薬（ドブタミン，ミルリノン） ［モニタリング］中心静脈ライン，Swan-Ganzカテーテル
④ 尿量＞0.5mL/kg/時

　循環管理で重要なポイントは，**細胞外液中心の輸液を優先させ，それでも血圧維持が困難な場合に昇圧薬・血管収縮薬（ドパミン，ノルアドレナリン）を用いる**ことです．これらを早期目標志向型治療（early goal directed therapy：EGDT）といい，敗血症診断後6時間以内に表2の血行動態の目標達成をめざします．

　次に感染臓器に対する治療については，抗菌薬および必要に応じて外科的ドレナージ・デブリードマンがあります．

CASE 1　尿路感染症の病原微生物と選択すべき抗菌薬

　ウロセプシスの起因菌は，好気性グラム陰性桿菌で腸内細菌科（大腸菌，クレブシエラ，プロテウス）またはグラム陽性球菌（腸球菌）である．治療開始前に尿グラム染色にて区別する．
　グラム陰性桿菌をカバーするためにはニューキノロン，ST合剤，静注抗菌薬を使用する場合，第二，三世代セフェム，アミノ配糖体を用いる．また腸球菌を疑う場合，アモキシシリンやアモキシシリン・クラブラン酸，静注ではアンピシリン，アンピシリン・スルバクタム，バンコマイシンが適応となる．セフェム系抗菌薬は，腸球菌には無効であることも知っておく必要がある．
　外科的ドレナージについては「❷初期治療に対する効果を判定する」の項（p176）参照．

ウロセプシス，急性腎盂腎炎の処方例

① セフトリアキソン 2g＋生理食塩水 100mL	24時間ごと
② アンピシリン 1g＋生理食塩水 100mL	6時間ごと
＋ゲンタマイシン（5mg/kg）240mg＋生理食塩水 100mL	24時間ごと
③ シプロフロキサシン 300mg＋生理食塩水 100mL	12時間ごと

CASE 2　皮膚軟部組織感染症の病原微生物と選択すべき抗菌薬について

蜂窩織炎の多くは，グラム陽性球菌の黄色ブドウ球菌とA群溶連菌（B，C，G群の場合もあり）が起因菌となるため，第一世代セフェム（セファゾリン）が第一選択になり，βラクタムにアレルギーがある場合，クリンダマイシンやバンコマイシンが第二選択となる．

蜂窩織炎の処方例

① セファゾリン　1g＋生理食塩水　100mL　　　　　　　　　　　　8時間ごと
② クリンダマイシン　600mg＋生理食塩水　100mL　　　　　　　　8時間ごと
　バンコマイシン　1g＋生理食塩水　100mL　　　　　　　　　　　12時間ごと

しかし，CASE 2では，①急速に進行し多臓器不全をきたしたこと，②局所・血液培養からA群溶連菌が分離されたことから，A群溶連菌による壊死性筋膜炎，毒素ショック症候群合併のケースと考える必要がある．連鎖球菌にはペニシリン系抗菌薬が第一選択となり，また毒素産生による毒素ショック症候群の要素があるため，タンパク質合成阻害を作用機序とするクリンダマイシンを追加する．

A群溶連菌の壊死性筋膜炎の処方例

・ペニシリンG　400万単位＋注射用水　100mL　　　　　　　　　　4時間ごと
に加え，
・クリンダマイシン　600〜900mg＋生理食塩水　100mL　　　　　8時間ごと

一般的に，皮膚軟部組織感染症の診療でのポイントは，①皮膚の深さによって感染症が異なること（図），②臨床的には深部の壊死性筋膜炎か否か，の2点が重要である．特に②は治療方針が内科的治療ではなく，外科的治療が優先されるため，常に壊死性筋膜炎かどうかの評価が最も重要となる

　また皮膚軟部組織感染症では，暴露歴やリスクファクターにより特別な起因菌を考える必要があります（表3）．
　糖尿病性足病変および壊死性筋膜炎での病原微生物と選択すべき抗菌薬については表4に示します．

❷ 初期治療に対する効果を判定する

■ 尿路感染症の場合

・バイタルサインを含む全身状態
・肋骨脊柱角叩打痛の程度
・検査所見での尿一般・沈渣
・尿グラム染色
・血液培養陰性化

を治療効果判定に使います．また腎盂腎炎は腎臓内の微小膿瘍感染であり，きちんと治療を

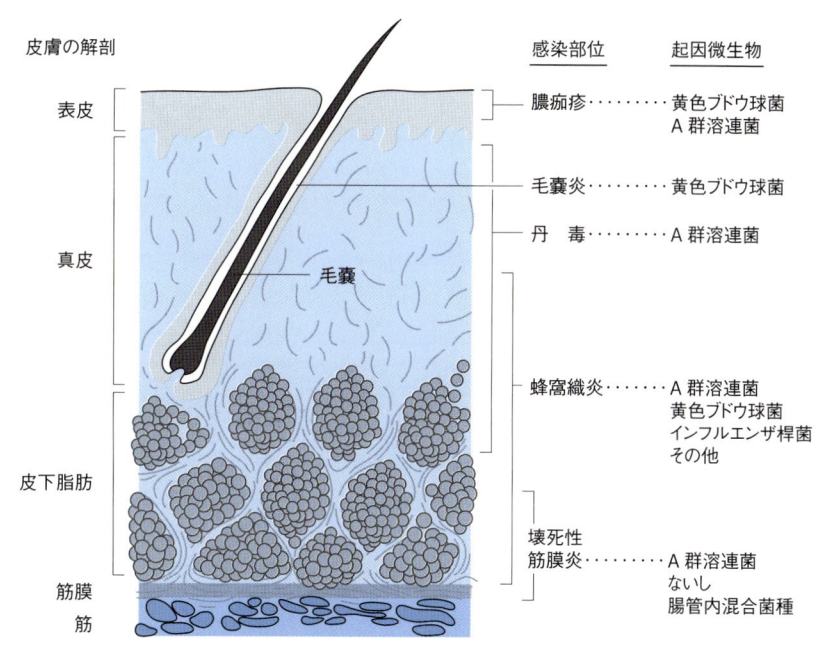

図　皮膚の深さによる感染症の分類

皮膚の解剖	感染部位	起因微生物
表皮	膿痂疹	黄色ブドウ球菌, A群溶連菌
真皮	毛嚢炎	黄色ブドウ球菌
真皮	丹毒	A群溶連菌
皮下脂肪	蜂窩織炎	A群溶連菌, 黄色ブドウ球菌, インフルエンザ桿菌, その他
筋膜／筋	壊死性筋膜炎	A群溶連菌ないし腸管内混合菌種

表3　リスクファクターによる病原微生物とその抗菌薬療法

リスクファクター	病原微生物	第一選択	第二選択
イヌ・ネコ咬傷	Pasteurella multocida, Staphylococcus aureus, Capnocytophaga, Streptococcus, Neisseria, anaerobes	アンピシリン・スルバクタム	シプロフロキサシン＋クリンダマイシン
ヒト咬傷	Eikenella corrodens, anaerobes, S. aureus, Streptococcus viridans	アンピシリン・スルバクタム	シプロフロキサシン＋クリンダマイシン
海水暴露	Vibrio vulnificus	ドキシサイクリン	セフォタキシム / シプロフロキサシン
淡水，ヒル暴露	Aeromonas hydrophila	シプロフロキサシン	イミペネム・シラスタチン
生肉業者，鮮魚業者，獣医	Erysipelothrix rhusiopathiae	ペニシリンG	シプロフロキサシン / セフォタキシム / イミペネム・シラスタチン
経静脈的薬物使用者	MRSA, Pseudomonas aeruginosa	バンコマイシン＋セフタジジム / セフェピム	リネゾリド＋トブラマイシン / シプロフロキサシン

表4 糖尿病性足病変と壊死性筋膜炎での病原微生物と選択すべき抗菌薬

症候群	病原微生物	第一選択	第二選択
糖尿病性足病変	多菌種〔Staphylococcus aureus, Streptococcus, Enterobacteriaceae, Pseudomonas aeruginosa, anaerobes（Bacteroides, Peptostreptococcus）〕	アンピシリン・スルバクタム，ピペラシリン・タゾバクタム，セフトリアキソン／シプロフロキサシン＋メトロニダゾール	イミペネム・シラスタチン，クリンダマイシン＋シプロフロキサシン／セフェピム
Ⅰ型壊死性筋膜炎 (Type Ⅰ NF)	多菌種〔Escherichia coli, Enterobacter, Klebsiella, Proteus, anaerobes（Bacteroides, Peptostreptococcus）〕	イミペネム・シラスタチン，メロペネム	アンピシリン・スルバクタム＋ゲンタマイシン，ピペラシリン・タゾバクタム
Ⅱ型壊死性筋膜炎 (Type Ⅱ NF)	A群溶連菌	ペニシリンG＋クリンダマイシン±IVIG	セファゾリン／バンコマイシン＋クリンダマイシン

NF：necrotizing fasciitis（壊死性筋膜炎），IVIG：intravenous immune serum globulin，ガンマグロブリン

表5 壊死性筋膜炎を疑う臨床症状・検査所見

- 診察所見に比べひどく強い痛みの持続
- 水疱形成
- 全身状態の悪化
- 血清ナトリウム＜135 mmol/L
- 白血球数＞15,400/μL
- 発赤の範囲以上に圧痛がある
- 皮膚の握雪感，皮下ガス貯留を示唆する所見
- 皮膚の感覚低下
- 抗菌薬治療に反応が乏しい抵抗性の蜂窩織炎

行っても解熱するまで2，3日かかるため，すぐに解熱しなくても治療の失敗を意味しません．

外科的ドレナージや尿バルーン留置による閉塞解除を必要とする閉塞起点の評価については，国内では簡易で腹部エコー検査ができるため，水腎症・尿管拡張の有無など入院時にチェックされることが多いです．しかし，腎盂腎炎の治療を開始し3日以上発熱が持続する場合にも再度閉塞起点・膿瘍形成などを疑い，CTや腹部エコーでの画像評価が必要です．

一般的な治療期間はウロセプシス，急性腎盂腎炎では14日間，カテーテル留置に伴う尿路感染症や再発性腎盂腎炎では14～21日間の治療が必要です．

2 皮膚軟部組織感染症の場合

皮膚軟部組織の局所所見を参考にし，発赤・腫脹・硬結・熱感の範囲・程度を把握します．大部分の蜂窩織炎では2，3日以内に局所所見が改善してきます．ただ，蜂窩織炎でも特にA群β溶連菌の場合，治療開始後1～2日間は発赤などが広がることがありますが治療の失敗を意味するものではないことに注意してください．

また局所療法として，安静，挙上，冷却，圧迫（特に浮腫に合併した場合），そして，四肢の場合，遠位部のPMS（pulse＝脈拍，motor＝運動，sensory＝感覚）の有無も毎日の診察で欠かさずに行いましょう．

治療開始当初，蜂窩織炎の診断で治療を開始しても表5の所見が考えられれば，外科的治療が必要な壊死性筋膜炎を積極的に疑います．

表6 A群溶連菌による毒素ショック症候群の診断基準（CDCによる）

Ⅰ．A群溶連菌（*Streptococcus pyogenes*）の検出
A．無菌的な部位（血液，脳脊髄液，胸水，腹水，組織生検，手術創部）からの分離 B．無菌的でない部位（咽頭，喀痰，腟分泌物，皮膚表面）からの分離
Ⅱ．重症な臨床所見
A．低血圧（収縮期血圧＜90 mmHg） B．2つ以上の臓器障害 　1．腎障害：2倍以上のクレアチニンの上昇 　2．凝固異常：血小板＜10万／μL，DIC所見（フィブリノゲン低下，FDP上昇） 　3．肝障害：2倍以上のAST，ALT，ビリルビンの上昇 　4．肺障害-急性呼吸促迫症候群（acute respiratory distress syndrome：ARDS） 　5．全身性紅斑（落屑を伴うこともある：特に発症1週間前後） 　6．皮膚軟部組織壊死（壊死性筋膜炎，筋炎，壊疽を伴う）
※ⅠA，ⅡA，ⅡBを満たす場合確定とする．ⅠB，ⅡA，ⅡBを満たし，その他の原因がみつからない場合に疑い例とする．

　一方，壊死性筋膜炎の診断で治療を行っている場合，フォローアップは創部所見で行います．病変が広がっていれば新たにデブリードマンが必要であり，病変の拡大がなければ治療に反応していることを示します．

　また，特に創部培養や血液培養でA群溶連菌陽性では，毒素ショック症候群の合併の有無について検討する必要があります．A群溶連菌による毒素ショック症候群の診断基準は表6を参照してください．治療では全身管理および前述の抗菌薬に加え，免疫グロブリン製剤が使用されることがあります．

❸ 退院に向けて考えること

1 尿路感染症の場合

　ウロセプシスをきたす場合，多くは基礎疾患（糖尿病など）や解剖学的・機能的な閉塞機転を伴っているため，糖尿病のしっかりした管理や閉塞機転の解除（尿路結石，尿路・骨盤悪性腫瘍，前立腺肥大症，神経因性膀胱の治療や不必要な尿カテーテル抜去など）により予防に努める．

2 皮膚軟部組織感染症の場合

　蜂窩織炎の場合，局所の外傷，白癬，浮腫がリスクファクターになるため可能なかぎりこれらの予防に努める．

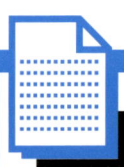

本疾患の入院指示書（CASE 1）

考えられうる診断名：**急性腎盂腎炎（特に糖尿病に合併した複雑性尿路感染症）**
（上記以外で考えられる診断名：化膿性椎体炎，硬膜外膿瘍，化膿性椎間板炎，腸腰筋膿瘍など）

入院の判断基準	・バイタル・サインの異常，敗血症の状態の場合	
入院後の留意事項	入院当日	入院翌日以降〜
治療・処置（手術）	・2〜3日間の安静	・バイタル・サイン安定したら離床をはかる
検　査	・尿グラム染色，尿培養およびfever workup（血培2セット，尿培養・尿一般，胸部X線写真）．敗血症の状態となっている複雑性尿路感染症であり，尿路閉塞起点のチェックで腹部エコー，腹部CTを検討	・2日目以降でもバイタルサイン不安定が続く場合，くり返し閉塞起点のチェックで画像検査を行う
安静度・経口摂取	・ベッド上．嘔気・嘔吐がなければ飲水はかまわない	・バイタル・サイン安定を確認してから離床を促す．早期に経腸栄養ないし経口摂取を開始する
点滴・注射指示（例）	・十分な補液．敗血症では普通3〜10L程度の細胞類似液（生理食塩水，乳酸加リンゲル液）．血圧維持困難な場合，ドパミン，ノルアドレナリンなどEGDTに従う．抗菌薬は3世代セフェム静注ないしはアンピシリンにアミノ配糖体を併用し開始する	・2，3日目の培養結果でde-escalationを行う
内服処方（例）		・バイタル・サイン安定，腸管機能改善し食事摂取良好となれば，経静脈からBioavailabilityの良好な経口抗菌薬へのスイッチを考慮する
コンサルトすべき科（タイミング）	・閉塞起点があれば泌尿器科．また血行動態不安定でICU入室し厳密なモニタリングが必要な場合はICU医へ	・再度閉塞起点の評価を泌尿器科・放射線科で評価．血糖コントロールについて糖尿病内科と相談．状態不安定な場合は常にICU医にコンサルト
説明・指導（例）		
その他，特記事項	・時間経過で輸液療法を行っても，敗血症の状態から重症敗血症，敗血症性ショックになるようならば早期にICU医にコンサルトしICUに移動．一般病室管理には限界があることを理解する	・泌尿器科・放射線科で尿路閉塞起点や腎周囲膿瘍・気腫性腎盂腎炎の指摘あれば，ダブルJステント留置や場合によって腎瘻・ドレナージなど
退院の判断と留意事項 平均10〜14日目	・歩行・経口摂取可能になれば，抗菌薬の経静脈投与から内服経口薬へ変更し退院を考慮 ・コントロール不良の糖尿病の改善を目指し，退院後は当院ないしは近医糖尿病内科専門医を紹介	

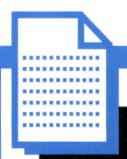

本疾患の入院指示書（CASE 2）

考えられうる診断名：**A群溶連菌による毒素ショック症候群を伴う壊死性筋膜炎 Type II**

（上記以外で考えられる診断名：黄色ブドウ球菌による毒素ショック症候群，蜂窩織炎など）

入院の判断基準	・バイタル・サインの異常．敗血症の状態の場合	
入院後の留意事項	入院当日	入院翌日以降〜
治療・処置（手術）	・5〜10日の安静	・呼吸，循環動態安定したら離床をはかる
検査	・fever workup（血培2セット，尿培養・尿一般，胸部X線写真）．皮膚軟部組織感染症からの敗血症の状態．特に壊死性筋膜炎に毒素ショック症候群合併が最も考えられ，外科的緊急疾患．採血，X線写真含め，緊急手術の準備．術後ICU入室の連絡	・早期のデブリードマンを含め，外科的治療と集学的治療を行う
安静度・経口摂取	・ベッド上	・呼吸，循環動態の安定を目指し，早期に経腸栄養を開始する．人工呼吸器離脱できれば嚥下評価のうえ，食事開始とする
点滴・注射指示（例）	・十分な補液と昇圧薬投与など，全身管理．重症敗血症では普通7〜15L程度の細胞類似液（生理食塩水，乳酸加リンゲル液）．血圧維持困難な場合，ドパミン，ノルアドレナリンなどEGDTに従う．抗菌薬はカルバペネムにクリンダマイシン，バンコマイシンを併用	・A群溶連菌と分かった時点で，大量ペニシリンG（1,800万〜2,400万単位）にクリンダマイシン併用．治療へ反応悪い場合，IVIGも考慮
内服処方（例）	※基本的には経静脈的に抗菌薬を投与するため内服治療の適応にはならない	
コンサルトすべき科（タイミング）	・右前腕壊死部位を含めた広範囲デブリードマンを必要とするため整形外科/形成外科コンサルト．また血行動態不安定で多臓器不全となるため，ICU入室し厳密なモニタリングのためICU医へ	・整形外科/形成外科で緊急手術を行い，術後全身管理目的でICU入室．ICU医，整形外科/形成外科での毎日の局所処置．必要ならデブリードマンのくり返し
説明・指導（例）		
その他，特記事項	・入院当日：ERの時点で抗菌薬のみで治療可能な単純皮膚軟部組織感染症（丹毒・蜂窩織炎）ではなく，毒素ショック症候群を伴う壊死性筋膜炎である認識が大切であり，ER上級医，整形外科/形成外科へのコンサルト，ICU医へのコンサルトを急ぐ	

退院の判断と留意事項 平均14〜21日目	・皮膚デブリードマン部位の植皮など，離床を促し，局所のROMも含めた早期リハビリを考慮 ・集学的に治療を行っても救命困難な場合もあり，状況をみながら超急性期治療（緊急デブリードマン，ICUでの集学的治療）→ 急性期治療（くり返す創部処置，デブリードマン）→ 亜急性期治療（拘縮予防・離床促すためのリハビリ，糖尿病・腎不全コントロール）と適宜治療内容を調整していく

さいごに

　尿路感染症からの敗血症－ウロセプシスは，非常にありふれた感染症であるとともに適切な抗菌薬および迅速な閉塞解除により治療によく反応するため，**診断・治療・フォローアップについてしっかり理解しておく**必要があります．

　また皮膚軟部組織感染症では，丹毒，蜂窩織炎は非常にありふれていますが，敗血症の状態や治療に反応しない場合には，**リスクファクターや特殊な暴露歴の検討と外科的デブリードマンが必要である壊死性筋膜炎の可能性を常に考慮する**必要があります．

文献・参考図書
1) Dellinger, R. P. et al.：Surviving Sepsis Campaign guidelines for management of severe sepsis and septic shock. Crit. Care. Med., 32：858-873, 2004
2) Rivers, E. et al.：Early goal-directed therapy in the treatment of severe sepsis and septic shock. N. Engl. J. Med., 345：1368-1377, 2001
3) Dellinger, R. P. et al.：Surviving Sepsis Campaign：International guidelines for management of severe sepsis and septic shock：2008. Crit. Care Med., 36：296-327, 2008
4) Stevens, D. L. et al.：Practice guidelines for the diagnosis and management of skin and soft-tissue infections. Clin. Infect. Dis., 41：1373-1406, 2005
5) 青木　眞：「レジデントのための感染症診療マニュアル第2版」，医学書院，2008

第5章 感染症での入院から退院へのアプローチ

2 細菌性髄膜炎
~ Time is life ~

大路 剛，岩田健太郎

POINT

- 細菌性髄膜炎を疑えばすぐに髄液穿刺，施行前にCTが必要な症例は常に覚えておこう[1]
- 髄液培養はもちろん，血液培養を忘れずに採取
- 抗菌薬投与前にデキサメサゾン投与
- 髄膜炎での肺炎球菌のMICは肺炎でのそれと異なる．ペニシリンへのde-escalation時には注意

はじめに

頭痛を訴え，ERやプライマリケア外来に来る患者さん．SAH（subarachnoid hemorrhage：くも膜下出血）と並んで恐ろしいのが細菌性髄膜炎です．どうすれば的確に細菌性髄膜炎を診断，除外していけるでしょうか．また治療はどのようにしていけばよいでしょうか．

CASE

24歳の男性が2日前からの頭痛と発熱にて来院．意識は混迷しており，血圧 90/60mmHg，脈拍 60/分，呼吸数 16/分，体温 40℃．身体所見上，項部硬直を認めた．髄膜炎を疑い入院適応と判断，直ちに髄液穿刺を行い，グラム染色でグラム陽性双球菌を認め，血液培養と髄液培養を採取したうえでまず，デキサメサゾン 10mgの6時間ごとの投与を開始し，15分後にセフトリアキソンとバンコマイシンの投与を開始．

血液培養と髄液培養双方から肺炎球菌と判明しペニシリンのMIC（minimum inhibitory concentration：最小発育阻止濃度）が0.12以上1.0以下だったので感受性のあったセフトリアキソンにて治療を継続，デキサメサゾンは4日で中止した．セフトリアキソンを計2週間投与して神経学的後遺症も残さず，退院となった．

身体所見からの診断

何といっても急を要する細菌性髄膜炎を除外または診断したいところです．

❶ 発　熱

他の部位の細菌感染症と同様，大半の患者さんが発熱しているとされています[2]．しかし，発熱の感度は不明であるので，平熱でも rule out はできないでしょう．

❷ 頭　痛

細菌性髄膜炎のもう1つの一般的な症状としては頭痛があります．頭痛の細菌性髄膜炎における感度は80～90％程度とされています[3]．これも頭痛がないからといって rule out は難しそうです．

❸ 項部硬直や Brudzinski サイン，nuchal rigidity

国家試験などに出てくるキーワードですが，実際にどれくらいの患者さんで認められるのでしょうか．感度はそれぞれ5％，5％，30％程度と rule out には使用できなさそうです．

❹ ジョルトサイン

ジョルトサインは日本発の身体所見の1つですが感度100％，特異度54％と rule out に非常に有用です[4]．とり方も首をふって頭痛が増強するか否かといった簡便なもので忙しい救急外来の医療従事者にも優しい身体所見です．

身体所見での診断についてみるかぎりでは，やはりジョルトサインが手軽さとその感度で群を抜いていると思われます．**ただ対象疾患が髄膜炎全体となっておりウイルス性髄膜炎も含んでいるのが難点かもしれません**．

髄液穿刺以外の検査

髄液糖の低下をみたいので必ず，血糖は忘れず測定しておく．また血液培養は必ず2セット採取しておきます．血液培養は少なくとも50％程度の患者さんで陽性になります[2, 5]．髄液培養が陰性でも血液培養で原因菌がわかるのでぜひ採取しておこう．髄膜炎においても発熱ワークアップの基本は血液培養です．

髄液穿刺からの診断

❶ 髄液穿刺とCTどちらが先？

細菌性髄膜炎の診断の Gold standard は何といっても髄液穿刺です．しかし，頭蓋内圧が亢進している症例では髄液穿刺による脳ヘルニアの可能性があります．一刻も早く，髄液穿刺をして治療を開始したいところですが，ではどのような症例で髄液穿刺の前にCTを撮影する必要があるでしょうか．後ろ向き研究では，
① 60歳以上
② 免疫不全を疑う場合（HIV感染やステロイドや抗TNFα薬を服用中）
③ 中枢神経疾患の既往歴

表1 髄液穿刺前にCT撮影が必要なケース

・60歳以上
・免疫不全患者（抗TNFα薬やステロイド内服，HIV患者など）または免疫不全状態が疑われる患者
・中枢神経疾患の既往
・意識レベルの低下，従命が不良
・1週間以内の痙攣の既往
・上肢下肢麻痺，脳神経の異常，言語障害

④ 1週間以内の痙攣の既往
⑤ 意識状態の悪化，従命不良，動眼神経麻痺，顔面神経麻痺，視野異常，上肢・下肢の偏位，言語障害

などの所見があればCTにて腫瘍性病変をチェックした方がいいとされています[6]（表1）．逆に言うと，こういった所見が認められない場合は髄液穿刺をCT施行前に行いうると考えられます．ちなみに筆者は初見の患者さんで異常にやせている場合は免疫不全があるのではと疑うことにしています．

❷ 髄液穿刺でどのような検査を提出するか

髄液穿刺では当然，初圧はできるかぎり測定する．また，細胞数，一般細菌培養，抗酸菌培養，真菌培養，グラム染色，抗酸菌染色，墨汁染色は必ず提出すべきです．脳炎の合併を疑う場合などは同時にヘルペスウィルスのPCR，さらに結核菌のPCRも提出した方がいいでしょう．また特殊な神経疾患を疑う場合は一部の髄液を可能であれば−80℃以下の冷凍庫で保存することもあります．またラテックス凝集検査は培養陰性のときの補助的診断に有用とされますが，感度は肺炎球菌，髄膜炎菌などでは40〜60％とされています[7, 8]．この程度の感度だと納得して使用する分には有用でしょう．クリプトコッカス抗原もHIV感染の疑いが強ければ血清，髄液とも提出することが多いです．

またそれ以外で診断に有用なものとして神経梅毒診断のためのVDRL（venereal disease research laboratory test：性病研究所試験），FTA-ABS（fluorescent treponemal antibody absorption：トレポネーマ蛍光抗体吸収試験），結核性髄膜炎におけるADA（adenosine deaminase：アデノシンデアミナーゼ）（感度，特異度ともはっきりとはしませんが）などを提出することもあります[1]．

❸ 特殊な髄膜炎

固形がんのがん性髄膜炎，悪性リンパ腫の中枢神経浸潤，なども診断に困ることがあります．前者は細胞診で後者はflow cytometryが診断に役立ちます．また，free living amoebaによる髄膜炎は淡水での水泳などがキーワードになります．*Naegleria, Acanthamoeba, Balamuthia mandrillaris*いずれも診断が困難ですが日本でも報告例は散見されます．また好酸球性髄膜炎をきたす疾患として特徴的なものとして*Angiostrongylus cantonensis*（広東住血線虫症），*Gnathostomiasis*（顎口虫症），日本では報告例のない*Baylisascaris procyonis*（アライグマ回虫）などがあります．流行地での生野菜やカタツムリの摂食で感染する*Angiostrongylus cantonensis*は沖縄などで散見されます[9]．*Gnathostomiasis*は淡水魚の生食で感染しますが日本国内では近年は稀です．しかし，ブラックバスの刺身生食などで報告例があります．いずれも輸入症例では十分ありうる疾患です．

初期治療計画を立案する〜細菌性髄膜炎の治療

❶ 髄液穿刺と抗菌薬投与どっちが先？

髄液穿刺がすぐにできない症例ではどうしたらいいでしょうか．実は１回目の抗菌薬投与を始めていてもその後数時間は髄液穿刺培養で原因菌を同定できることが大半です[10]．抗菌薬投与が30分以上遅れることで予後が悪くなる可能性がありますので一刻も早く１回目の抗菌薬は投与すべきです[2]．もちろん，髄液穿刺ができそうなら抗菌薬投与より先に施行すべきです．

❷ 細菌性髄膜炎の empiric therapy について

細菌性髄膜炎を疑う場合，原因菌同定までどのような抗菌薬を開始すればいいでしょうか．市中感染症での原因微生物は原則的にかぎられており，日本においては1995年から2001年にかけての調査では *H. influenzae* は４歳以下の乳幼児からの検出がほとんどであるのに対し，*S. pneumoniae* は小児と30歳以上から検出されており，両者の発生頻度はほぼ同じくらいとなっています[11]．諸外国で問題となる髄膜炎菌髄膜炎は1999年から2004年にかけては年間８〜22例と日本では頻度が少ない[12]．これらを受けると日本で empiric に髄膜炎治療を始めるにあたっては肺炎球菌とインフルエンザ桿菌は必ずカバーしつつ，通常の抗菌薬の効果が低いとされるリステリア感染症を場合によってはカバーすることになります．

一般的には頻度の高い両者をカバーできつつ良好に髄液移行するセフトリアキソン 2g 12時間ごと（4g/日）またはセフォタキシムに加え，リステリアをカバーするためにアンピシリン 2g 4時間ごと（12g/日）を使用します．髄膜炎菌はこれらの抗菌薬でカバーすることが可能です．ただ，ペニシリン耐性肺炎球菌（Penicillin resistant *Streptococcus pneumoniae*：PRSP）の一部はセフトリアキソンにも耐性であるので最初からバンコマイシンの追加を勧める専門家もいます．

原因菌が同定された場合はそれぞれの感受性にしたがって治療することになりますが，前述の肺炎球菌のみ注意が必要です．**肺炎球菌性肺炎では経静脈投与のペニシリンにおけるPRSPのMICは8μg/mLですが髄膜炎では0.12μg/mLです**[13]．PRSP髄膜炎ではペニシリンへのde-escalation は不可能です．

【処方例】
・セフトリアキソン 2gを12時間おき（4g/日）
　＋アンピシリン 2gを4時間おき（12g/日）
上記に加え，できれば抗菌薬投与前に
・デキサメサゾン 10mgを6時間おき（40mg/日）を4日間投与

❸ ステロイドと細菌性髄膜炎

大人の肺炎球菌性髄膜炎ではステロイドを抗菌薬投与前に与えることで抗菌薬単独投与群に比べ大幅に生存率が改善することが知られています[5]．抗菌薬の投与前にデキサメサゾンで0.15mg/kgを6時間ごと4日間投与することが一般的です[14]．一方，それ以外の原因菌による髄膜炎では死亡率悪化は認めないので成人の髄膜炎では抗菌薬投与前に投与したい．しかし，小児の細菌性髄膜炎においては残念ながらデキサメサゾン投与で生命予後や重篤な神経学的後遺症は改善または予防できないことが示されています[15]．しかし，小児にとって最も重

要な後遺症の1つである難聴の発生が原因菌によらず予防できうる以上，使用すべきでしょう[16]．

❹ 結核性髄膜炎の治療（耐性結核を疑わない場合）

結核性髄膜炎は診断困難なことが多い．抗酸菌染色はもちろん，PCRの感度も高くない[17]．したがっていわゆるリンパ球優位の髄膜炎で他の診断がつかない場合は抗結核療法を始めることも多い．特別に耐性結核を疑う状況でなければ通常の肺結核と同様にイソニアジド，リファンピシン，エタンブトール，ピラジナミドの4剤で治療する．結核性髄膜炎においてもステロイドの併用は死亡率を下げることが示されており，デキサメサゾンを一般に併用すべきだろう[18]．

【処方例】
腎機能正常の成人で
- イソニアジド　　5 mg/kg/日（最大300 mg/日）
- リファンピシン　10 mg/kg/日（最大600 mg/日）
- エタンブトール　15〜20 mg/kg/日（最大2 g/日）
- ピラジナミド　　20〜25 mg/kg（最大2 g/日）
- ビタミンB6　　　10 mg/日

意識状態が悪い，頭蓋内圧亢進，水頭症などの所見があればプレドニゾロン 1 mg/kg/日を併用する．耐性結核が疑われれば感染症専門医に相談すること．

❺ 髄膜炎の治療効果の判定〜退院に向けて考えること

細菌性髄膜炎の治療の効果判定は，毎日の意識レベル，頭痛，全身状態の改善などを慎重に観察することで行います．一般的には髄膜炎の効果判定のための髄液穿刺は必要がないとされてきました．しかし，近年，細菌性髄膜炎の治療にステロイドが併用されるようになっています．ステロイド投与下では治療の失敗，不成功にかかわらず，意識状態の改善がなされる場合があるので，経過観察のための髄液穿刺は施行した方がよいでしょう．

もし，髄液所見が明らかに改善しない場合は投与量が不十分などの原因以外に耐性菌を疑う必要がある場合もあります．具体的には耐性肺炎球菌でベータラクタム系抗菌薬（カルバペネム）を使用していて改善が認められない場合，バンコマイシンを追加することも考慮されます．また，結核性髄膜炎の場合は感受性判明に時間がかかるので，効果判定も含め，抗結核薬変更については専門家に相談するべきでしょう．

意識障害が改善しない場合は合併した脳梗塞，脳出血なども考え，画像検査を行うことになります．また発熱が持続するときは，脳膿瘍の合併などを疑い，画像検査を考慮します．いずれも何日改善しなければ画像検査をした方がいいかについての定見はありませんが，筆者は5日間程度解熱しない，またはいったん解熱して再度発熱し，他に合併した感染症（ライン感染や院内肺炎）や薬剤熱，偽膜性大腸炎などの原因がみつからない場合は膿瘍スクリーニングを検討することにしています．

細菌性髄膜炎の治療では，たとえ，**解熱していてもしっかりと決まった期間，抗菌薬を投与しきる**ことが重要です．基本的に肺炎球菌性髄膜炎なら2週間，髄膜炎菌，インフルエンザ桿菌なら1週間，リステリアなら3週間，結核なら9〜24カ月程度と非常に幅があります．その点からも髄液培養または血液培養による原因菌の同定は重要です．

本疾患の入院指示書（例）

考えられうる診断名：**細菌性髄膜炎**
（上記以外で考えられる診断名：がん性髄膜炎）

入院の判断基準	・細菌性髄膜炎を疑う場合	
入院後の留意事項	入院当日	入院翌日以降〜
治療・処置（手術）	・抗菌薬開始 ・ステロイド	・抗菌薬は定められた期間投与
検　査	・髄液検査 ・採血（CBC，生化学） ・髄液培養 ・血液培養	・（ステロイド使用時は）髄液検査のフォロー ・新たな神経所見が出現すればCT
安静度・経口摂取	・摂取可能なら摂取	
点滴・注射指示（例）		
内服処方（例）		
コンサルトすべき科（タイミング）	・脳膿瘍の合併症例などは脳外科へ．また，特殊な髄膜炎を疑うなら神経内科や免疫内科へ	・IE（infections endocarditis）の合併があれば循環器内科，心臓血管外科へ
説明・指導（例）		
その他，特記事項	・IEの合併がないか注意	・原因菌によっては，曝露者への予防投薬を考慮
退院の判断と留意事項	・抗菌薬投与期間は細菌性なら14〜21日程度，ウイルス性髄膜炎なら7日程度 ・本人および家族に頭痛や高次脳機能障害などが出現すればすぐに受診を指示する	

※ 中枢神経感染症では病状によってさまざまな検査や治療が必要となることもあり，あくまで目安です

さいごに〜細菌性髄膜炎の予防

　日本と同じようにHibワクチンと7価肺炎球菌の接種率が低い国では細菌性髄膜炎の3大原因菌は肺炎球菌，インフルエンザ桿菌b（Hib），髄膜炎菌です．いずれもワクチンで重症化が予防できる髄膜炎です．実際に子供への7価肺炎球菌ワクチンの導入でUSAでは肺炎球菌による侵襲性感染症が減少しました[19]．インフルエンザ桿菌ワクチン（Hibワクチン）はさらにインパクトが大きく，同菌による髄膜炎を94％も減らしたといった報告もあります[20]．いずれのワクチンも日本で使用可能となったので接種をすすめていきたいです．
　またERセッティングで大事なのは曝露後予防です（**表2，3**）．髄膜炎菌感染症の患者さんと密接なコンタクトがあった家族や友人などはリファンピシン，シプロフロキサシン，セフトリアキソンなどで予防投与を行った方がよいとされています．また，侵襲性インフルエンザ桿

表2　曝露後に抗菌薬の予防投与が必要な髄膜炎

原因菌	曝露後予防投与の対象者	予防薬
髄膜炎菌	濃厚曝露者，同居家族	シプロフロキサシン，リファンピシン，セフトリアキソン
インフルエンザ桿菌b	Hibワクチンを接種していない4歳以下の子供	リファンピシン

表3　曝露後に抗菌薬の予防投与が必要な髄膜炎の処方例（リファンピシンを使用した場合）

原因菌	処方例
髄膜炎菌	・生後1カ月以内：5mg/kgを12時間ごと，2日間 ・1カ月～12歳　：10mg/kgを12時間ごと，2日間 ・12歳～　　　　：600mgを12時間ごと，2日間 妊婦には催奇形性の問題で投与不可．必要時には専門家に相談
インフルエンザ桿菌b	・0～12歳　　　：20mg/kgを24時間ごと，4日間（1日最大600mg） 妊婦には催奇形性の問題で投与不可．必要時には専門家に相談

菌感染症患者と接したHibワクチン未接種の4歳未満の小児はリファンピシン予防投与を考慮するべきでしょう[21]．

参考文献

1) 青木　眞：「レジデントのための感染症診療マニュアル第2版」，医学書院，2008
2) Aronin, S. I. et al. : Community-acquired bacterial meningitis: risk stratification for adverse clinical outcome and effect of antibiotic timing. Ann. Intern. Med., 129 (11) : 862-869, 1998
3) van de Beek, D. et al. : Clinical features and prognostic factors in adults with bacterial meningitis. N. Engl. J. Med., 351 (18) : 1849-1859, 2004
4) Uchihara, T. & Tsukagoshi, H. : Jolt accentuation of headache: the most sensitive sign of CSF pleocytosis. Headache, 31 (3) : 167-171, 1991
5) de Gans, J. & van de Beek, D. : Dexamethasone in adults with bacterial meningitis. N. Engl. J. Med., 347 (20) : 1549-1556, 2002
6) Hasbun, R. et al. : Computed tomography of the head before lumbar puncture in adults with suspected meningitis. N. Engl. J. Med., 345 (24) : 1727-1733, 2001
7) Nigrovic, L. E. et al. : Cerebrospinal latex agglutination fails to contribute to the microbiologic diagnosis of pretreated children with meningitis. Pediatr. Infect. Dis. J., 23 (8) : 786-788, 2004
8) Ballard, T. L. et al. : Comparison of three latex agglutination kits and counterimmunoelectrophoresis for the detection of bacterial antigens in a pediatric population. Pediatr. Infect. Dis. J., 6 (7) : 630-634, 1987
9) 国立感染症研究所感染症情報センター：広東住血線虫症．2004
10) Kanegaye, J. T. et al. : Lumbar puncture in pediatric bacterial meningitis: defining the time interval for recovery of cerebrospinal fluid pathogens after parenteral antibiotic pretreatment. Pediatrics, 108 (5) : 1169-1174, 2001
11) 国立感染症研究所感染症情報センター：細菌性髄膜炎2001年．2001
12) 国立感染症研究所感染症情報センター：髄膜炎菌性髄膜炎　1999～2004．2005．
13) IDSA : Penicillin's Back : FDA Raises Breakpoints for S. pneumoniae Pneumonia. In ; 2008.
14) Tunkel, A. R., et al. : Practice guidelines for the management of bacterial meningitis. Clin. Infect. Dis., 39 (9) : 1267-1284, 2004

15) Mongelluzzo, J. et al. : Corticosteroids and mortality in children with bacterial meningitis. JAMA, 299 (17) : 2048-2055, 2008
16) van de Beek, D. et al. : Corticosteroids for acute bacterial meningitis. Cochrane Database Syst Rev, 24 (1) : CD004405, 2007
17) Pai, M. et al. : Diagnostic accuracy of nucleic acid amplification tests for tuberculous meningitis: a systematic review and meta-analysis. Lancet Infect. Dis., 3 (10) : 633-643, 2003
18) Seshadri, S. : Nucleic acid amplification tests for tuberculous meningitis: a systematic review of diagnostic accuracy. Natl. Med. J. India, 16 (5) : 260-261, 2003
19) Centers for Disease Control and Prevention (CDC) : Direct and indirect effects of routine vaccination of children with 7-valent pneumococcal conjugate vaccine on incidence of invasive pneumococcal disease--United States, 1998-2003. MMWR Morb Mortal Wkly Rep, 54 (36) : 893-897, 2005
20) Schuchat, A. et al. : Bacterial meningitis in the United States in 1995. Active Surveillance Team. N. Engl. J. Med., 337 (14) : 970-976, 1997
21) Ward, J. I. et al. : Haemophilus influenzae meningitis. A national study of secondary spread in household contacts. N. Engl. J. Med., 301 (3) : 122-126, 1979

第6章 腎・代謝疾患での入院から退院へのアプローチ

1 糖尿病ケトアシドーシス，高血糖高浸透圧昏睡
〜糖尿病緊急症の鑑別とインスリンの使い方，いろはの「い」〜

宮道亮輔

POINT

- 意識レベル低下の原因として代謝性要因もしっかり探そう
- 高血糖＋嘔気，高血糖＋背部痛などをみたら，早期に血液ガスもチェックしよう
- 治療の基本はまず補液．尿量にだまされず，頻回の血糖/電解質チェックと補正を心がけよう

はじめに

糖尿病緊急症はERで比較的多く遭遇する疾患です．糖尿病学会では，「糖尿病ケトアシドーシス」や「高血糖高浸透圧昏睡」という名称を使っていて，"性"を入れないようです．これらの疾患の鑑別と初期治療から退院までについて，考え方の基本を記しました．

CASE

38歳女性　　　　　　　　　　　　　　　　　　　　※ ❹〜❽ は後述の解説の該当箇所を示す．

主　訴：意識障害
現病歴：来院5日前より37℃台の発熱，全身倦怠感あり．来院2日前近医受診し，点滴施行されるも改善せず．当日朝より意識レベル低下したため，救急車にて当院ER受診
既往歴：なし（内服なし❹）　生活歴：喫煙（−），飲酒（−），アレルギーなし　家族歴：両親が糖尿病
身体/検査所見：体温 36.5℃，血圧 98/53 mmHg，脈拍 113/分（整），身長 159 cm，体重 65 kg
意識状態：JCS 100，その他身体所見/神経学的所見に異常を認めない
〈血液ガス（R.A.）〉pH 7.181, PaCO$_2$ 20.9 Torr, PaO$_2$ 93.7 Torr, HCO$_3^-$ 7.6 mmol/L, Anion Gap（AG）26.6 ❹
〈一般採血〉Na 124 mEq/L ❺, K 5.0 mEq/L, Cl 91 mEq/L, UA 15.4 mg/dL, Glu 429 mg/dL ❹, BUN 17 mg/dL, Cr 0.54 mg/dL, WBC 9,600/μL, Hb 19.5 g/dL, Ht 51.7%, Plt 27.4万/μL
〈尿定性〉ケトン（3＋）❹，タンパク（＋），潜血（±），糖（2＋）❹
〈心電図〉洞性頻拍　〈胸部X線写真〉特記すべき異常なし ❽
診断名：糖尿病ケトアシドーシス（高血糖，脱水，アシドーシス，AG開大，尿ケトン陽性）

→ 意識障害あり，アシドーシス著明なため，救命救急センター入院治療となる
入院後経過：生理食塩水（以下生食）を1L/時で開始❸，速効型インスリン（ヒューマリン®R）12単位を静注した．
その後，速効型インスリン（ヒューマリン®R）を6単位/時で開始❹した．2時間の輸液後は，生食 500 mL/時を4時間継続❺し，2時間ごとに血糖，電解質測定を行った❻,❼,❽．HbA_{1c}：14.5 %であった．
第2病日には意識レベル1桁に改善，血清ナトリウムも上昇した．血糖値も216 mg/dLと低下したため，補液を維持輸液に変更した❺．
第3病日にはさらにブドウ糖濃度の高い輸液に変更した．
第4病日に食事摂取開始．インスリン皮下注射を併用❾とした．

入院の判断基準は？

・自力での補正が困難と考えられる脱水，電解質異常が存在する場合は入院．
→ 自力で治っていく姿が予想できなかったら上級医へコンサルト！

入院治療計画を立案する

❶ 初期（急性期）治療計画を立案する

Ⓐ 糖尿病ケトアシドーシスか，高血糖高浸透圧昏睡か，それとも？

救急外来で意識状態の悪い人をみたら血糖値を測るのは常識です（僕は忘れて，後で青ざめたことが何回かあります…）．糖尿病関連で疑う疾患としては，低血糖，糖尿病ケトアシドーシス（diabetic ketoacidosis：DKA），高血糖高浸透圧昏睡（hyperosmolar hyperglycemic state：HHS），乳酸アシドーシス（lactic acidosis：LA）などがあります．糖尿病の既往のある人が，消化器症状や全身倦怠感，不穏などを主訴として来院したら注意しましょう．**糖尿病の既往のない人もいるので要注意です**．これらの疾患を疑ったら，バイタルサイン，モニター，ルート，一般採血と血中ケトン体は必須です．アシドーシスの確認やアニオンギャップの計算のための血液ガス（静脈血液ガスでも可）測定も行いましょう．尿中ケトン体は，DKA発症時に著増する3-ヒドロキシ酪酸ではなく，主にアセト酢酸を測る検査なので，陽性に出ないこともあることを知っておきましょう．ここでは頻度の多いDKAとHHSの比較を**表1**に示しました．

> **乳酸アシドーシス（LA）に注意 !! 〜稀だが致死率50 %〜**
> ビグアナイド薬（メルビン®など）を内服している人やミトコンドリア異常症の既往のある人（糖尿病患者100人に1人程度ですが…）のアシドーシスではLAも疑う必要がある．乳酸高値〔血中乳酸値＞5 mmol/L（45 mg/dL）で診断〕や血清リン高値（DKAでは低値のため，P＞8 mg/dLならLAを疑う）を確認することが必要だ．DKAとの鑑別をしっかりつけないと，取り返しのつかないことになっちゃうぞ．

表1 糖尿病ケトアシドーシス（DKA）と高血糖高浸透圧昏睡（HHS）との鑑別

	DKA	HHS
血糖（mg/dL）	250～600のことが多い	600～1,500
血液pH	＜7.30	7.30～7.40
血清浸透圧（mOsm/L）	さまざま（≦330）	≧335
尿中ケトン体	（+）～（+++）	（−）～（+）
アニオンギャップ	＞20	さまざま

注）血清浸透圧＝2（Na＋K）＋血糖値/18＋BUN/2.8

表2 糖尿病ケトアシドーシス（DKA）と高血糖高浸透圧昏睡（HHS）の治療手順

	DKA	HHS
初期輸液*	0.5～1L/時（2時間）	1L/時（2時間）
その後の輸液*	500mL/時（4時間）	4～14mL/体重kg/時
インスリン静注	速効型インスリン（ヒューマリン®R） 0.2単位/体重kgを静注	必要なし （輸液のみで1時間経過観察）
その後のインスリン治療	速効型インスリン（ヒューマリン®Rなど）を， 　1型糖尿病：0.05単位/体重kg/時間で開始 　2型糖尿病：0.1単位/体重kg/時間で開始 安定するまでは1～2時間おきに血糖値を測定 血糖降下が100mg/dL/時間程度になるようコントロールする 血糖値が200～300mg/dLになったら，糖濃度の高い輸液に変更	

＊血清ナトリウム＜138mEq/Lなら生食を，血清ナトリウム≧138mEq/Lなら半生食を輸液する．
心電図モニター下で，1～2時間ごとの血糖，ナトリウム，カリウムチェックが必要．

❶ 意識障害をきたす他疾患や背景要因を見逃さない

生体への侵襲で反応性の高血糖になっていることもあります．また感染症，心筋梗塞，脳梗塞などが引き金となっていることもあるから，高血糖だけみつけて喜ばず（気持ちはわかりますが…），AIUEOTIPSなどで示される他疾患や背景要因の検索も行いましょう（AIUEOTIPSを完全に覚えていない人は，調べて暗記しましょう!!）．

❷ まず輸液（表2）

治療の第一歩としては，まず輸液です．これはDKAでもHHSでもLAでも同じなので，安心して行いましょう．浸透圧利尿によって，DKAでは計3～6Lの，HHSでは計8～10Lの体液欠乏が存在すると言われています．血糖コントロールに伴う血清ナトリウム濃度の急激な上昇を避けるため，血清ナトリウム≧138mEq/Lのときは半生食（0.45％食塩水）を用いて治療を開始しましょう．基本的にはDKAでは0.5～1L/時で輸液を開始し，2時間後から500mL/時で4時間の輸液を，より脱水の強いHSSでは1L/時で開始し，2時間後より4～14mL/体重kg/時に流量の変更を行うとよいです．

高齢者や心不全のリスクがある患者さんでは，約半分の滴下速度を目安とし，循環動態のモニタリングを行いつつ輸液を進めることが望ましいです．

> **メモ** 緊急時の半生食の作り方
> 緊急時に半生食に相当する輸液（0.4％食塩水）の作り方を知っておくと便利！
> ・注射用蒸留水 1,000 mL ＋ 10％塩化ナトリウム注射液 40 mL

❹ そしてインスリン投与（表2）

HHSは脱水が病態の主体であり，電解質液の補給のみでもかなり血糖値が下降するため，緊急のインスリン静注は不要です．一方DKAでは，枯渇しているインスリンを補充するために速効型インスリンをボーラスで投与しましょう．

その後，インスリン持続静注を開始しましょう．1～2時間おきに血糖値を測定し，投与量の増減を行うことが必要です．1型糖尿病では急激な血糖低下を防ぐため，2型のおよそ半量から開始するのが無難です．急激な血糖値の低下は脳浮腫をきたす恐れがあるため，急性期では血糖値の低下のスピードが100 mg/dL/時程度になるようコントロールを行いましょう．

血糖値が200～300 mg/dLになったら，糖毒性解除による急激な血糖値低下を防ぐためや，十分なエネルギーを供給するため，糖濃度のより高い輸液への変更を検討しましょう．

❷ 緊急事態を発見・対処する

❺ 低血糖に注意!!

血糖を下げすぎないよう，頻回（1～2時間ごと）に血糖測定を行いましょう．血糖値の変動幅に応じてインスリンの増減を行ってください．**インスリン抵抗性は個人差が大きく，またダイナミックに変化するため注意が必要です**．血糖値が200 mg/dL前後となっても2～4時間ごとの血糖測定を行った方がよいです．

君は4時間後の血糖値を自信をもって予測できますか？ 不安がなくなるまでは頻回（1～2時間ごと）に血糖を測りましょう．

> **血糖推移のグラフをつけよう**
> 血糖値の低下や原疾患の治療によって糖毒性が解除されると，血糖低下の速度が速くなる．時間を横軸とした血糖推移のグラフをつけて，低血糖にならないか予測しよう．

❻ 低カリウムに注意

DKA，HHSでは，腎や消化管からの排泄により，体内のカリウムイオンは欠乏しています．しかし，高浸透圧・インスリン欠乏状態であり，カリウムイオンが細胞内から細胞外にシフトしているため，血清カリウム値は正常～高値を示していることが多いです．そのため治療が進み，脱水やインスリン欠乏が補正されれば血清カリウム値が低下してくる（かもしれない）ことを覚えておきましょう．

❼ ナトリウムの過剰補正に注意

ナトリウムの過剰変動は橋中心髄鞘崩壊をきたすことがあるため，避けなければなりません．安全なナトリウムの補正幅は8 mEq/L/日未満と言われています．補正により血清ナトリ

ウムの著しい上昇（4時間で2mEq/L以上）が認められる場合は，ナトリウム濃度のより低い輸液に変更しましょう．

❸ 初期治療に対する効果を判定する

電解質異常による不整脈を検出するためには持続的な心電図モニタリングが望ましく，血糖値，電解質値なども，最初のうちは1～2時間ごとにチェックした方が傾向がわかり安心です．頻回（例えば2時間ごと）に効果を判定しつつ，補正速度を変えていくことが大切なのです．

❹ 退院に向けて考えること

● 初期投与後の血糖コントロールをどうするか

血糖値に応じたスライディングスケールを漫然と継続することは，かえって血糖変動を増幅しかねないので避けなくてはなりません[1]．

状態が改善し，経口摂取が可能となったら，早目に固定量のインスリン皮下注に移行しましょう．

糖尿病患者，特に1型糖尿病では，ketogenesis〔ケトン（体）生成〕を抑制するためにbasal insulin（基礎インスリン）が必要と言われています．血糖の急激な変動を防ぐために，basal insulinとして持続型インスリン0.2～0.3単位/体重kg/日を投与し，prandial insulin（食事インスリン）として速効型や超速効型インスリン0.05～0.1単位/体重kgを毎食前に投与することが推奨されています．一般にコントロールの安定した1型糖尿病患者では，basal insulin 1日量：prandial insulin 1日量は約1：1になるので参考にしましょう．患者さんの食事量が予測できないときは，超速効型を食事量に応じて食直後に皮下注することも行われています．

● 内服薬について

退院の時点でインスリン分泌状態の回復した患者さんは，経口薬に切り替えられることもあります．

ただし，ビグアナイド剤（メルビン®など）は乳酸アシドーシスの危険があるため，腎不全，肝不全，心不全のある患者さんには禁忌です．またインスリン抵抗性改善薬のピオグリタゾン（アクトス®）は，心不全や肺水腫を増悪させることがあるので注意が必要です．αグルコシダーゼ阻害薬（ベイスン®，グルコバイ®，セイブル®など）は炭水化物の腸管吸収を阻害するため，発酵により腸管が張ることがあるので，腸閉塞や急性胃腸疾患患者では中止しましょう．以上のように，併発症を考えながら内服薬をチョイスするとよいです．

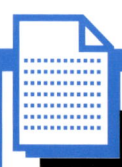

本疾患の入院指示書（例）

考えられうる診断名：**糖尿病ケトアシドーシス（DKA），糖尿病高浸透圧昏睡（HHS）**
（上記以外で考えられる診断名：乳酸アシドーシス，感染症…）

入院の判断基準	・意識障害や経口摂取不良がある場合	
入院後の留意事項	入院当日	入院翌日以降〜
治療・処置	・数日間の安静	・症状がなくなれば経口摂取開始
検査	・DKAとHHS鑑別のため，血液ガス検査，尿検査 ・意識障害を鑑別するための検査（採血，心電図，CTなど） ・乳酸アシドーシス否定のための乳酸値検査（できなければ血清リン値検査） ・1〜2時間おきの血糖測定	・血糖の推移を見ながら適宜血糖測定（1日3回程度）
安静度・経口摂取	・安静	・意識が回復してきたら経口摂取を徐々に開始
点滴・注射指示	＜DKA＞ ・0.5〜1L/時の初期輸液を2時間 ・500mL/時の追加輸液を4時間 ・速効型インスリン0.2単位/体重kgの静注 ・血糖が安定するように，速効型インスリンの持続投与 ＜HHS＞ ・1L/時の初期輸液を2時間 ・4〜14mL/体重kg/時の追加輸液 ・血糖高値が持続した場合，速効型インスリンの持続投与	・維持輸液 ・血糖が安定するように，速効型インスリンの持続投与 ・血糖が安定したら経口糖尿病薬に切り替える
内服処方	・なし	・原則として，これまで処方されていた薬に戻す
コンサルト	・乳酸アシドーシスがあれば，集中治療担当医コンサルト ・内分泌内科があればコンサルト	・内分泌内科へ
説明・指導		・生活指導
その他，特記事項	・HHSでは初期は輸液のみ行い，数時間経っても高血糖が持続する場合のみインスリン投与を行う ・低血糖（血糖の下がりすぎ）に注意する ・低カリウムに注意する	・本人の病態の解釈モデルや生活状況を考慮しながら生活指導を行うことが重要
退院の判断と留意事項 平均10日	・血糖コントロールが良好になり，歩行・経口摂取が可能になれば退院 ・入院により未治療のリスクファクターが発見された場合は，専門医や近医を紹介	

さいごに

　糖尿病管理では，薬などの調整も大事だけど，生活指導も非常に大切です．その人の考え方，これまでの，そしてこれからの生活なども考えたうえで指導できることが望ましいです．その辺りは，より患者さんのことをわかっている家庭医にお任せするという手もあるので，相談してみましょう．

> **メモ　糖尿病急性合併症で失敗しないための3つのポイント**
> 1）病態に応じた初期治療を選択しよう（表2参照）
> 2）インスリン抵抗性は個人差が大きい．1〜4時間ごとに観察して見定めよう
> 3）血糖値が200〜300mg/dLに改善したら，糖毒性解除による急激な血糖値の低下に注意しよう（グラフをつけるのがおすすめ）

文献・参考図書

1）Inzucchi, S. E.：Management of Hyperglycemia in the Hospital Setting．New England Journal of Medicine, 355（18）：1903-1911, 2006
2）日本糖尿病学会：「糖尿病治療ガイド2008-2009」，文光堂，2008
　↑糖尿病の知識が簡単にまとまっている本です．安いし薄いし研修医は必読です．
3）岩田充永：救急外来における糖尿病性ケトアシドーシスと高浸透圧高血糖非ケトン性症候群の治療．Medicina, 44（3）：553-556, 2007
4）「入院患者の高血糖の管理」．西伊豆早朝カンファランス（医療法人社団 健育会 西伊豆病院）
　http://www.nishiizu.gr.jp/hc_instruction.html
　↑1）の文献などをふまえて日本語でまとめた資料が置いてあります．助かりました．

謝　辞

　最後になりましたが，資料の提供と文章のチェックを行ってくださり，さらに糖尿病学会では糖尿病"性"ケトアシドーシスとは言わないことなどを教えてくださった，統括部長の奥村中 先生をはじめとする岡崎市民病院内分泌内科の先生方，ありがとうございました．またわが雑文に付き合ってくださった読者の皆様，ありがとうございました．

第6章 腎・代謝疾患での入院から退院へのアプローチ

2 急性腎不全

藤田芳郎

POINT

- 血清尿素窒素（BUN），血清クレアチニン値の上昇をみたら，腎エコーを施行するくせを身につける
- FE_{Na}の計算に慣れておくこと
- 水電解質（特にカリウム），酸塩基平衡，「総ナトリウム量の管理」が急性腎不全の管理の中心である

救急外来でのはじめの行動パターン

　実際には，「救急外来で血清尿素窒素（BUNと略）や血清クレアチニン値（Crと略）の上昇をみたら」どう行動するかということになります．行動パターンとして何はともあれ（何も考えなくてよいから），まず「腎エコー施行」となります．腎エコーをみながら以下の2つを考えます．①水腎症の有無，②「急性腎不全」か「慢性腎不全」かのある程度の区別，です．エコーをとりながら，患者さんに話しかけもう一度病歴をとってもよいです．そのぐらい「腎エコー」は大切です．急性か慢性かの区別は，急に（数カ月から数日の単位で）Crが上昇したのか，数年かけて徐々に上昇したかをみればよいですが，それには以前のデータが必要です．以前のデータがなくても，エコーで腎臓が萎縮していれば，慢性腎不全の可能性が高い．腎臓の大きさが小さくなくても慢性腎不全であるのは，糖尿病とアミロイドーシスなどです．

入院の判断基準と入院治療計画を立案する

　BUN，Crの上昇が，「急性」と判断されれば，あるいは「慢性で安定している状態」と判断されなければ，入院ということになり，透析導入しなければならない状態（表1）を念頭におきながら診断治療に当たることになります．
　診断の手順は，ハリソン内科学書に載っているような手順（図）になり，その概観を頭に入れておくとよい．
　治療は原因疾患（図）によって異なり，診断後ステロイドを投与しなければならない疾患もありますが，まずは①電解質の管理，特に血清カリウム値とHCO_3^-の管理および②肺水腫にならないようにする管理，言いかえれば総ナトリウム量の管理，ということになります．まずCASE 1でよく出会う症例の考え方をみてみよう．

表1　急性腎不全における透析導入を考慮する状態

① アシドーシス：血清pH＜7.2のとき考慮
② 高カリウム血症：K＞6.0mEq/L
③ 肺水腫：輸液が必要であるとき，予防的に施行することもある
④ 尿毒症：脳症，心膜炎，出血傾向．腎不全状態が長期になりそうなときは，予防的に導入する

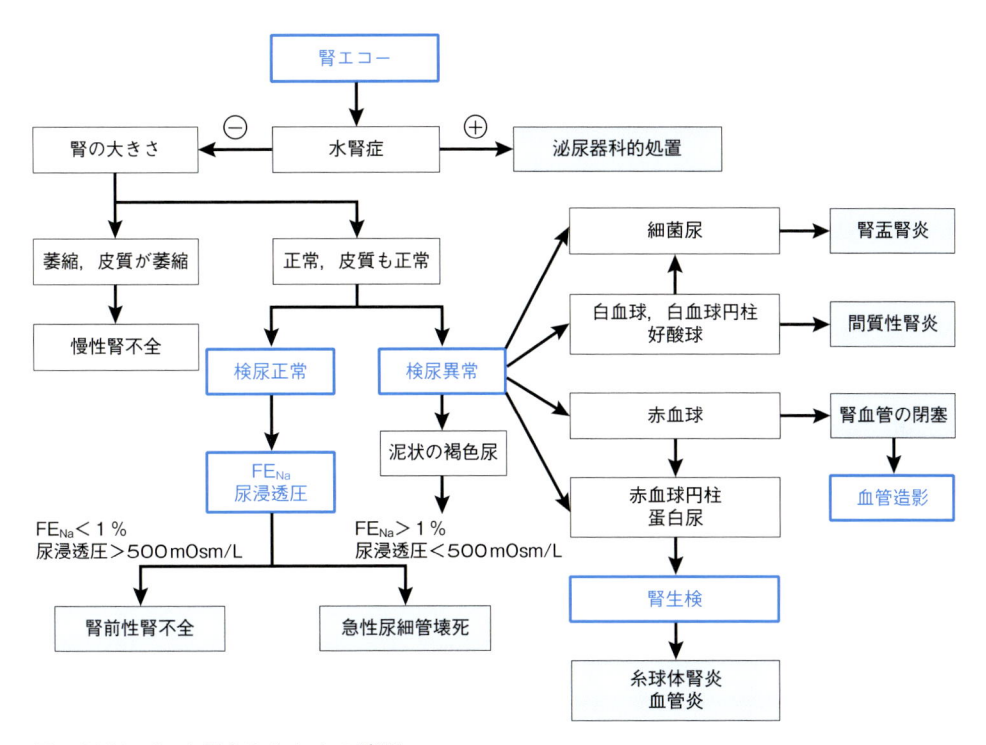

図　BUN，Cr上昇をみたときの診断
文献1 p.254より改変して転載

CASE 1

　38歳の中肉中背の男性．溶鉱炉で高温の環境で働いている．昨日（7月）発熱したため近医受診．本日朝1時に勤務交代時，手が震えているのを同僚がみつけ救急外来受診．**傾眠傾向で場所，時間もわからず受け答えがはっきりしない**．血圧 100/50mmHg，心拍数 150/分（臥位），体温（直腸温）39.6℃，BUN 18mg/dL，Cr 2.0mg/dL，Na 143mEq/L，K 3.9mEq/Lであった．どういう手順で対処するか？

❶ 初期治療計画を立案する

バイタルサインで低血圧があるため，まず血管確保です．頻脈があり，循環血液量減少が疑われ，腎機能などがはっきりしないため，「生理食塩水」が輸液として適切でしょう．

状況からは，「熱中症」が疑われます．熱中症は「熱痙攣」，「熱疲労」，「熱射病」があるが，最重症の「熱射病」とそれ以外のものとの鑑別が大切です．「熱射病」はきわめて重篤な緊急疾患で集中治療を要します．鑑別点は，「**意識状態**」と「**体温**」です．体温は直腸温を測定します．この症例では「体温」は 40.0℃以下で「熱疲労」の可能性が高いですが「意識状態」をみると「熱射病」の可能性もあり，生理食塩水急速静注後の 30 分から 2 時間程度の意識状態，肝機能障害（AST・ALTの上昇），出血傾向，低血糖および高血糖，腎不全，乳酸アシドーシス，横紋筋融解症に注意が必要です．

❷ 緊急事態を発見・対処する

輸液をするにあたって「電解質異常，特に血清ナトリウムとカリウム」と「肺水腫」に留意します．CASE 1 は，BUN，Cr 高値が認められます．BUN，Cr 高値をみたら何はともあれ，腎エコーです．腎臓の萎縮や水腎症がないことを確認します．血清電解質異常がないことを確認しながら，腎臓の機能が正常か異常かをみたい．CASE 1 の状況で，「腎臓の機能が正常か異常かをみる」検査は何か．循環血漿量が不足していることは，病歴および臥位で血圧が低く脈拍が高いことから容易に予想されます．この状況は一般に，「脱水」と呼ばれることが多いですが，**血清ナトリウムがほぼ正常であることから**，「脱水」ではなく，「脱ナトリウム」と呼んだ方がよい．「脱水」とよばれる状態は多くの場合「脱ナトリウム」と呼んだ方がよい状況が多く，そういう場合は何となく「維持輸液」を投与するのではなく，しっかりナトリウムを，すなわち生理食塩水を投与すべきです．

さて，「脱ナトリウム」のとき腎機能が正常であれば，どういう反応が起きるか？ 腎は一所懸命ナトリウムを再吸収することになります．その指標が FE_{Na} です．「脱ナトリウム」の状況下で $FE_{Na} < 1\%$ であれば，腎臓は正常に反応することを示していて，安心して生理食塩水をたっぷり入れることができます．もし，「脱ナトリウム」の状況下で $FE_{Na} > 1\%$ であればどうか．腎臓は「脱ナトリウム」が少し長く続いたために，「尿細管壊死」という腎不全の状態に陥っている可能性があり，生理食塩水をたっぷり入れると，尿量が正常に増えず，肺水腫をきたす可能性があります．したがって，慎重に輸液管理をしなければならない状況となります．なお，特に高齢者など心疾患の可能性のある場合は，生理食塩水をたっぷり入れる前に，心機能を心エコーで確認するのが安全です．心不全でも $FE_{Na} < 1\%$ となります．

CASE 1 のデータで FE_{Na} の計算に慣れておこう．
（CASE 1 のデータ）Na 143 mEq/L，Cr 2.0 mg/dL，尿 Na 58 mEq/L，尿 Cr 362 mg/dL

$$FE_{Na}（\%）= \frac{尿Na濃度（mEq/L）/血清Na濃度（mEq/L）}{尿Cr濃度（mg/dL）/血清Cr濃度（mg/dL）} \times 100$$

$$= \frac{58/143}{362/2.0} \times 100 = 0.2\%$$

表2　熱中症の鑑別疾患

感染症
中枢神経系感染症
熱帯熱マラリア
腸チフス
敗血症
破傷風
薬物関連あるいは中毒
抗コリン中毒
サリチル酸・リチウム中毒
悪性症候群（抗精神病薬の開始後，あるいはドパミン作動薬の中止後）
セロトニン症候群〔選択的セロトニン再取り込み阻害薬（SSRI）など〕
悪性高熱
振戦せん妄
中枢神経の異常
視床下部の梗塞・脳出血
てんかん重積発作
内分泌
甲状腺クリーゼ
褐色細胞腫

（文献2より改変して転載）

「緊急事態を発見・対処」する姿勢は、「電解質異常、特に血清ナトリウムとカリウム」と「肺水腫」に留意することですが、もう1つ「点滴の確保、バイタルの安定を図った」あと留意しておかなくてはならないことは、常に「自分が考えている疾患とは別の疾患はないか」を考えることで、その点からは表2の鑑別診断を考えもう一度、病歴・身体所見をとり直すことが必要です．

❸ 初期治療に対する効果を判定する

判定は、バイタルサインと意識状態で行い、電解質チェックを頻回に行います．**CASE 1** では、生理食塩水1,000 mLを2時間で輸液し、意識状態が徐々に改善し、バイタルサインも安定しました．BUN，Cr値の改善には数日を要しました．

退院に向けて考えること

熱疲労との診断で、合併症がないことを確認する．2〜3日は高温環境下を避け、塩分および水分を十分とることを指導します．

> **Point** BUN，Crの上昇をみたら，腎エコーをすみやかに施行する

> **Point** FE_{Na}の計算に慣れておく

以下の3症例では、診断の手順に慣れるため、診断が何かを図を参考にして考えてみてください．これにより、入院後の管理を見通すことができます．

CASE 2

76歳の男性．10日前に両上肢の蜂巣炎で皮膚科で治療．蜂巣炎は消失したが全身の浮腫が出現したため救急外来受診．血圧 153/86mmHg，脈拍 105/分 不整，体温 37.2℃，呼吸数 20/分，SpO_2 96％（room air），頸静脈怒張（＋），顔面・両側下腿・両側手背に圧痕を伴う浮腫あり．Na 142mEq/L, K 4.2mEq/L, Cl 105mEq/L, BUN 28.8mEq/L, Cr 1.6mg/dL, 尿Na 48mEq/L, 尿Cr 380mg/dLであった．尿所見では，赤血球多数，赤血球円柱がみられる．

本症例のFE_{Na}＝0.14％です．したがって腎前性腎不全すなわち「脱ナトリウム」であり，たっぷり生理食塩水を入れてよいか？ 「否」である．浮腫や高血圧があり，また胸部X線写真でも肺うっ血がありました．尿所見で，赤血球多数，赤血球円柱があり，後で，C3 27mg/dL, C4 25mg/dLとC3低値の低補体血症が判明し，溶連菌感染後糸球体腎炎と考えられる症例でした．

例外のない規則はありません．FE_{Na}＜1％を示す「脱ナトリウム」以外の原因があります．腎エコーでは水腎症を示さない腎後性腎不全だってあります（後腹膜線維症がその代表的疾患）．

> **Point** Cr上昇を示しFE_{Na}＜1％をときに示す「循環血漿量減少」以外の原因があります．それは造影剤腎症，ミオグロビン尿症，ヘモグロビン尿症，敗血症，急性糸球体腎炎などです．FE_{Na}は，病歴 ＋ 身体所見 ＋ 検尿，のうえで判断すること．

CASE 3

約25年前から糖尿病を指摘されている78歳男性．増殖性網膜症を指摘されていたが，腎機能はこの数年間 Cr 1.0mg/dL程度で安定．1カ月前も Cr 1.0mg/dLであった．

入院3週前，全身倦怠感で主治医と別の医院を受診，感冒と診断され非ステロイド系抗炎症薬，抗菌薬の内服を処方された．入院1週前，主治医を受診した際，Cr 9.6mg/dLと腎機能の悪化を指摘され，当院紹介転院となった．

身体所見：意識清明，脈拍 80/分 整，血圧 118/64mmHg，呼吸数 18/分 SpO_2 98％（room air），体温 36.3℃
　　　　　下腿に軽度の浮腫がある以外特記すべき所見なし
血液検査：BUN 70.3mg/dL, Cr 6.4mg/dL, UA 6.4mg/dL, Na 135mEq/L, K 4.9mEq/L, Cl 100mEq/L, HCO_3^- 21.6mmol/L, Ca 9.3mg/dL, P 4.4mg/dL, WBC 6,800/μL, 好中球 65.3％, 好酸球 3.7％, リンパ球 20.3％, Hb 9.9g/dL, Ht 29.7％, MCV 94.3fL, Plt 24.0万/μL
尿検査　：糖（2＋），尿好酸球ごく少数みられる以外異常なし
尿電解質（随時尿）：Na 52mEq/L, K 25.4mEq/L, Cl 40mEq/L, Cr 100mg/dL
腹部エコー：両腎ほぼ正常の大きさ，水腎症の所見なし
図では診断は何になるか？

これは，腎エコーで水腎症なくほぼ正常の大きさの腎臓で，検尿は尿糖以外ほぼ正常．FE_{Na}は2.5％で図からは「急性尿細管壊死」ということになります．ただわずかにみられる尿好酸球を優位ととれば「間質性腎炎」ということになるかもしれません．

入院後さらに検査を施行し，「多発性骨髄腫」による急性腎不全と判明しました．

> **Point** 急性腎不全 ＋ 貧血では多発性骨髄腫を考えろ

CASE 4

呼吸困難，食欲低下で救急車で来院した54歳の男性
入院2週間前から食欲不振と呼吸困難感が出現．
本日呼吸困難のためトイレで起き上がれなくなり救急車で来院
入院時身体所見（異常所見を中心に）：意識状態：JCS Ⅱ-10
　血圧 160/70mmHg，心拍数 110/分，呼吸数 32/分，体温 36.6℃，頸静脈怒張（＋）
胸　部：全肺野に wheeze（＋）
　心音S4（＋）　拡張期雑音（Levine Ⅲ/Ⅳ，3LSB）
四　肢：動脈拍動良好に触知，浮腫（－）
皮　膚：皮疹（－）
来院時検査所見：WBC 13,200/μL，Hb 5.3g/dL，Hct 16.2％，Plt 10.7万/μL，MCV 88.8fL，MCH 28.8pg，MCHC 32.5％，TP 6.5g/dL，Alb 2.1g/dL，AST 31IU/L，ALT 25IU/L，γGTP 87IU/L，T.Bil 1.7mg/dL，BUN 72.7mg/dL，Cr 2.6mg/dL（半年前のBUN 14.5，Cr 0.9），LDH 349IU/L，CPK 65IU/L，CRP 3.5mg/dL，Na 126mEq/L，K 4.5mEq/L，Cl 96mEq/L（AG 23.6）
動脈血液ガス（O_2マスク5L/分）：pH 7.197，PaO_2 84.6Torr，$PaCO_2$ 16.9Torr，HCO_3^- 6.4mEq/L
検　尿：尿蛋白（3＋），尿潜血（3＋），尿糖（－），赤血球 多数（100以上/1視野），白血球 多数（100以上/1視野），赤血球円柱（＋），顆粒円柱（＋）
腎エコー：両側とも大きさ正常（やや大きめ），腎皮質部エコー，中心部エコーもほぼ正常，水腎症（－）
図では診断は何になるか？

これは，腎エコー正常で，検尿異常がはなばなしく，図からは「糸球体腎炎または血管炎」ということになります．

しばらくたって入院時の2セットの血液培養から嫌気的ボトル2本が陽性となり，最終的に*Abiotrophia*という感染性心内膜炎を起こす菌と判明．経胸壁エコーからはわかりませんでしたが，経食道エコーで疣贅が判明しました．細菌性心内膜炎による糸球体腎炎でした．

> **Point** 血液培養2セットは常に大切な検査
> 糸球体腎炎の鑑別診断には感染性心内膜炎も考慮せよ

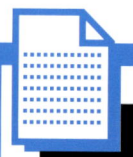

本疾患の入院指示書（CASE 1）

考えられうる診断名：**熱中症および急性腎前性腎不全（循環血液量減少）**
〔上記以外で考えられる診断名：感染症，急性腎性腎不全（急性尿細管壊死その他：図参照），
慢性腎不全の急性増悪〕

入院の判断基準	・尿素窒素，クレアチニンの上昇 ・バイタルサインと意識状態の異常	
入院後の留意事項	入院当日	入院翌日以降〜
治療・処置（手術）	・1〜2日間の輸液と安静	・バイタル，尿量，電解質，腎機能がすみやかに改善することを確認
検　査	・バイタルサインと尿量 ・尿素窒素とクレアチニンの推移 ・電解質（特にNaとK）に注意 ・尿の電解質もチェック	・電解質特にカリウム上昇や尿量減少し肺うっ血になれば一時的に血液透析が必要となる
安静度・経口摂取		
点滴・注射指示（例）	・十分な生理食塩水による補液	・意識状態とバイタルサインが改善し嚥下に問題がなければ早期に経口摂取開始
内服処方（例）		
コンサルトすべき科（タイミング）	・高カリウムなどの電解質異常，血清尿素窒素と血清クレアチニンの上昇，肺うっ血と尿量の減少の進行があれば腎臓内科へ	
説明・指導（例）		
その他，特記事項	・腎前性腎不全と予想しても腎性腎不全のことがあるので注意深い経過観察が大切	
退院の判断と留意事項 平均2〜3日目	・バイタル，尿量，BUN，血清クレアチニンが改善され経口摂取も十分であれば退院	

まとめ

「急性腎不全」の初期治療の要点は，水電解質の管理です．救急受診時に安定していても数時間後には高カリウム血症をきたすこともあり，表1を念頭におきながら入院管理とすべきです．原因疾患へのアプローチは図に示すごとくですが，症例に示したような落とし穴もあるため，病歴・身体所見をはじめ，ときには血液培養など基本的な初期診療を怠らないようにしましょう．

参考文献
1)「ハリソン内科学 第2版」(福井次矢，黒川 清 日本語版監修)，メディカル・サイエンス・インターナショナル，2006
2) 遠藤正之：「ケーススタディ輸液ガイダンス」，中外医学社，2006

第7章 病棟で注意するべきこと

1 高齢者の入院治療において検討するべきこと
〜病気を治療するだけでは，主治医としては物足りない〜

岩田充永

POINT

- 高齢者は急性疾患の治療だけではうまくいかないことがある
- 適切な退院後の生活環境を整備するためには，入院中にADL，抑うつ，認知機能，内服状況などについて評価を行うことが大切
- 重病，急変の唯一のサインであることがある「せん妄」に強くなろう

高齢入院患者の特徴を理解しよう

　日本では世界中で類を見ないほど高齢化が急速に進んでおり，研修医の皆さんが病棟で担当する症例の多くが高齢者なのではないでしょうか．高齢者においても急性期治療の方針は大きく変わることがないのですが，表1に示すようなポイントに留意しておく必要があります．

　これらのポイントに対して配慮し適切な介入ができないと，せっかく急性疾患に対して適切な治療を行っても体調が回復しなかったり，疾患は治癒しているのに患者さんや御家族の希望との解離が生じて「まだ十分に回復していないのに，病院を追い出された」というようなコミュニケーションでのトラブルが発生してしまう悲しい事態を迎えてしまうことになりかねません．

　本項では，このようなつらい事態を回避するために，高齢者入院患者において検討するべきことについて簡単に概説します．

日常生活能力を評価しよう

　高齢者の入院治療においては，「入院の原因となった急性疾患に罹患する前に自力で何ができて，何に対して介助が必要であったのか」日常生活能力の評価を行い，**日常生活能力の低下を最小限にとどめることが入院治療の大切な目標**になります．

表1　高齢入院患者において留意しておくべきポイント

① 予備能力が低下しており普段は何とか日常生活を営むことができていても，急性疾患の罹患により急速に身体機能が低下してくることがある
② 複数の慢性疾患に罹患しており，急性疾患罹患によりこれらの疾患も増悪する危険がある
③ 抑うつや認知機能障害など精神的な要素が疾患の治癒を阻害する危険がある
④ せん妄，身体機能の低下など非典型的な症状が疾患増悪のサインであることがある
⑤ 退院後の生活環境を適切に整備しないと，適切な2次予防ができない危険がある

表2 ADL，IADLの評価項目

ADL：T HEAD と覚えよう
T：Toileting（排泄） H：Hygiene（衛生：入浴，歯磨きなど） E：Eating（食事摂取） A：Ambulating（歩行，移動） D：Dressing（着替え）
IADL：SHAFT と覚えよう
S：Shopping（買い物） H：Housework（家事：掃除や洗濯など） A：Accounting（金銭管理） F：Food preparation（食事の準備） T：Transport（乗り物を利用した外出）

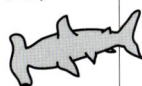

表3 高齢入院患者の薬剤に関して検討するべきこと

入院時に検討するべきこと
・処方されている薬剤をすべてリストアップする ・現在呈している症状が，薬剤の副作用・相互作用による可能性はないか検討する ・薬剤の服薬状況を確認する
退院時に検討するべきこと
・処方薬剤を必要最低限に整理する ・ADLや認知機能から服薬管理に援助が必要な場合は，適切な介護プランを立案する

　日常生活能力は基本的日常生活動作（activities of daily living：ADL）と手段的日常生活動作（instrumental activities of daily living：IADL）に分けられ，それぞれを評価するためには，表2のように記憶しておくと便利です[1]．

　ADL，IADLについて健康時（急性疾患に罹患する前の状態），入院時（急性疾患に罹患して入院するとき），退院時に評価することで，入院治療による生活能力の低下を防ぐことの重要性を医療スタッフ全員が認識することが可能となり，退院後の適切な生活環境を整備するための大切なデータとなります．

基礎疾患，治療内容を把握しよう

　高齢者は糖尿病，高血圧，心不全，脂質異常症，骨粗鬆症，便秘症など非常に多くの基礎疾患を抱えていることがあり，そのような場合は非常にたくさんの薬剤を処方されています．複数の医療機関から処方を受け，処方内容全体を把握されておらず薬剤の副作用で入院となってしまったり，内服が確実にされていないことが原因で入院となってしまう場合も少なくありません．入院中には表3に示すように薬剤に関する検討を必ず行いましょう．

精神・心理状態にも配慮しよう

❶ 抑うつの評価

　高齢者は少しの生活環境の変化でも精神的な衝撃を受けやすく，抑うつを合併する危険があります．入院高齢者に抑うつを合併すると入院期間が長期となったり生活能力の低下を招くなど悪循環に陥ってしまうため，「入院後に不眠を訴える」，「原因疾患は改善しているのに食欲が低下する，リハビリが進まない」などの状況では早期に抑うつの評価を行い，看護師・精神科医・カウンセラーを交えた医療チームで介入を行う必要があります．抑うつの評価にはGDS-15などの評価バッテリーがよく用いられます．

❷ 認知機能の評価

　一見正常な応対をしている高齢者にも認知機能障害が潜んでいることがあります．認知機能障害を把握しておくことは，退院後の介護計画を立案する際にも重要なデータとなります．認知機能評価には長谷川式簡易認知評価スケールやMini Mental State Examination（MMSE）などが用いられますが，これらを実施する時間がない場合も
① 記銘力の確認（物の名前を3つ覚えてもらう．「さくら，ねこ，電車」など）
② 見当識を確認（「今年は何年ですか？」「今は何月ですか？」「ここは何県ですか？」など）
③ 記憶の遅延再生を確認（①で覚えてもらったものを確認する）
の3項目である程度は認知機能障害をスクリーニングできるのでぜひ評価をしておきましょう．

退院後の生活環境にも配慮しよう

　高齢患者は再入院のリスクが高いのですが，主治医として一所懸命に治療を担当しせっかく退院にたどり着いた高齢者がすぐに再入院となってしまうような事例に遭遇することは大変つらいものです．退院時に，生活能力・認知機能・服薬管理能力を評価し，介護者の介護能力など生活環境に関してアセスメントを行い必要な介護計画を立案することは再入院を防止するために大変重要です．忙しい研修生活のなかでは「病気だけ治療して早期に退院を」と焦ってしまいがちですが，少し立ち止まってこれらのアセスメントをするだけで，患者さん・家族にも感謝され，医療スタッフからの信頼も増し，つらい再入院を回避することができます．

　病気の治療だけでなく，高齢者の退院後の生活にまで配慮できる視野の広い医師になってください．

参考文献
1) Sloan, J. P.：「プライマリ・ケア老年医学」（藤沼康樹 訳），プリメド社，2001

第7章 病棟で注意するべきこと

2 入院時指示を出すときに考えよう
～標準的な治療計画と異常時指示～

岩田充永

POINT

- 異常時には診察に行くことが大原則！！
- 異常には必ず原因がある．対症療法だけでなく原因検索を行うこと

異常時指示を考えよう

　入院主治医として原因疾患に対しての治療計画が立案できたら，今度は入院中に起こりうる医学的トラブルに対する対応策を練っておく必要があります．これらは「異常時指示」として入院時に診療録に記載しておくことが一般的ですが，実際に自分が病棟に呼ばれたときの「対応の原則」を理解しておくことが大切です．また実際には，入院時に明らかに予測できる状態にしておくことをお勧めします．

CASE 1 眠れない 「不眠時ロヒプノール®内服」？？？

　76歳男性　肺炎で入院．入院初日の夜に「全く眠れない」という訴えでコールがあった．研修医Aはよく眠れるようにと考えて，作用時間の長い睡眠薬を内服するように指示を出した．翌朝トイレに起きたところ，睡眠薬の作用が残り転倒してしまった．

　不眠症は入院患者にみられる多いトラブルですが，睡眠薬の安易な使用は，転倒事故や呼吸抑制などのトラブルに結びつくため要注意です．
　安易に睡眠薬を処方する前に原因を考えましょう．不眠の原因は表1のように整理して覚えておくと便利です[1]．
　疼痛など身体的要因に起因する不眠の場合は，原因除去の治療が最優先されます．
　研修医の皆さんが睡眠薬を使用する場合は，作用時間が短く筋弛緩作用の少ない薬剤を選択するのが無難です（表2）．

・不眠では原因を考えること
・睡眠薬を使用する場合は作用時間が短いものを選ぶこと

表1　不眠症の原因（5P）

身体的要因（Physical）	疼痛，咳，発熱，痒感など
生理学的要因（Physiological）	入院による生活スケジュールの変化など
心理学的要因（Psychological）	悩み，不安など
精神医学的要因（Psychiatric）	うつ，神経症，認知症，せん妄，アルコール依存など
薬理学的要因（Pharmacological）	薬剤の使用（降圧薬，ステロイド薬など），離断症状

表2　作用時間の短い睡眠薬

作用時間	一般名	商品名	用量（mg）	半減期（時間）
超短時間作用型	トリアゾラム	ハルシオン®	0.125〜0.5	2〜4
	ゾピクロン	アモバン®	7.5〜10	4
	ゾルピデム	マイスリー®	5〜10	2
短時間作用型	エチゾラム	デパス®	1〜3	6
	ブロチゾラム	レンドルミン®	0.25〜0.5	7
	リルマザホン	リスミー®	1〜2	10
	ロルメタゼパム	エバミール®	1〜2	10

＜不眠時指示＞の具体例
1．バイタルサインの確認，異常あればドクターコール
2．バイタルサインの異常がない場合
　　1）高齢者の場合　　アモバン®（7.5）　1錠内服　　もしくは
　　　　　　　　　　　　レンドルミン®（0.25）　1錠内服
　　2）非高齢者の場合　マイスリー®（5）　1錠内服

CASE 2　言動がおかしい　「不穏時セレネース®筋注」？？？

90歳男性　心不全のため入院治療中．「もうワシは家に帰るんだ〜．家族が迎えに来るから！！」真夜中に叫んでいるためコールがあった．研修医Bはベンゾジアゼピン系の睡眠薬の処方を指示した．その後，発熱も認め肺炎の合併が判明した．

　高齢入院患者が入院中に急に暴れ出し，「急にボケました」と病棟からコールを受けることがあります．「鎮静薬を使用して，おとなしくなってもらう」と安易に考えてしまいがちですが，これはせん妄（delirium）という状態で，要注意の病態です．せん妄とは，「意識障害の一種で，意識混濁を背景に注意力，見当識，判断力などが一過性に傷害される病態」と難しく定義されていますが，診察をすると，普段は全く正常と思っていた高齢者が，会話が全くかみ合わずキツネにつままれたような印象を受けます．このせん妄は，高齢者において心筋梗塞・心不全・敗血症など重篤な疾患や急変の唯一の症状であることも多いのですが，診察時に正しく診断されず見落とされてしまうことが非常に多いため要注意です．高齢者が急にボケたら急変のサインで，安易に鎮静を図るだけでなくバイタルサインを含めた詳細な評価が必要であることを肝に銘じておきましょう．

　重篤な基礎疾患が認められない場合は，表3のような薬剤を慎重に用います．

表3 せん妄時に用いる薬剤

内服できる場合
チアプリド（グラマリール®）25mg クエチアピン（セロクエル®）25mg リスペリドン（リスパダール®）0.5〜2mg 　短時間で効果が出現するが，統合失調症にしか適応がない 　海外では長期連用で脳出血の危険も指摘されており要注意
内服できない場合
ハロペリドール（セレネース®）2.5〜10mg　筋注もしくは静注

・不穏の原因を考えずに薬剤を使用しないこと！！

```
＜不穏時指示＞の具体例
1．バイタルサインの確認，異常あればドクターコール
2．バイタルサインの異常がない場合
    1）経口内服可能な場合    グラマリール®（25）　1錠内服
                          改善がない場合は
                          リスパダール®（1）　0.5〜1錠内服
    2）内服できない場合      セレネース®　2.5mg　筋注
＊アルコール離断症状の場合はドクターコールし，セルシン®2.5〜5mgをゆっくり静注
```

CASE 3　血圧が高い　「血圧160以上アダラート®舌下」？？

60歳男性　上部消化管出血で入院中．夜の血圧測定で「先生，血圧が180/90mmHgもあります！！　何か薬を使いましょうか」と報告を受け，研修医Cはニフェジピンの舌下投与を指示した．30分後，血圧は90/40mmHgに低下し患者は右半身の脱力を訴えはじめた．

1回測定した血圧が高かっただけでもすぐに降圧しなければならない衝動に駆られる「高血圧恐怖症」に陥っていませんか？　短時間作用型ニフェジピンの舌下投与は，心筋梗塞や脳梗塞発症の危険があるため慎むように何回も警告文書が出ています．にもかかわらずいまだにこのような処置が行われているのは，医療従事者のあいだに誤った「高血圧恐怖症」が蔓延しているためでしょう．

緊急に降圧が必要なのは，高血圧が重篤な臓器障害を及ぼしている場合（くも膜下出血，子癇発作，急性心不全，腎機能障害，高血圧性脳症など）で，多くの場合は重度の高血圧（収縮期血圧≧180mmHg and/or 拡張期血圧≧110mmHg）で，**意識障害**，**痙攣**や，**うっ血乳頭**，**心不全症状**などの所見を呈します．このような場合はただちに上級医に連絡し，緊急の降圧が必要となります．

一方，**疼痛や不安などが原因で一過性に血圧が上昇していると考えられる場合は，時間をあけて再度測定することが大切**です．診断学の教科書に書いてあるように，5分間安静にして測定すると最初に測定した血圧よりも拡張期血圧（SBP），収縮期血圧（DBP）とも10mmHg以上低下していた報告もあります[2]．薬剤を使用する場合も，不安やストレスで交感神経系が緊張して血圧が上がっていると考えられる場合は，降圧薬よりも抗不安薬の方が効果的です[3]．

安静にしても非常に高度な高血圧（明確な基準はないが，収縮期血圧＞180mmHgもしくは拡張期血圧＞110mmHgが目安）が改善しない場合で，降圧薬の使用を考慮する場合も，降圧効果がゆっくりの長時間作用の薬剤を選択することが重要で，基本的に短時間作用型の降圧薬は使用しません．

・緊急時以外に安易な降圧は慎むこと！！

> ＜血圧上昇時指示＞の具体例
> 1．SBP＞220mmHgもしくはDBP＞110mmHgのとき　　ドクターコール
> 2．SBP＞180mmHgもしくはDBP＞100mmHgのとき　　症状あればドクターコール，なければ経過観察

CASE 4　血糖値の異常　入院中の血糖値は気にしなくてよい？？？

53歳女性　気管支喘息発作で入院中．糖尿病でαグリコシダーゼ阻害薬を内服している．喘息治療でステロイドを使用しており血糖は300mg/dLを上回ることが多く，研修医Dは看護師から「血糖管理にも気を使ってください！！」と指摘を受けた．

入院中の高血糖は従来，病気の付随的な現象くらいにしか考えられてきませんでしたが，数多くの研究から入院中に血糖管理が不良であることは予後不良因子であることが判明し，入院中の血糖管理が重要であることがわかってきました．どこまで厳格に血糖管理を行うかについてはさまざまな報告があり，一定の結論は得られていませんが，過度の高血糖状態（200mg/dL以上）は避けるべきです．血糖管理には，従来は食前の血糖値によってインスリンの投与量を調節するスライディングスケールが主流でしたが，スライディングスケールのみ使用した患者さんでは血糖値の変動が激しくなる（血糖正常の場合，インスリンを投与しないので食後に高血糖となることが多く，これに対し高用量のインスリンを使うと今度は低血糖になるジェットコースターのような血糖変動を起こす）という理由で推奨されなくなっています[4]．血糖管理法の例を表4に示します．

・全身状態，治療による血糖値の変動に配慮すること

CASE 5　発熱　「発熱38℃以上ボルタレン®」？？？

76歳女性　肺炎で入院中．40℃の発熱と悪寒戦慄がありコールがあった．研修医Eは「きっと熱の上がりはじめだからつらいのだろうと」判断し，解熱薬の投与を指示した．その後，血圧が低下したのですぐに来てほしいと連絡を受けた…

発熱に関しては成書にも詳しい対応法が述べられており，それを熟読するべきです．ポイントとして，

・SIRSの基準を満たす場合（表5），バイタルサイン（意識・循環・呼吸状態）に異常がある場合，好中球減少患者の発熱は緊急事態であること

表4 血糖管理の具体例

① すでに経口血糖降下薬を内服している場合
・経口摂取が可能な場合で，高血糖が顕著でない場合は内服を継続する

② 経口摂取可能な患者にインスリンを用いる場合
・食後血糖値を180mg/dL未満，できるかぎり90〜130mg/dLを目標とする
・basal insulinとして0.2〜0.3U/kg/日を中間型（2分割して1日2回）もしくは持続型（1日1回）で使用
・prandial insulin（食事前のインスリン）として食前の血糖値に応じて超速効型を使用

食前の血糖値と超速効型インスリン使用量

食前血糖（mg/dL）	インスリン使用量（超速効型）
155〜199	1 U
200〜249	2〜4 U
250〜299	3〜7 U
300〜349	4〜10 U
350〜	5〜12 U

③ ICUで経口摂取不能な患者にインスリンを用いる場合
・ICU入院患者の血糖値は180mg/dL未満，できるかぎり80〜110mg/dLを目標とする
・速効型インスリンを持続静注（1U/mLにして）で以下のような使用量で開始する．1時間ごとに血糖値を測定．目標値にならない場合はインスリン量を増量する．血糖値が70mg/dL未満になったときや1時間に100mg/dL以上低下した場合はインスリン量を減量する

経口摂取不能な患者に投与するインスリン使用量

血糖値（mg/dL）	開始〜微増時 U/時	さらに増量が必要なとき U/時
<70	50％ブドウ糖液20〜40mL静注	50％ブドウ糖液20〜40mL静注
70〜109	0.2〜0.5	1〜1.5
110〜119	0.5〜1	2〜3
120〜149	1〜1.5	3〜5
150〜179	1.5〜2	4〜7
180〜209	2〜3	5〜9
210〜239	2〜4	6〜12
240〜269	3〜5	8〜16
270〜299	3〜6	10〜20
300〜329	4〜7	12〜24
330〜359	4〜8	14〜28
>360	6〜12	16〜28

・血糖測定は目標値に達するまで最初の4時間は1時間ごと，次の4時間は2時間ごと，安定したら4時間ごととする
・中心静脈栄養や経管栄養を中止する場合は，インスリン使用量を半分にして血糖値を1時間ごとに確認する

・感染症を疑ってただちに**抗菌薬を投与する場合は血液培養**（可能なかぎり2セット）を実施しておくこと

を押さえておきましょう．

　非ステロイド性抗炎症薬（NSAIDs）は効果発現が早く頻用されますが，発熱で脱水傾向である患者へ投与すると腎不全（輸入細動脈の収縮による）や，急激な血圧低下をきたす危険があるため，慣れない研修医が選択する場合はアセトアミノフェン（10mg/kg）を選択する方が安全と考えられます．

・**危険な発熱をチェックすること！！**

表5　全身性炎症性症候群（SIRS）の診断基準

以下の4つのうち2項目以上
1．体温＞38℃または＜36℃
2．呼吸数＞20/分または$PaCO_2$＜32 Torr
3．心拍数＞90/分
4．白血球数＞12,000/μLまたは＜4,000/μL 　　幼弱好中球（桿状核球）＞10％

表6　尿量減少患者へのチェックポイント

① 尿路系の閉塞はないか？（あれば原因除去が優先）
　・尿道カテーテルの閉塞はないか？
　・腹部エコーで膀胱内尿貯留所見，水腎症，前立腺肥大症はないか？
　・尿閉をきたす薬剤の使用はないか？

尿閉をきたす可能性がある薬剤
頻尿治療薬（バップフォー®，ポラキス®，ベシケア® etc） 抗うつ薬（特に三環系抗うつ薬） 抗ヒスタミン薬 総合感冒薬

② 循環血液量の評価（減少があれば輸液，過剰があれば利尿薬）
　・脱水を疑う状況はあるか（腋窩や舌の乾燥，血圧低下と頻脈，発熱など）
　・エコーで下大静脈をチェック（虚脱，呼吸性変動の有無）
　・座位での頸静脈の怒張をチェック（内頸静脈の拍動の最高点が観察できればよいが，外頸静脈でも可）

＜発熱時指示＞の具体例
1．バイタルサインチェック　異常あればドクターコール
2．あらかじめ発熱の原因が特定されていない場合は血液培養
3．あらかじめ発熱の原因が特定されており，38℃以上で苦痛がある場合
　カロナール®（200）2錠内服

CASE 6　尿が出ない　「尿量低下時ラシックス®静注」？？？

58歳男性　脳梗塞で入院中．尿道カテーテルを留置しているが，「昨日から尿が出ない」ということでコールがあった．研修医Fは利尿薬（ラシックス®）の静注を指示したが反応がなかった．輸液を1,000 mL実施しても利尿がみられず，診察に行ったところ尿道カテーテルが閉塞しており，閉塞を解除したところ勢いよく利尿が認められた…

「尿が出ない＝利尿薬」という早合点に陥っていませんか？　尿が出ないという主訴に対しては表6に示す項目のチェックが勧められます．

循環血液量の評価を誤ると，治療が正反対の方向に進んでしまいます．夜間のベットサイドでは，できる検査もかぎられてしまいますが，かぎられた情報から循環血液量の評価ができる医者をめざしてください．

・尿が出ない場合は，体液量の評価と尿閉の評価を行うこと！！

＜尿量低下時指示＞の具体例
1．（原因不明の場合）バイタルサインをチェックしてドクターコール
2．コールされて体液量減少の場合　生理食塩水（もしくはリンゲル液）500 mL　輸液（2〜3時間で）
3．コールされて体液量増加の場合　ラシックス®5〜20 mg　静注

文　献
1）「睡眠障害の対応と治療ガイドライン」（内山　真 編著），じほう，2002
2）Cienki, J. J. et al. : The validity of emergency department triage blood pressure measurements. Acad. Emerg. Med., 11（3）: 237-243, 2004
3）Grossman, E. et al. : Antianxiety Treatment in Patients With Excessive Hypertension. Am. J. Hypertension, 18 : 1174-1177, 2005
4）Inzucchi, S. E. : Clinical practice. Management of hyperglycemia in the hospital setting. N. Engl. J. Med., 355 : 1903-1911, 2006

索引

番号・その他

Ⅰ型壊死性筋膜炎	178
Ⅱ型壊死性筋膜炎	178
αグルコシダーゼ阻害薬	195
β遮断薬	57, 58

欧文

A

A-DROPシステム	147
Abiotrophia	203
ACE阻害薬	57, 58
ACS (acute coronary syndrome)	49, 62
American College of Emergency Physicians Recommendation	77
ARB	57, 58
ARDS	98

B

bacterial translocation	96
Blatchford risk score	83
BMS (bare metal stent)	70
branch atheromatous disease	26
Brudzinskiサイン	184

C

central volume shift	54
Charcot 3徴	114
CS (Clinical Scinarios)	52
CVP	98, 175

D

DES (drug eluting stent)	70
DIC (disseminated intravascular coagulation)	91, 116, 117
DKA	193

E

early goal directed therapy	175
EGDT	175
empiric therapy	131, 186
ENBD	118
ENGBD	108
ERBD	93, 118
ERCP	93
EST	97

F

FE_{Na}	200
Fever workup 3点セット	173
FNA	99
Forrester分類	52
free air	109

G

Gray-Turner徴候	98
Guillain-Barré症候群	133

H

*H. pylori*感染の検査	86
HHS	193

HIT（heparin-induced thrombocytopenia）
　　　　　　　　　　　　　　　　　　66
Hoover Sign　　　　　　　　　　156

L

LOS（Low Output Syndrome）　　　54

M

MAP　　　　　　　　　　　　　　175
Ménière病　　　　　　　　　　　　42
Mirizzi症候群　　　　　　　　　　109
MRCP　　　　　　　　　　　　　118
Murphy徴候　　　　　　　　　　　105

N

N-アセチルシステイン　　　　　　　140
Nohriaの分類　　　　　　　　　　　52
NOMI　　　　　　　　　　　　　　98
NPPV　　　　　　　　　　　54, 158
NSTEMI（non-ST-elevation myocardial infarction）　　　　　　　　　62
nuchal rigidity　　　　　　　　　184

P

Pancreatitis Bundle　　　　　　　101
PDE阻害薬　　　　　　　　　　　54
PDE Ⅲ阻害薬　　　　　　　　　　53
PND（paroxysmal nocturnal dyspnea）　50
PTCD　　　　　　　　　　　　　118
PTGBA　　　　　　　　　　　　108
PTGBD　　　　　　　　　　　　108

R

Reynoldsの5徴　　　　　　　　　115
Rockall score　　　　　　　　　　83
Rumack-Matthew nomogram　　　140

S

San Francisco Prediction rule　　　77
$ScvO_2$　　　　　　　　　　　　175
SIRS（systemic inflammatory response syndrome）　　　　91, 117, 173
STEMI（ST-elevation myocardial infarction）　　　　　　　　　　62
stroke mimic　　　　　　　　　　24
Surviving Sepsis Campaign　　　172
SvO_2　　　　　　　　　　　　　175

T

TaqMan® PCR法　　　　　　　　138
Tilt試験　　　　　　　　　　　　78
Type Ⅰ NF　　　　　　　　　　178
Type Ⅱ NF　　　　　　　　　　178

W

Wallenberg症候群　　　　　　　　43

和文

あ行

悪性高熱　　　　　　　　　　　　201
アシドーシス　　　　　　　　　　124
アセトアミノフェン　　　　　　　　140
アテローム血栓性脳梗塞　　　　　　25

索引　217

意識障害	115	急性膵炎診療ガイドライン2010	91, 101
異常時指示	209	急性尿細管壊死	203
一過性意識消失発作	73	仰臥位失神	74
一過性脳虚血発作	75	胸腔ドレナージ	169
イヌ・ネコ咬傷	177	橋中心髄鞘崩壊	194
イレウス管	124	起立性低血圧	75
壊死性筋膜炎	177	緊急内視鏡適応	83
壊死性膵炎	96	菌血症	115
		クリニカルシナリオ	52

か行

外減圧術	28	経腸栄養	97
科学的根拠に基づく急性胆管炎・胆嚢炎の診療ガイドライン	104, 113	経動脈的血栓溶解療法	28
		頸動脈洞過敏	76
過換気症候群	77	頸動脈洞マッサージ	78
拡張型心筋症	51	経鼻胃管	124
褐色細胞腫	201	痙攣性失神	74
喀痰グラム染色検査	147	劇症化の予測式	142
肝移植	143	血圧	211
肝機能障害	200	血液ガス	92
緩下薬	126	血液培養2セット	203
間質性腎炎	203	結核性髄膜炎	187
肝性脳症	141	血管炎	203
感染性心内膜炎	203	高血糖	200, 212
感染性膵壊死	96	高血糖高浸透圧昏睡	191
カンピロバクター	130	抗コリン中毒	201
奇異性呼吸	156, 157	項部硬直	184
基本的日常生活動作	207	絞扼性イレウス	123, 125, 128
急性冠症候群	49, 62	混合静脈血酸素分圧	175
急性期DIC診断基準	117		

さ行

急性腎不全	115, 199	細菌性髄膜炎	183
急性心不全	49	細胞外液	125
急性膵炎重症度判定基準	92	鎖骨下動脈盗血症候群	76

サルモネラ	130
酸分泌抑制薬	85
糸球体腎炎	203
自然気胸	163
失神	73
重症敗血症	173, 174
手段的日常生活動作	207
出血傾向	200
循環血漿量減少	202
状況失神	76
硝酸薬	53
小腸イレウス	123
ショック	115
神経介在性失神	76
心原性失神	74
心原性塞栓症	25
振戦せん妄	201
心臓リハビリテーション	57
腎不全	200
膵仮性嚢胞	99
赤痢菌	130
セロトニン症候群	201
全身性炎症性症候群	173
全身性炎症反応症候群	90
選択的消化管除菌	97
せん妄	210
早期目標志向型治療	175
総胆管結石	93, 116
総ナトリウム量	198
続発性気胸	163

た行

大腸イレウス	123
脱水	200
脱ナトリウム	200
多発性骨髄腫	203
短期リスク分類	64
胆石	93
胆石仙痛発作	107
胆道ドレナージ	116
丹毒	177
胆嚢摘出	108
タンパク分解酵素阻害薬	95
タンパク分解酵素阻害薬・抗菌薬　膵局所持続動注療法	93, 95
中心静脈圧	175
中心静脈酸素分圧	175
中枢性めまい	41
腸管穿孔	125
腸管破裂	125
腸チフス	201
低血糖	200
低拍出症候群	54
テネスムス	131
てんかん発	73
糖尿病ケトアシドーシス	191
糖尿病緊急症	191
糖尿病性足病変	178
突発性難聴	42
ドブミル併用療法	55

な行

ナルコレプシー	77

日常生活能力	206
乳酸アシドーシス	192, 200
尿中アミラーゼ	92
尿中抗原検査	148
尿量チェック	126
尿路感染症	172
認知機能障害	208
熱射病	200
熱帯熱マラリア	201
粘血便	131
膿痂疹	177
脳梗塞	16
脳出血	14, 16
脳卒中ガイドライン2009	14

は行

肺炎球菌ワクチン	150
敗血症	172, 173, 174
敗血症性ショック	173, 174
発熱	212
半生食	193
ピオグリタゾン	195
ビグアナイド剤	195
非侵襲的陽圧換気	54, 158
ヒト咬傷	177
皮膚軟部組織感染症	172
病原性大腸菌	130
腹膜刺激症状	124
不眠症	209
分枝粥腫	26
ベアメタルステント	70
平均動脈圧	175
ヘパリン起因性血小板減少症	66
便中白血球	131
ベンチュリーマスク	158
蜂窩織炎	177
防御因子増強薬	85
ホルター心電図	78

ま行

めまい	40
毛嚢炎	177

や行

夜間発作性呼吸困難	50
薬剤溶出ステント	70
溶血性尿毒症症候群	131
溶連菌感染後糸球体腎炎	202
抑うつ	208

ら行

ラクナ梗塞	26
裏急後重	131
利尿薬	53, 54
良性発作性頭位めまい症	42
労作時失神	74

医学とバイオサイエンスの 羊土社

羊土社 臨床医学系書籍ページ　http://www.yodosha.co.jp/medical/

- 羊土社では，診療技術向上に役立つ様々なマニュアル書から臨床現場ですぐに役立つ書籍，また基礎医学の書籍まで，幅広い医学書を出版しています．
- 羊土社のWEBサイト"羊土社 臨床医学系書籍ページ"は，診療科別分類のほか目的別分類を設けるなど書籍が探しやすいよう工夫しております．また，書籍の内容見本・目次などもご覧いただけます．ぜひご活用ください．

▼ メールマガジン「羊土社メディカルON-LINE」にご登録ください ▼

- メディカルON-LINE（MOL）では，羊土社の新刊情報をはじめ，お得なキャンペーン，学会・フェア情報など皆様に役立つ情報をいち早くお届けしています．
- PC版は毎月3回の配信です（研修医号，エキスパート号，医学総合号）．各号のテーマに沿って情報を配信いたします．また，手軽にご覧いただける携帯版もございます（毎月1回配信）．
- PC版・携帯版ともに登録・配信は無料です．登録は，上記の"羊土社 臨床医学系書籍ページ"からお願いいたします．

主治医として診る 救急からの入院治療
入院判断から退院まで

2010年7月20日　第1刷発行

編　集	岩田充永	
発行人	一戸裕子	
発行所	株式会社 羊 土 社	
	〒101-0052	
	東京都千代田区神田小川町2-5-1	
	TEL　03（5282）1211	
	FAX　03（5282）1212	
	E-mail　eigyo@yodosha.co.jp	
	ＵＲＬ　http://www.yodosha.co.jp/	
装　幀	野崎一人	
印刷所	株式会社 加藤文明社	

ISBN978-4-7581-0692-4

本書の複写にかかる複製，上映，譲渡，公衆送信（送信可能化を含む）の各権利は（株）羊土社が管理の委託を受けています．
JCOPY ＜（社）出版者著作権管理機構 委託出版物＞
本書の無断複写は著作権法上での例外を除き禁じられています．複写される場合は，そのつど事前に，（社）出版者著作権管理機構（TEL 03-3513-6969，FAX 03-3513-6979，e-mail：info@jcopy.or.jp）の許諾を得てください．

医療安全面の情報を加え改訂！

当直で困らない
小外科のコツ 改訂版

編集／平出　敦

- やけど，骨折，子供の誤嚥から，虫が耳に入った！など当直で出合うけがや疾患，その他の症状に適確に対処できるコツが満載．
- 医療安全面の情報を補充し，さらに役立つ一冊になりました．

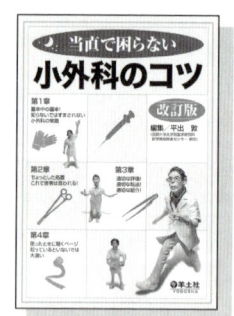

■ 定価（本体4,500円＋税）
■ B5判　■ 213頁　■ ISBN978-4-7581-0673-3

身体所見からの臨床診断が凝縮！

疾患を絞り込む・見抜く！
身体所見からの臨床診断

編集／宮城征四郎，徳田安春

- コモンディジーズを中心に，身体所見から診断への道筋を網羅！
- 宮城征四郎医師をはじめ身体所見教育のエキスパートが執筆．日常診療にすぐに役立つ1冊です．

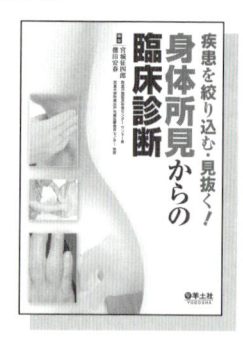

■ 定価（本体4,200円＋税）
■ B5判　■ 246頁　■ ISBN978-4-7581-0679-5

失敗を未然に防ぐ診療のコツを伝授！

救急外来での
キケンな一言
トラブル事例に学ぶ診療のピットフォールとTips

著／岩田充永

- レジデントノートの人気連載"ここが困った！救急外来"が単行本化！
- 救急外来で研修医が口にしがちな"一言"から，そこに潜む失敗を未然に防ぐ診療のコツを解説．
- わかりやすい語り口ですらすら読める！

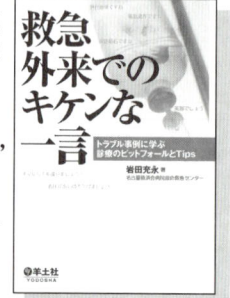

■ 定価（本体3,300円＋税）
■ A5判　■ 227頁　■ ISBN978-4-7581-0652-8

診療のコツと薬の数がますます充実！

治療薬・治療指針
ポケットマニュアル2010

監修／梶井英治
編集／小谷和彦，朝井靖彦

年度版

- 初期対応の仕方から薬の処方までを一冊に凝縮！
- 2010年度の改訂では同種薬／類似薬や使い分けのコツなどの情報を大幅に追加！

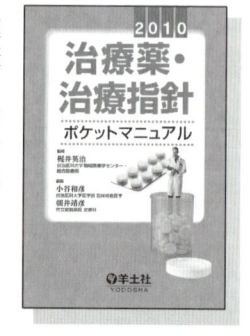

■ 定価（本体 3,800円＋税）
■ A6変型判　■ 863頁　■ ISBN978-4-7581-0902-4

発行　羊土社 YODOSHA
〒101-0052　東京都千代田区神田小川町2-5-1　TEL 03(5282)1211　FAX 03(5282)1212
E-mail：eigyo@yodosha.co.jp
URL：http://www.yodosha.co.jp/

ご注文は最寄りの書店，または小社営業部まで

レジデントノート

プライマリケアと救急を中心とした総合誌

月刊誌：毎月1日発行
B5判　定価（本体2,000円＋税）

増刊号：年4冊発行
B5判　定価（本体3,900円＋税）

研修医から指導医まで
日常診療を徹底サポート！

研修医指導にもお役立てください

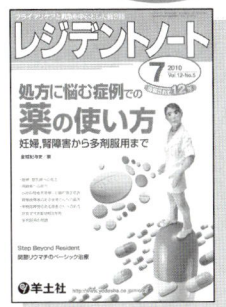

特徴

1. 医師となって最初に必要となる"基本"や"困ること"をとりあげ、ていねいに解説！
2. 画像診断、手技、薬の使い方など、すぐに使える内容！
3. 先輩の経験や進路選択に役立つ情報も読める！

年間購読は随時受付中

月刊のみ（通常号12冊）：25,200円（税込）
月刊＋増刊（通常号12冊＋増刊号4冊）：41,580円（税込）

正しい感染症診療の秘訣を伝授！

レジデントノート増刊

感染症専門医がいなくても学べる、身につく
感染症診療の基本

編集／青木　眞

- 感染症科がない、相談できる上級医もいない…そんな環境でも正しい感染症診療ができる！
- 多くの症例や先輩医師たちの経験談による実践的な解説で感染症診療に悩む若手医師をサポート

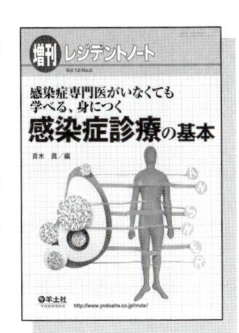

■ 定価（本体3,900円＋税）
■ B5判　■ 235頁　■ ISBN978-4-7581-0501-9

確かな読影力が身に付く！！

見逃しなく読める！
胸部X線
画像診断Q&A
「人の肺」読影法と症例演習

著／山口哲生

- X線画像が「人のハイ」の4文字で迅速かつ確実に読める、著者考案の読影法を伝授！
- さらに、厳選症例をQ&A形式にて読影する症例演習で、現場で役立つ読影力を鍛える！！

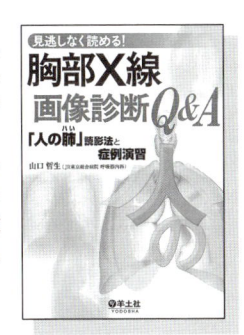

■ 定価（本体3,800円＋税）
■ A5判　■ 222頁　■ ISBN978-4-7581-1171-3

困りがちな事例をもとにコツを伝授！

困りがちなあんな場面こんな場面での
身体診察のコツ

企画／ジェネラリストのこれからを考える会
編集／大西弘高

- 普段、見よう見まねで行っている身体診察、でも実は困ってしまうことがある…そんな事例が満載！
- 臨床の第一線で活躍する執筆陣が上級医ならではのワザやコツを伝授します。

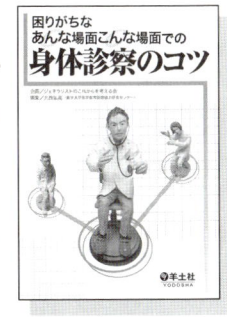

■ 定価（本体3,400円＋税）
■ A5判　■ 173頁　■ ISBN978-4-7581-0690-0

発行　羊土社　YODOSHA

〒101-0052　東京都千代田区神田小川町2-5-1　TEL 03(5282)1211　FAX 03(5282)1212
E-mail：eigyo@yodosha.co.jp
URL：http://www.yodosha.co.jp/

ご注文は最寄りの書店、または小社営業部まで

救急の必須手技をカラー写真で解説

ビジュアル
救急必須手技
ポケットマニュアル

編集／箕輪良行，児玉貴光

- 救急の現場で必須の検査・手技について，豊富なカラー写真とイラストで丁寧に解説．
- 現場の最前線に立つ医師だからこそ知っているポイントを随所に盛り込んであります．
- 携帯に便利なポケット判！

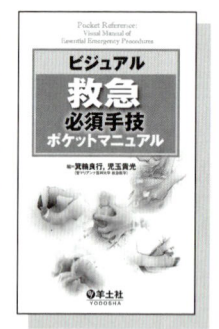

■ 定価（本体3,900円＋税）
■ B6変形判　■ 334頁　■ ISBN978-4-7581-0677-1

よく出会う場面での対応がわかる！

救急医療
パーフェクトマニュアル 改訂版

あらゆる角度から救急医療をマスターするための完全実用ガイド

編集／森脇龍太郎，輿水健治

- 大好評をいただいた救急医療の基本を網羅したマニュアルを改訂！
- ケーススタディ，検査・治療手技をはじめさまざまな切り口で解説．

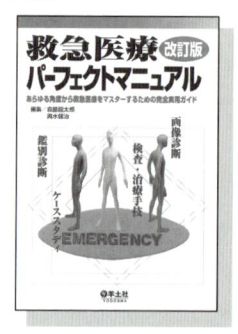

■ 定価（本体6,000円＋税）
■ B5判　■ 365頁　■ ISBN978-4-7581-0676-4

ICUでの治療と管理の指針がわかる

ICU
実践ハンドブック
病態ごとの治療・管理の進め方

編集／清水敬樹

- ICUにおける診断・治療，患者管理のための臨床マニュアル．
- 具体的なコントロール目標値，薬剤投与量など現場ですぐに使える情報と，ガイドラインほか現時点でのエビデンスを交えた解説で実践の指針を簡潔に示す．

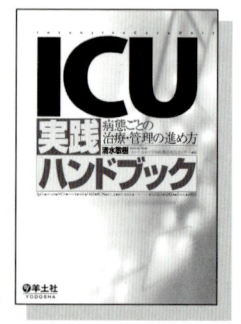

■ 定価（本体6,500円＋税）
■ A5判　■ 598頁　■ ISBN978-4-7581-0666-5

達人が伝授するワザと心得

Dr.寺沢流
救急診療の極意
自信がわき出る人気講義録

著／寺沢秀一
執筆協力／林　寛之

- 豊富な事例，臨場感たっぷりの口調，ポイントを絞った明快な解説で救急が好きになる！
- 医者として知っておきたい，現場で役立つ知識や心構えがすっと身につく．

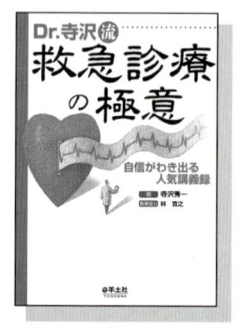

■ 定価（本体2,900円＋税）
■ A5判　■ 252頁　■ ISBN978-4-7581-0647-4

発行　羊土社　YODOSHA
〒101-0052　東京都千代田区神田小川町2-5-1　TEL 03(5282)1211　FAX 03(5282)1212
E-mail：eigyo@yodosha.co.jp
URL：http://www.yodosha.co.jp/
ご注文は最寄りの書店，または小社営業部まで